Der Weg des Qigong

Springer Nature More Media App

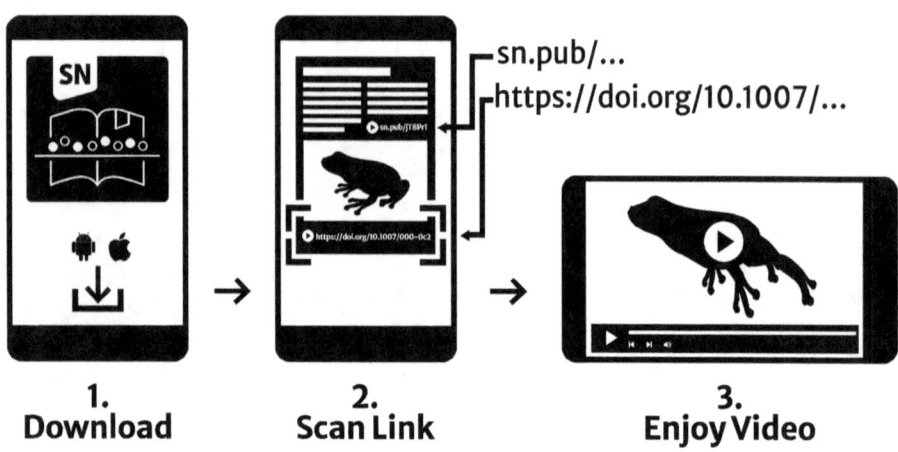

1. Download
2. Scan Link
3. Enjoy Video

Support: customerservice@springernature.com

In diesem Buch sind zahlreiche Videos enthalten. Um diese anzusehen, laden Sie 1. die Springer Nature More Media App im App Store oder Google Play Store herunter und installieren Sie diese auf Ihrem Mobilgerät oder Tablet. 2. Scannen Sie anschließend mit der App die bei den Videos angegebenen DOI-Links. Alternativ können die Videos auch über die Eingabe der DOI-Nummer am Computer aufgerufen werden. 3. Danach öffnet sich ein Fenster und das Video kann abgespielt werden.

Armin Fischwenger · Roswitha Flucher · Romana Maichin-Puck · Frank Ranz

Der Weg des Qigong

Grundlagen und Basisübungen

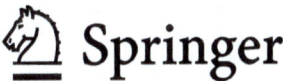

Armin Fischwenger
Taiji & Qigong Gesellschaft Österreich
Graz, Österreich

Roswitha Flucher
Taiji & Qigong Gesellschaft Österreich
Graz, Österreich

Romana Maichin-Puck
Taiji & Qigong Gesellschaft Österreich
Neusiedl bei Güssing, Österreich

Frank Ranz
Taiji & Qigong Gesellschaft Österreich
Graz, Österreich

Die automatisierte Analyse des Werkes, um daraus Informationen insbesondere über Muster, Trends und Korrelationen gemäß §44b UrhG („Text und Data Mining") zu gewinnen, ist untersagt.

Die Online-Version des Buches enthält digitales Zusatzmaterial, das berechtigten Nutzern durch Anklicken der mit einem „Playbutton" versehenen Abbildungen zur Verfügung steht. Alternativ kann dieses Zusatzmaterial von Lesern des gedruckten Buches mittels der kostenlosen Springer Nature „More-Media-App" angesehen werden. Die App ist in den relevanten App-Stores erhältlich und ermöglicht es, das entsprechend gekennzeichnete Zusatzmaterial mit einem mobilen Endgerät zu öffnen.

ISBN 978-3-662-71262-7   ISBN 978-3-662-71263-4   (eBook)
https://doi.org/10.1007/978-3-662-71263-4

Die Deutsche Nationalbibliothek verzeichnet diese Publikation in der Deutschen Nationalbibliografie; detaillierte bibliografische Daten sind im Internet über ▶ https://portal.dnb.de abrufbar.

© Der/die Herausgeber bzw. der/die Autor(en), exklusiv lizenziert an Springer-Verlag GmbH, DE, ein Teil von Springer Nature 2026

Das Werk einschließlich aller seiner Teile ist urheberrechtlich geschützt. Jede Verwertung, die nicht ausdrücklich vom Urheberrechtsgesetz zugelassen ist, bedarf der vorherigen Zustimmung des Verlags. Das gilt insbesondere für Vervielfältigungen, Bearbeitungen, Übersetzungen, Mikroverfilmungen und die Einspeicherung und Verarbeitung in elektronischen Systemen.
Die Wiedergabe von allgemein beschreibenden Bezeichnungen, Marken, Unternehmensnamen etc. in diesem Werk bedeutet nicht, dass diese frei durch jede Person benutzt werden dürfen. Die Berechtigung zur Benutzung unterliegt, auch ohne gesonderten Hinweis hierzu, den Regeln des Markenrechts. Die Rechte des/der jeweiligen Zeicheninhaber*in sind zu beachten.
Der Verlag, die Autor*innen und die Herausgeber*innen gehen davon aus, dass die Angaben und Informationen in diesem Werk zum Zeitpunkt der Veröffentlichung vollständig und korrekt sind. Weder der Verlag noch die Autor*innen oder die Herausgeber*innen übernehmen, ausdrücklich oder implizit, Gewähr für den Inhalt des Werkes, etwaige Fehler oder Äußerungen. Der Verlag bleibt im Hinblick auf geografische Zuordnungen und Gebietsbezeichnungen in veröffentlichten Karten und Institutionsadressen neutral.

Alle Fotos – soweit nicht anders angegeben – und Videos: © Astrid Rampula. Alle Grafiken, falls nicht anders angegeben: © Autoren, angefertigt von Ute Zeiringer. Alle Abbildungen zur Verfügung gestellt von Taiji & Qigong Gesellschaft Österreich.

Wenn Sie dieses Produkt entsorgen, geben Sie das Papier bitte zum Recycling.
Springer ist ein Imprint der eingetragenen Gesellschaft Springer-Verlag GmbH, DE und ist ein Teil von Springer Nature.
Die Anschrift der Gesellschaft ist: Heidelberger Platz 3, 14197 Berlin, Germany

Eine Reise von tausend Meilen beginnt mit dem ersten Schritt.
Laozi, Daodejing, Spruch 64

Vorwort

Dieses Buch richtet sich sowohl an Menschen ohne Qigong-Erfahrung als auch an erfahrene Praktizierende. Es ist das Ergebnis eines langjährigen Prozesses, in dem das Wissen und die Erfahrung von vier Lehrenden zusammengeflossen sind, die Qigong zu dem zentralen Thema ihres Lebens gemacht haben. Und so können wir hier jahrzehntelange Qigong-Praxis und Jahre des intensiven Austausches in Buchform präsentieren.

Die Geschichte des Qigong reicht Jahrtausende zurück. In dieser langen Tradition liegt einerseits die Stärke dieser Methode: Erfahrungen, Selbst- und Naturbeobachtungen wurden über viele Generationen hinweg zusammengetragen, systematisiert und verfeinert. Andrerseits haben die vielen verschiedenen Ursprünge, Traditionen und teils mündlichen Überlieferungslinien eine unüberschaubare Vielfalt und oft auch Widersprüche hervorgebracht. Also, liebe Leserin, lieber Leser, das eine Qigong gibt es nicht, es gibt viele Qigong.

Wir schreiben in diesem Buch über das, was wir selbst wirklich erfahren und erprobt haben und setzen die Theorie in engen Bezug zur Praxis. Theoretisches Wissen ist wichtig und spannend. Je mehr wir uns aber mit den verschiedenen Theorien befassen, umso deutlicher zeigt sich, dass weder die Begriffe eindeutig sind (die Vieldeutigkeit chinesischer Schriftzeichen und die mehrfache Übersetzung über verschiedene Sprachen hinweg machen es nicht einfacher), noch ihre Verwendung in verschiedenen Traditionen und Schulen gleich ist. Die gute Nachricht ist: Das Verständnis einiger zentraler Grundprinzipien und eine gute Anleitung reichen aus, um gut und wirkungsvoll Qigong praktizieren zu können.

Unser Ziel war es, ein Buch zu schreiben, das die wichtigsten Prinzipien des Qigong zusammenfasst und anhand von Praxisbeispielen verständlich erklärt.

Wie in unserem Unterricht suchen wir auch in diesem Buch die persönliche Verbindung zu den Lesenden. Um eine Situation zu schaffen, die der eines Kurses oder einer Übungsstunde ähnelt, haben wir uns entschlossen, die Du-Form zu wählen.

Wie kannst du dieses Buch nun verwenden? Hier ist es wie beim Üben von Qigong. Die Frage ist immer: Was willst du erreichen? Was ist deine Intention? Willst du mehr Hintergrundwissen darüber, was Qigong ist und auf welchen theoretischen Grundlagen es fußt? Dann starte mit Kap. 1. Willst du ein paar grundlegende Qigong-Übungen kennenlernen und praktizieren? Dann starte mit Kap. 3 und lies parallel dazu Kap. 2. Übst du schon länger Qigong und willst mehr über die dahinterstehenden Prinzipien erfahren? Dann starte mit Kap. 2. Weitere Kombinationen sind möglich. Unser Hauptanliegen ist es jedenfalls, die häufig bestehende Lücke zwischen Theorie und Praxis zu füllen.

Im Praxisteil des Buches haben wir eine Auswahl an grundlegenden Übungen des Qigong zusammengestellt. Diese Übungen geben einen Einblick in die Vielfalt und die unterschiedlichen Einsatzmöglichkeiten des Qigong.

Die Bewegungen sind grundsätzlich einfach zu erlernen, und zusammen mit den in Kap. 2 beschriebenen Grundlagen können die Tiefe und Vielschichtigkeit der jeweiligen Qigong-Übung erfahren werden. Als Unterstützung findest du auch Links zu Videos.

Die Ursprünge des Qigong liegen im alten China. In den letzten Jahrzehnten hat sich gezeigt, dass es auch den Menschen in der heutigen Zeit hilft, die Herausforderungen des Alltags zu meistern. Die modernen Wissenschaften untermauern zunehmend, wie wertvoll diese Tradition fürs körperliche und seelische Wohlbefinden in unserer fordernden Welt sein kann.

Zur Umschrift chinesischer Wörter

Für die Übertragung chinesischer Begriffe in die lateinische Schrift verwenden wir in diesem Buch die Umschrift der Volksrepublik China: das Hanyu Pinyin Fang'an, kurz Pinyin. Dieses phonetische Transkriptionssystem wurde 1958 offiziell eingeführt. Zu diesem Zeitpunkt hatten sich jedoch bereits einige Begriffe und Eigennamen im Deutschen bzw. Englischen eingebürgert – sie finden sich bis heute in (älteren) Publikationen.

In der wissenschaftlichen Literatur werden Pinyin-Umschriften meist kleingeschrieben und kursiv gesetzt. In diesem Buch jedoch beginnen chinesische Begriffe mit einem Großbuchstaben, um die Lesbarkeit zu erhöhen.

Einige Beispiele:

Alte Schreibweisen	Pinyin
Ch'i	Qi
Ch'i Kung	Qigong
Kung Fu	Gongfu
T'ai Chi Ch'üan, Tai Chi	Taiji Quan
Tao	Dao
Tao Te King	Daodejing
Lao-Tse, Lau-Dsi, Laotse	Laozi
I Ging	Yijing

Wichtiger Hinweis

Die gesundheitsfördernde Wirkung des Qigong ist vielfach belegt. Dennoch kann es ärztliche Hilfe und Beratung nicht ersetzen.

Die Autorinnen und Autoren und der Herausgeber übernehmen keine Haftung für Schäden, die sich aus der Anwendung der hier vorgestellten Übungen ergeben.

Inhaltsverzeichnis

1	**Grundlagen und Begriffe im Qigong**	1
1.1	Qigong	3
1.1.1	Der Begriff „Qigong"	3
1.1.2	Was ist Qigong?	3
1.1.3	Die Geschichte des Qigong	4
1.1.4	Qigong im Leben der Autor*innen	5
1.2	Übersicht über die Vielfalt des Qigong	6
1.2.1	Schwerpunkte der Arbeit mit Qi	6
1.2.2	Historische Wurzeln der Qigong-Systeme	6
1.2.3	Grundlegende Arten des Qigong	7
1.3	Positive Wirkungen des Qigong und Studienlage	10
1.3.1	Wissenschaftliche Nachweise	10
1.4	Erklärung zentraler Begriffe	10
1.4.1	Qi	11
1.4.2	Qi im Menschen	12
1.4.3	Jing	14
1.4.4	Shen	16
1.4.5	Die Drei Schätze (San Bao)	17
1.4.6	Yi	18
1.4.7	Dantian	20
1.4.8	Wichtige Qi-Zentren für die Qigong-Praxis	22
1.4.9	Taiji Quan (Tai Chi Chuan)	26
1.4.10	Traditionelle Chinesische Medizin	29
1.5	Das System der Qi-Verteilung (Jing Luo)	30
1.5.1	Leitbahnen	31
1.6	Philosophische Konzepte	32
1.6.1	Daoismus	33
1.6.2	Yin und Yang	34
1.6.3	Das Konzept Himmel – Erde – Mensch (San Cai)	37
1.6.4	Die vier Bilder (Si Xiang)	38
1.6.5	Die Fünf Wandlungsphasen	39
	Literatur	43
2	**Grundlegende Qigong-Prinzipien**	45
2.1	Ganzheitlichkeit	47
2.1.1	Ganzheitlichkeit und ihre Umsetzung	47
2.1.2	Ganzheitlichkeit der Bewegung	48
2.1.3	Die Einheit von Körper, Seele und Geist	48
2.1.4	Die Sechs Harmonien	49
2.2	Die Regulationen im Qigong	49
2.2.1	Die Regulation des Körpers (Tiao Shen)	50
2.2.2	Die Regulation des Atems (Tiao Xi)	52
2.2.3	Die Regulation des Herz-Geistes (Tiao Xin)	52

2.2.4	Der Einsatz von Yi	53
2.2.5	Qi in den Regulationen	53
2.3	**Körperhaltung und Bewegung**	53
2.3.1	Erdung und Aufrichtung	54
2.3.2	Die Mitte	58
2.3.3	Fülle und Leere	61
2.3.4	Öffnen und Schließen als Grundprinzip	61
2.3.5	Gelenke im Qigong	65
2.3.6	Faszien im Qigong	68
2.3.7	Die Füße im Qigong	69
2.3.8	Das Becken stabilisieren	71
2.3.9	Den Schritt runden, das Kua entspannen	72
2.3.10	Die Hände im Qigong	73
2.3.11	Die Arme im Qigong	74
2.3.12	Der Blick im Qigong	75
2.3.13	Zungenspitze im Qigong	75
2.4	**Atmung**	76
2.4.1	Den Atem bewusst wahrnehmen	76
2.4.2	Die Atmung im Qigong	77
2.4.3	Atemfrequenz und -volumen	78
2.4.4	Nasenatmung	79
2.4.5	Bauch-Flanken-Brust-Atmung	79
2.4.6	Weitere Atemmethoden im Qigong	87
2.4.7	Die Lunge aus dem Blickwinkel der Traditionellen Chinesischen Medizin (TCM)	91
2.5	**Die geistige Ausrichtung im Qigong**	92
2.5.1	Selbstwahrnehmung	92
2.5.2	Entspannte Aufmerksamkeit	94
2.6	**Qi in den Übungen**	95
2.6.1	Schwerpunkte der Arbeit mit Qi	95
	Literatur	100
3	**Qigong-Basisübungen**	**101**
3.1	**Empfehlungen für die Übungspraxis**	103
3.1.1	Praktische Hinweise	103
3.1.2	Yin und Yang in der Übungspraxis	106
3.1.3	Kontraindikationen im Qigong	107
3.2	**Häufig verwendete Schrittstellungen**	108
3.2.1	Qigong-Grundstellung	108
3.2.2	Bogenschritt (Gongbu)	109
3.2.3	Reiterstand (Mabu)	110
3.3	**Vorbereitende Übungen**	110
3.3.1	Die Körpermitte aufwärmen	110
3.3.2	Die Gelenke bewegen und lockern	111
3.3.3	Schüttelübung	123
3.3.4	Schwungübung – links und rechts drehen	124

Inhaltsverzeichnis

3.4	Den Himmel mit beiden Händen stützen	126
3.4.1	Bewegungsablauf	126
3.4.2	Hinweise	129
3.4.3	Wirkungen	130
3.5	Reinigende Übungen	130
3.5.1	Reinigen: Von oben nach unten Austreifen	130
3.5.2	Reinigende Übung für die Beine: Kicks	134
3.6	Übungen zur Aufnahme von Qi	136
3.6.1	Nach außen kreisend aufnehmen	136
3.6.2	Yin- und Yang-Phasen in Qigong-Übungen	139
3.6.3	Nach innen kreisend aufnehmen	142
3.7	Harmonisierende Übungen im Gehen	144
3.7.1	Vorwärtsgehend harmonisieren	145
3.7.2	Seitwärtsgehend harmonisieren	149
3.7.3	Rückwärtsgehend harmonisieren	153
3.7.4	Qigong-Gehen	157
3.8	Übungen auf einem Bein stehend	165
3.8.1	Der Kranich prüft das Wasser	165
3.9	Standübungen (Zhan Zhuang)	168
3.9.1	Ausgangsposition	168
3.9.2	Position Himmel	169
3.9.3	Position Erde	169
3.9.4	Position Mensch	170
3.10	Selbstmassage	171
3.10.1	Klopfmassage	171
3.10.2	Nierenmassage	172
3.10.3	Kniemassage	172
3.10.4	Massage der Hände und Füße	173
3.10.5	Gesichtsmassage	173
3.10.6	Pflege der Sinnesorgane	174
3.10.7	Bauch- und Dantian-Massage	174
3.10.8	Massage der Qi-Zentren	174
3.11	Häufige Fragen	174
3.12	Studien	176

Serviceteil

Danksagung	186
Über die Autoren	187
Literaturverzeichnis	189
Stichwortverzeichnis	191

Grundlagen und Begriffe im Qigong

Inhaltsverzeichnis

1.1 Qigong – 3
1.1.1 Der Begriff „Qigong" – 3
1.1.2 Was ist Qigong? – 3
1.1.3 Die Geschichte des Qigong – 4
1.1.4 Qigong im Leben der Autor*innen – 5

1.2 Übersicht über die Vielfalt des Qigong – 6
1.2.1 Schwerpunkte der Arbeit mit Qi – 6
1.2.2 Historische Wurzeln der Qigong-Systeme – 6
1.2.3 Grundlegende Arten des Qigong – 7

1.3 Positive Wirkungen des Qigong und Studienlage – 10
1.3.1 Wissenschaftliche Nachweise – 10

1.4 Erklärung zentraler Begriffe – 10
1.4.1 Qi – 11
1.4.2 Qi im Menschen – 12
1.4.3 Jing – 14
1.4.4 Shen – 16
1.4.5 Die Drei Schätze (San Bao) – 17
1.4.6 Yi – 18
1.4.7 Dantian – 20
1.4.8 Wichtige Qi-Zentren für die Qigong-Praxis – 22

Ergänzende Information Die elektronische Version dieses Kapitels enthält Zusatzmaterial, auf das über folgenden Link zugegriffen werden kann ▶ https://doi.org/10.1007/978-3-662-71263-4_1. Die Videos lassen sich durch Anklicken des DOI Links in der Legende einer entsprechenden Abbildung abspielen, oder indem Sie diesen Link mit der SN More Media App scannen.

© Der/die Autor(en), exklusiv lizenziert an Springer-Verlag GmbH, DE, ein Teil von Springer Nature 2026
A. Fischwenger et al., *Der Weg des Qigong*,
https://doi.org/10.1007/978-3-662-71263-4_1

1.4.9	Taiji Quan (Tai Chi Chuan) – 26	
1.4.10	Traditionelle Chinesische Medizin – 29	

1.5 Das System der Qi-Verteilung (Jing Luo) – 30
1.5.1   Leitbahnen – 31

1.6 Philosophische Konzepte – 32
1.6.1   Daoismus – 33
1.6.2   Yin und Yang – 34
1.6.3   Das Konzept Himmel – Erde – Mensch (San Cai) – 37
1.6.4   Die vier Bilder (Si Xiang) – 38
1.6.5   Die Fünf Wandlungsphasen – 39

Literatur – 43

Qigong kann als „Üben oder Arbeiten mit dem Qi" wiedergegeben werden. Die mindestens 2500 Jahre zurückreichenden verschiedenen historischen Wurzeln zeigen sich auch heute in der Vielfalt der Übungsformen. Übungssysteme mit Bewegung und solche in Ruhe können unterschieden werden, ebenso solche mit Kampfkunst-, Lebenspflege- oder Medizinbezug und vieles mehr. Die Kenntnis der aus der alten chinesischen Kultur stammenden Begriffe, wie Qi, Jing, Shen, und ihre Rolle in der Philosophie und der Traditionellen Medizin, des Konzepts der polaren Kräfte von Yin und Yang sowie der Fünf Wandlungsphasen ermöglicht ein besseres Verständnis der Übungen. Das Leitbahnensystem der TCM und die Qi-Zentren werden erläutert. Dies hilft, die Verteilung und Bewegung der Lebenskraft Qi im Organismus besser zu verstehen. Wissenschaftliche Studien belegen die positive Wirkung von Qigong bei einer Reihe von Krankheitsbildern.

1.1 Qigong

1.1.1 Der Begriff „Qigong"

Der Begriff „Qigong" (Abb. 1.1) besteht aus den Schriftzeichen für „Qi" und „Gong". Qi kann je nach Kontext „Atem", „Luft", „Dampf" oder „fließende Lebenskraft" bedeuten. Gong ist eine Abkürzung für Gongfu (Kungfu). Gongfu bedeutet „Arbeit" und „Zeit", aber auch Fähigkeit oder Können, und bezeichnet damit also „etwas durch hingebungsvolle, geduldige Arbeit Erreichtes". So kann man Qigong als intensive Arbeit mit dem Qi verstehen.

1.1.2 Was ist Qigong?

Qigong ist die Kunst der Aktivierung der Lebenskraft Qi mittels harmonischer Bewegung bzw. physiologisch fördernder Körperposition, fließender Atmung und klarer Vorstellungskraft (siehe „Die Regulationen im Qigong" [2.2]).

Das achtsame, bewusste Üben hat tiefgreifende positive Wirkungen auf unsere Gesundheit und unser Wohlbefinden. Qigong, mit Ursprüngen in der

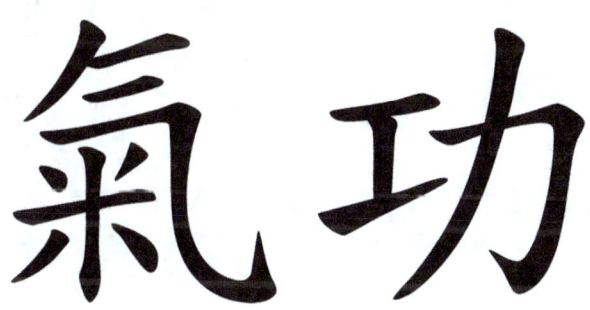

Abb. 1.1 Schriftzeichen für Qigong

chinesischen Medizin, Philosophie, Lebenspflege und Kampfkunst, wird zur Kultivierung und zur Regulierung der Lebenskraft Qi angewendet.

Im Qigong verlagert sich die Aufmerksamkeit weg von zu viel Denken, Sorgen und Ängsten hin zu innerer Ruhe, Entspannung und Ausgeglichenheit.

1.1.3 Die Geschichte des Qigong

Die Bezeichnung „Qigong" wurde in den 1950er-Jahren in China als Sammelbegriff für traditionelle Übungen zur Selbstkultivierung von Körper und Geist eingeführt.

Erste Hinweise auf Methoden, die wir heute als Qigong bezeichnen, tauchen vor etwa 2500 Jahren auf. Einige dieser alten Traditionen sind die Methoden der inneren Alchemie (Neidan), die Meditationspraktiken des zirkulierenden Qi (Xingqi), die Übungen zum „Leiten und Dehnen" (Daoyin) sowie die Lebenspflege (Yangsheng).

In den 1980er-Jahren wurde Qigong in China sehr populär und in der Folge auch im Westen bekannter. Weltweit entstanden zahlreiche wissenschaftliche Studien, um die Wirksamkeit des Qigong zu erforschen.

- **Daoyin**

Im Jahr 1973 wurde im chinesischen Dorf Mawangdui eine sensationelle Entdeckung gemacht. In einem Grab aus der frühen Han-Dynastie aus dem 2. Jhdt. v. u. Z. wurden einige Seidentücher gefunden. Eines davon enthielt farbige Darstellungen von Menschen, die sich dehnen und strecken, Tiere imitieren und Übungen ausführen, um Krankheiten zu heilen.

Dies sind die frühesten Darstellungen von Daoyin (導引)-Übungen, die heute als Qigong bekannt sind. Auf ◘ Abb. 1.2 sehen wir eine Rekonstruktion des

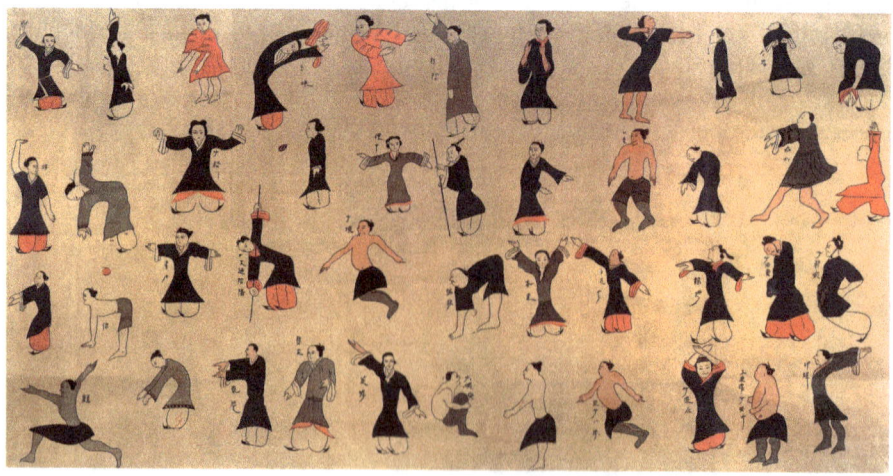

◘ Abb. 1.2 Rekonstruktion des Daoyin Tu, 168 v. u. Z. (© Wellcome Collection)

Daoyin Tu mit 44 Figuren. Darauf sind auch heute noch bekannte Übungen zu erkennen.

- **Yangsheng**

Der chinesische Begriff Yangsheng (养生) bedeutet „das Leben pflegen". Die Yangsheng-Tradition hat sich über Jahrhunderte mit unterschiedlichen Interpretationen entwickelt. Im Mittelpunkt stehen eine ausgewogene Lebensführung, die Förderung der körperlichen und geistigen Gesundheit sowie der Gedanke der Prävention und Langlebigkeit.

Je nach Auslegung umfasste Yangsheng unterschiedliche Methoden, wie Qigong-Übungen, Praktiken der inneren Alchemie (Neidan), Ernährung sowie die Auseinandersetzung mit chinesischer Philosophie.

1.1.4 Qigong im Leben der Autor*innen

Lerne uns in folgendem Video kennen (◘ Abb. 1.3).

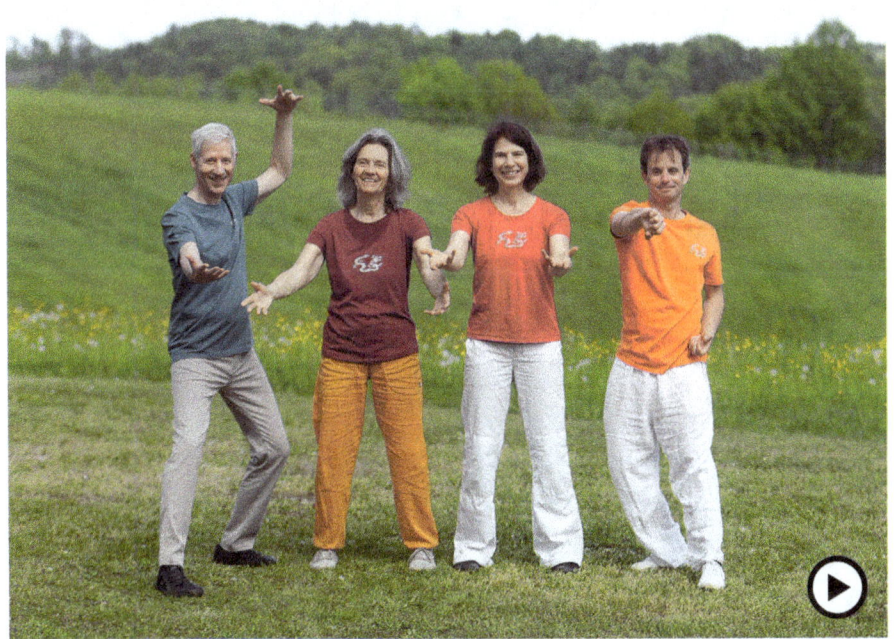

◘ **Abb. 1.3** Herzlich Willkommen! Frank Ranz, Roswitha Flucher, Romana Maichin-Puck und Armin Fischwenger stellen sich im Einleitungsvideo vor (▶ https://doi.org/10.1007/000-hw6)

1.2 Übersicht über die Vielfalt des Qigong

Heute praktizieren Millionen von Menschen auf der ganzen Welt Qigong und schätzen seine Vorteile. Die Qigong-Übenden kommen aus verschiedenen Bereichen und praktizieren aus unterschiedlichen Gründen, wie etwa Entwicklung eines gesunden Lebensstils, Stressabbau, Ausgleich zum Beruf, Erholung, Bewegung, Entspannung, Selbstwirksamkeit, Steigerung der Resilienz, Prävention, Stärkung des Immunsystems, Selbstheilung, persönliche Weiterentwicklung, Unterstützung einer Meditationspraxis, Spiritualität und als Ergänzung zu einer Kampfkunst. So vielfältig die Motivationen, so unterschiedlich kann auch das persönliche Üben sein.

Darüber hinaus gibt es bei Übungen gleichen Namens oft viele unterschiedliche Interpretationen und Ausführungsformen.

1.2.1 Schwerpunkte der Arbeit mit Qi

- Qi bewegen, aktivieren und fließen lassen
- Qi leiten
- Qi harmonisieren
- Qi abgeben und aussenden
- Qi aufnehmen
- Qi sammeln, speichern und konzentrieren
- Qi aufbauen und verfeinern
- Qi spontan fließen lassen

Zu all diesen Punkten findest du vertiefende Erläuterungen im ▶ Kap. 2, „Qi in den Übungen" (▶ Abschn. 2.6) und entsprechende Übungen im ▶ Kap. 3.

1.2.2 Historische Wurzeln der Qigong-Systeme

- Lebensnährendes Qigong (Lebenspflege)
- Medizinisch-therapeutisches Qigong
- Kampfkunst Qigong
- Spirituell-religiöses Qigong

Damals wie heute haben sich diese Kategorien mehr oder weniger gegenseitig beeinflusst, ebenso gibt es daoistische, buddhistische und konfuzianische Einflüsse.

1.2.3 Grundlegende Arten des Qigong

- Stille Übungen (Jing Gong) mit länger gehaltenen Positionen und innerer Bewegung
- Bewegte Übungen (Dong Gong) mit einer beabsichtigten Körperbewegung
- Spontanes Qigong (Zifa Gong) mit unwillkürlichen Körperbewegungen

1.2.3.1 Stilles Qigong – Jing Gong

Als Stilles Qigong oder Qigong in Ruhe werden Übungen bezeichnet, die keine oder nur geringe unwillkürliche Bewegungen aufweisen. Sie können im Stehen, Sitzen oder Liegen ausgeführt werden. Die wesentlichen Wirkungen sind geistige Ruhe, Regeneration und ein angeregter Qi-Fluss.

Im Unterschied zum Qigong in Bewegung sind wir beim Stillen Qigong nicht mit dem Erlernen von Bewegungsabläufen beschäftigt und können unsere Aufmerksamkeit somit von Anfang an auf zentrale Aspekte des Trainings richten: schrittweises Entspannen, Sammlung, Beruhigung der Gedanken und das Beobachten des Atems führen in die innere Stille.

Erfahrungsgemäß kann das ruhige Stehen oder Sitzen zu Beginn ziemlich herausfordernd sein. Denn schon nach kurzer Dauer können Gedanken auftauchen. Ablenkende Gedanken und Zweifel werden mit einem umherspringenden Affen verglichen. Wir üben uns im geistigen Loslassen und Fokussieren auf die Übungsanweisungen. So werden der „Affengeist" gezähmt und der Herz-Geist (Xin) beruhigt. Damit schaffen wir eine wichtige Voraussetzung, um die Intention (Yi) auf eine Zielsetzung ausrichten zu können.

- **Im Stehen**

Standübungen werden unter dem Begriff „Stehen wie ein Pfahl" (Zhan Zhuang) zusammengefasst. Dabei wird eine vorgegebene Körperposition eingenommen und wir verweilen in dieser – anfangs wenige Minuten, später bis zu einer Stunde oder länger.

Während der Übung entspannen wir uns so gut es geht (siehe „Das rechte Maß an Körperspannung" ▶ Abschn. 2.3.1.2) und lösen auftretende Verspannungen immer wieder aufs Neue. Es können verschiedene geistige Bilder eingesetzt werden, z. B. die Vorstellung, die Arme an unsichtbaren Fäden hängen zu lassen oder sanft gegen etwas zu drücken bzw. zu ziehen.

Standübungen sind keineswegs starre Haltungen, sondern ein feines Austarieren der Kräfte durch Anpassung und Nachgiebigkeit. In ▶ Abschn. 3.9 findest du die Standübung „Himmel-Erde-Mensch".

- **Im Sitzen**

Diese Übungen können auf einem Stuhl oder mit untergeschlagenen Beinen auf einem Sitzkissen ausgeführt werden. Die Hände liegen dabei auf den Beinen oder vor dem Unterbauch, sodass sich die Schultern gut entspannen können. Die bekannteste Übung im Sitzen ist der „Kleine Himmlische Kreislauf" (Xiao Zhou

Tian). Dabei wird das Qi mit der Intention Yi entlang der Gefäße Du Mai und Ren Mai gelenkt.

Eine aufrechte Haltung ist sowohl im Stehen als auch im Sitzen wichtig.

- **Im Liegen**

Nach einer längeren Übungseinheit im Stehen kann man im Liegen wunderbar entspannen und das Qi fließen lassen. Die liegende Position eignet sich auch für Übungen ohne Bewegung, bei denen hauptsächlich die Vorstellungskraft genutzt wird. Auch Atemübungen können im Liegen praktiziert werden.

Abschluss einer Übung mit Stillem Qigong

Nach Beendigung einer Übung oder Übungseinheit nehmen wir uns wie bei
◘ Abb. 1.4 gezeigt bewusst Zeit, um die wohltuenden Wirkungen von Übungen zu spüren. Dazu verweilen wir in Ruhe, atmen entspannt und genießen den Augenblick. Das Wahrnehmen der Wirkung ist wichtig, um bewusst positive Eindrücke zu sammeln und die Freude am Tun zu pflegen.

1.2.3.2 Bewegtes Qigong – Dong Gong

Im Bewegten Qigong steht für die Übenden zunächst das Erlernen eines Bewegungsablaufs im Vordergrund. Dabei kann es sich um eine zyklisch wiederholte Bewegung oder aber um eine Abfolge unterschiedlicher Bewegungen handeln. Es

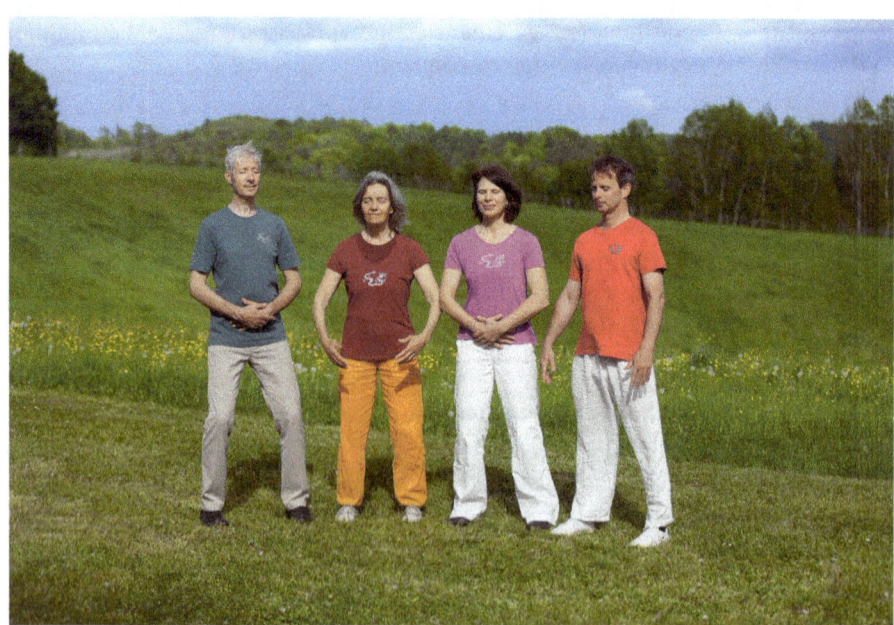

◘ Abb. 1.4 Wahrnehmen der Wirkung

Tab. 1.1 Bewegtes und Stilles Qigong im Vergleich	
Bewegtes Qigong	**Stilles Qigong**
Ruhe in Bewegung	Bewegung in Ruhe
Deutlich sichtbare äußere Bewegungen, bewusst geführt	Minimale unbeabsichtigte Bewegungen

gilt, die Bewegungen den Grundlagen des Qigong entsprechend auszuführen, um den erwünschten Wechsel von Aktivierung und Entspannung und die optimale Positionierung des Körpers im Raum zu erreichen und den Fluss des Qi durch den Organismus bestmöglich zu gewährleisten.

Für gewöhnlich sind bestimmte Phasen der Bewegung an die Aus- oder Einatmung gekoppelt und werden durch die Atembewegung unterstützt. Mit zunehmender Übungserfahrung spielt auch hier die Vorstellungskraft Yi eine große Rolle.

Im Bewegten Qigong können wir zwischen Übungssystemen mit geringer Körperspannung (Weiches Qigong) und solchen mit größerer bis sehr starker Anspannung (Hartes Qigong) unterscheiden. Letztere wurden vor allem im Kontext verschiedener Kampfkünste entwickelt.

Auch im Bewegten Qigong gibt es Übungen, die im Sitzen ausgeführt werden können, z. B. Varianten der Acht Brokatübungen (Ba Duan Jin). So ist es auch älteren Menschen oder Menschen mit Behinderung sowie Kranken möglich, Bewegtes Qigong zu üben.

Bewegtes Qigong kräftigt den Körper, macht ihn elastisch und öffnet die Leitbahnen des Qi, vertieft die Atmung und verbessert die Selbstwahrnehmung. Es beschäftigt den unsteten Geist, sodass er mit zunehmender Praxis ruhiger wird.

Die meisten der in diesem Buch vorgestellten Übungen sind dem Bewegten Qigong zuzurechnen. Dies bedeutet nicht, dass dieses wichtiger oder wertvoller ist. Allerdings scheint es den meisten Menschen des westlichen Kulturkreises leichter zu fallen, von der Aktivität allmählich in die Ruhe zu kommen. Angesichts unserer heutigen, oft bewegungsarmen Lebensweise empfiehlt sich körperliche Stärkung und die Verbesserung der Selbstwahrnehmung Tab. 1.1.

1.2.3.3 Spontanes Qigong – Zifa Gong

Als Spontanes Qigong werden Herangehensweisen im Qigong bezeichnet, bei welchen die Körperbewegungen und die Position nicht vorgegeben werden. Meist wird dabei zunächst eine Position des Stillen Qigong eingenommen und ein entspannter Geisteszustand hergestellt. Von dieser Ruhe ausgehend werden spontane Bewegungen zugelassen, wie sie aus dem inneren Bedürfnis des Körpers entstehen. Es handelt sich also um freie Bewegungen und kein strukturiertes Qigong-System. Die Idee ist es, dem freien Fluss des Qi unwillkürlich und intuitiv zu folgen.

1.3 Positive Wirkungen des Qigong und Studienlage

Die Praxis des Qigong zentriert und erdet uns, bietet Balance und Stabilität, sodass wir selbst in stressreichen Zeiten nicht schnell „die Nerven verlieren" oder uns erschöpft fühlen. Es fördert Lebendigkeit, steigert unsere Vitalität und verbessert unsere Lebensqualität. Qigong unterstützt den Heilungsprozess und fördert eine tiefgreifende Regeneration des gesamten Organismus. Es macht uns flexibel, beweglich und geschmeidig. Qigong ist eine Kunst mit zahlreichen positiven Effekten, wie Entspannung und Ausgeglichenheit, Beweglichkeit der Wirbelsäule und der Gelenke, Zentrierung und innere Ruhe sowie Stärkung des Immunsystems und der Selbstheilungskräfte.

1.3.1 Wissenschaftliche Nachweise

Es gibt eine zunehmende Anzahl von Studien, die die Wirksamkeit von Qigong bei verschiedenen Beschwerden, wie z. B. Bluthochdruck, Angstzustände, Depressionen, unzureichende Lungen- und Immunfunktion sowie insgesamt zur Verbesserung der Lebensqualität belegen. Auch bei Covid-19 wird Qigong in Prävention, Therapie und Rehabilitation eingesetzt (Panhofer 2024). Qigong wirkt positiv auf körperliche, psychische und geistige Beschwerden und bietet den Praktizierenden eine umfassende Unterstützung für Gesundheit und Wohlbefinden.

Die im Anhang aufgeführten Studien belegen die Wirksamkeit von Qigong unter anderem in Hinblick auf:

- Stressabbau
- Verbesserung des psychischen Wohlbefindens bei Ängsten und Depressionen
- Verbesserung der Schlafqualität
- Verbesserung der körperlichen Gesundheit und Schmerzlinderung
- Senkung von Bluthochdruck und Verbesserung der Herz-Kreislauf-Funktion
- Verbesserung der kognitiven Funktionen
- Verbesserung der Lungen- und Immunfunktion

1.4 Erklärung zentraler Begriffe

Im Folgenden werden einige zentrale Begriffe der chinesischen Philosophie kurz erläutert, soweit sie für das Verständnis des Qigong wichtig sind.

Dabei muss vorausgeschickt werden, dass die Übertragung chinesischer Begriffe in europäische Sprachen immer schwierig ist: Zum einen sind chinesische Schriftzeichen meist mehrdeutig, d. h. sie können einer Reihe von verschiedenen Wörtern in europäischen Sprachen entsprechen; zum anderen hat sich die Bedeutung im Laufe der Jahrtausende verändert. Darüber hinaus ist Qigong in unterschiedlichen Gegenden und in verschiedensten Zusammenhängen entstanden, und verschiedene „Schulen" haben oft ein und denselben

Begriff unterschiedlich verwendet. Auch sind viele Texte über den Umweg des Englischen, also doppelt übersetzt, ins Deutsche gelangt. Und nicht zuletzt kann ein Begriff auch je nach Übungsabsicht bzw. Niveau der Übenden verschieden verstanden werden.

Da jede Übersetzung dieser umfassenden und schwer zu definierenden Begriffe eine Einengung bedeuten würde, verzichten wir darauf.

1.4.1 Qi

Das Konzept des Qi geht davon aus, dass alle Lebewesen, ja die gesamte Natur, von Qi durchströmt und durch Qi belebt sind. Qi ist ein grundlegender Begriff des Daoismus, der Traditionellen Chinesischen Medizin (TCM) sowie der chinesischen Kampfkünste und des Qigong.

Qi kann, wie schon in „Der Begriff Qigong" (▶ Abschn. 1.1.1) erwähnt, je nach Kontext „Atem", „Luft", „Dampf" oder „lebenspendendes Prinzip" bedeuten. Das Schriftzeichen Qi in ◘ Abb. 1.5 besteht aus zwei Teilen. Im unteren Teil steht das Zeichen Reis 米 (Mi). Darüber sind drei Linien 气 (Qi): Damit könnte der Dampf gemeint sein, welcher über Reis aufsteigt – und damit eine Transformation darstellen – oder jene Dunstschichten, die über einem Reisfeld in den Morgenstunden aufsteigen.

Der Begriff wird im Deutschen meistens mit „Lebensenergie" oder „Lebenskraft" übersetzt.

Das Qi-Konzept war in den alten chinesischen Wissenschaften, in der Kunst und in der Philosophie weit verbreitet. Im Feng Shui beispielsweise wird das Qi der Landschaft oder von Häusern untersucht, um für die jeweilige Verwendung geeignete Orte zu finden. In der chinesischen Medizin werden Erkrankungen unter anderem als ein Ungleichgewicht des Qi interpretiert. In der Kunst der Kalligrafie und Malerei sollten die Werke das Abgebildete möglichst lebendig darstellen, also auch Qi beinhalten.

Obwohl all die aufgezählten Künste das Qi-Konzept verwenden, ist es nachvollziehbar, dass Qi innerhalb dieser Künste jeweils eine spezielle Bedeutung hat. Schon deswegen ist es äußerst schwierig, eine einheitliche, allgemein gültige Qi-Definition zu liefern.

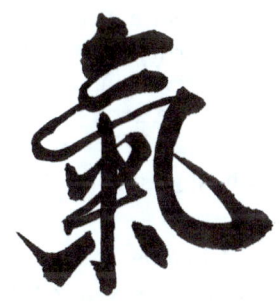

◘ Abb. 1.5 Schriftzeichen für Qi als Kalligrafie. 米: Mi (Reis) und 气: Qi. (© Wang Ning)

Für weiterführende Betrachtungen wird Qi in weitere Aspekte, wie zum Beispiel Yin und Yang, unterteilt.

So werden das Yang-Qi auch mit dem Qi des Himmels (Tian Qi) und das Yin-Qi mit dem Qi der Erde (Di Qi) in Verbindung gebracht. Das menschliche Qi wird auch als Ren Qi bezeichnet. Gemäß der philosophischen Betrachtung steht der Mensch in Verbindung mit dem Qi des Himmels und dem Qi der Erde und strebt nach Harmonie mit diesen Naturkräften (siehe Abschnitt „Das Konzept Himmel – Erde – Mensch" (▶ Abschn. 1.6.3)).

» *Weder klassische noch moderne chinesische Texte spekulieren über die Natur des Qi, noch versuchen sie, diese begreiflich zu machen. Qi wird vielmehr funktional verstanden: durch sein Wirken* (Kaptchuk 1993, S. 47).

1.4.2 Qi im Menschen

In der TCM und im Qigong belebt Qi den menschlichen Körper und ermöglicht die vitalen Funktionen.

Das Qi des Menschen besteht aus dem vorgeburtlichen Qi (Yuan Qi) und dem nachgeburtlichen Zong Qi.

Das vorgeburtliche Qi (Ursprungs-Qi) ist angeboren und verbraucht sich im Lauf des Lebens – je nach Lebensweise und den Lebensumständen – schneller oder langsamer. Das nachgeburtliche Qi (Sammel-Qi) setzt sich aus dem Qi der Atmung (Qing Qi) und dem Qi der Nahrung (Gu Qi) zusammen und erneuert sich ständig. Beide zirkulieren gemeinsam mit dem vorgeburtlichen Qi als das sogenannte Wahre Qi (Zhen Qi) in den Leitbahnen des Körpers. Diese verzweigen sich ähnlich dem Blutgefäßsystem und bringen so das Qi zu allen Zellen. Maßgeblich für die körperliche und geistige Gesundheit sowie das Wohlbefinden sind der freie Fluss des Qi, eine ausreichende Quantität und seine Qualität.

Zwölf Hauptleitbahnen (Meridiane) durchziehen den Körper, die jeweils einem Organsystem bzw. Funktionskreis zugeordnet sind. Je 6 davon beginnen oder enden in den Händen bzw. Füßen und stehen mit bestimmten Organen in Verbindung. Nach dem zugeordneten Organ werden sie wie dieses als Yin- oder Yang-Leitbahn klassifiziert. Von diesen Hauptbahnen zweigen kleinere Nebenäste (Kollateralen) ab. Außerdem gibt es acht außerordentliche Leitbahnen (Gefäße), die als Speicherreservoire für das Qi dienen. Darüber hinaus gibt es weitere Leitbahnen, sodass sich ein äußerst komplexes System ähnlich dem Blutgefäßsystem ergibt – siehe „Leitbahnen" (▶ Abschn. 1.5.1).

Für die Praxis des Qigong ist es wichtig, dass die bewusste Arbeit mit dem Qi zu wahrnehmbaren physischen, wie auch psychischen und geistigen Effekten führt.

Der daoistische Philosoph Zhuangzi kam in seinen Betrachtungen über Leben und Tod zu folgender Erkenntnis:

» *Das menschliche Leben ist eine Vereinigung von Qi. Wenn es sich vereinigt, kommt es zum Leben, wenn es sich zerstreut, kommt es zum Tod* (Zhuangzi, Kap. 22).

1.4.2.1 Arten des Qi

Je nach Funktion und Aufgabe unterscheidet man verschiedene Arten des Qi.

Ursprungs-Qi (Yuan Qi)

Das Ursprungs-Qi (Yuan Qi) steht mit den Nieren sowie den Qi-Zentren Dantian und Mingmen in enger Verbindung. Durch die Aktivität des Dreifachen Erwärmers (San Jiao) zirkuliert es gemeinsam mit dem nachgeburtlichen Qi im Organismus. Es fördert Wachstum und Entwicklung und stellt die nötige Wärme für die Körperfunktionen, z. B. die Verdauung und die Immunität, bereit. Das Ursprungs-Qi (Yuan Qi) ist die treibende Kraft für die funktionelle Aktivität aller Organe.

Sammel-Qi (Zong Qi)

Das Sammel-Qi setzt sich zusammen aus dem Qi der Atmung (Qing Qi) und dem Qi der Nahrung (Gu Qi), wie in Abb. 1.6. auf der linken Seite dargestellt.

Das Atem-Qi (Qing Qi) das klare, reine Qi des Himmels und wird von den Lungen aus der Atemluft extrahiert. Das Nahrungs-Qi (Gu Qi) wird vom Verdauungssystem bereitgestellt, vom Magen und der Milz aus der aufgenommenen Nahrung bzw. den Getränken extrahiert.

Das Sammel-Qi (Zong Qi) kontrolliert die Lautstärke der Stimme, die Sprache und die Blutzirkulation in den Extremitäten. Es unterstützt Herz und Lunge bei ihren Aufgaben, das Blut bzw. das Qi im Organismus zu verteilen.

Emotionale Probleme, insbesondere Trauer, können das Sammel-Qi (Zong Qi) schwächen.

Das Sammel-Qi (Zong Qi) steht in Verbindung mit dem Qi-Zentrum Tanzhong und dem mittleren Dantian. Eine gute Atmung im Qigong ist wesentlich, um das Sammel-Qi (Zong Qi) zu nähren und zu stärken und somit auch indirekt das Yuan Qi der Nieren und die Grundvitalität.

> Sammel-Qi + Ursprungs-Qi = Wahres Qi

Wahres Qi (Zhen Qi)

Das Qi des Menschen – auch das Wahre Qi genannt – besteht aus dem vorgeburtlichen Qi Yuan Qi und dem nachgeburtlichen Qi (Zong Qi).

Es werden zwei Formen bzw. Wirkweisen von Wahrem Qi unterschieden, wie Abb. 1.6 auf der rechten Seite zeigt: Nähr-Qi und Abwehr-Qi.

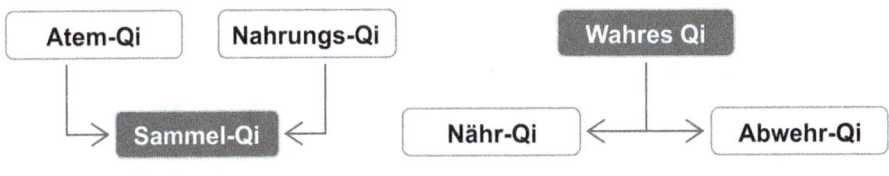

Abb. 1.6 Arten des Qi

Nähr-Qi (Ying Qi)

Fließt Wahres Qi (Zhen Qi) zu den Organen wird es Nähr-Qi (Ying Qi) genannt. Es hat die Aufgabe, die Organe zu nähren bzw. die Blutbildung zu unterstützen. Man spricht in diesem Zusammenhang auch vom Leber-Qi, Herz-Qi, Milz-Qi, Lungen-Qi, Nieren-Qi etc.

Die Milz bzw. der mittlere Erwärmer ist die Quelle des Nähr-Qi.

Abwehr-Qi (Wei Qi)

Fließt das Wahre Qi (Zhen Qi) mehr an der Oberfläche, bezeichnet man es abwehrendes Qi (Wei Qi). Da es in den äußeren Körperschichten und der Haut zirkuliert, ist es yang in Relation zum Nähr-Qi, das yin ist, da es in den inneren Schichten bzw. in den Organen zirkuliert.

„Wei" bedeutet in diesem Zusammenhang „verteidigen", „schützen". Die Stärke der Lunge ist entscheidend für ein gutes Abwehr-Qi. Seine wichtigste Funktion ist es, den Körper gegen äußere pathogene Einflüsse zu schützen. Aus dem Blickwinkel der modernen Medizin kann es als eine Immunfunktion bezeichnet werden. Wenn das Abwehr-Qi stark genug ist, bricht die Krankheit nicht aus oder nimmt einen leichteren Verlauf. Abwehr-Qi hat seinen Ursprung im Unteren Erwärmer (Niere), wird genährt vom Mittleren Erwärmer (Magen, Milz, Verdauungsorgane) und verteilt vom Oberen Erwärmer (Lunge). So wird verständlich, dass die Übung „Den Himmel mit beiden Händen stützen" (▶ Abschn. 3.4), die auf den Dreifachen Erwärmer wirkt, eine immunstimulierende Wirkung hat.

1.4.2.2 Die Aufgaben des Qi im Körper

Zusammenfassend kann gesagt werden, dass das Qi aktivierende, transportierende, wärmende, umwandelnde, schützende, stabilisierende und nährende Funktionen im Organismus hat. Siehe ◘ Abb. 1.7.

1.4.3 Jing

Das Schriftzeichen Jing 精 aus ◘ Abb. 1.8 bedeutet unter anderem „Essenz", „Extrakt", „Samen" und „verfeinert".

Jing repräsentiert die Grundkonstitution und ist die Grundsubstanz für Reproduktion, Wachstum und Entwicklung.

Das vorgeburtliche Jing, das von den Eltern weitergegeben wird, bildet die Basis des Lebens. Es steht in einem Bezug zum westlichen Begriff der Erbanlagen, den Genen des Menschen.

Das nachgeburtliche Jing wird über die Nahrung und Flüssigkeiten aufgenommen.

Jing wird in den Nieren, bzw. im Funktionskreis Niere/Blase gespeichert und ist unter anderem die Basis für das Mark in den Knochen, im Rückenmark und im Gehirn (Meer des Marks).

Jing steht in Verbindung mit der Sexualität und der Fortpflanzung des Menschen und manifestiert sich unter anderem als Substanz des Spermas und der Menstruationsflüssigkeit.

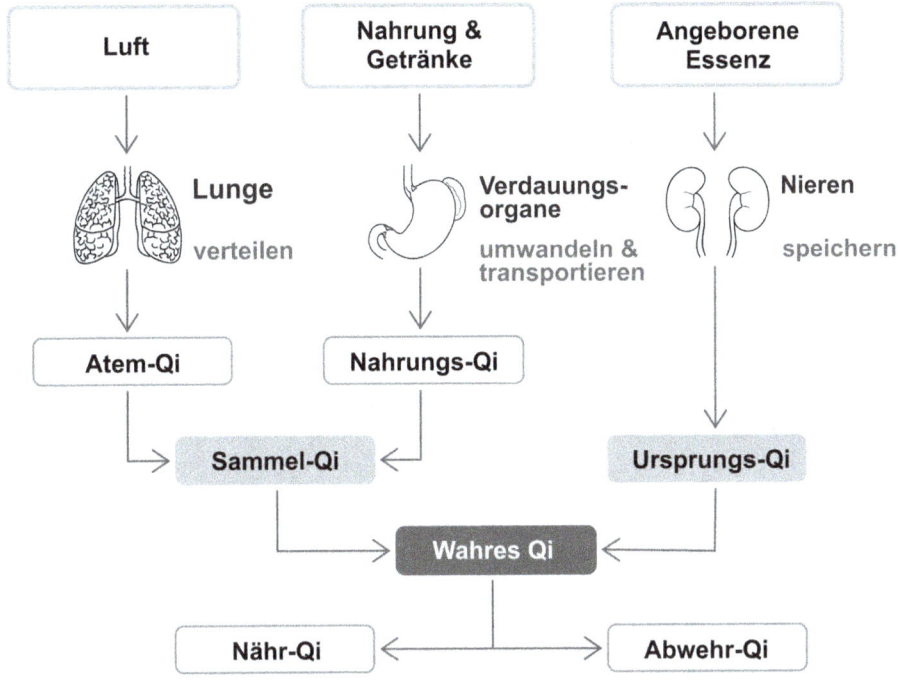

Abb. 1.7 Qi-Transformationen

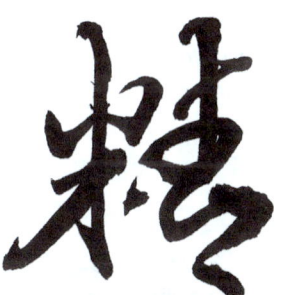

Abb. 1.8 Schriftzeichen für Jing als Kalligrafie. (© Wang Ning)

Mit zunehmendem Alter nimmt der Vorrat an Jing natürlicherweise ab. Das Ziel von Behandlungsmethoden der TCM bzw. daoistischer Praktiken ist es daher, Jing zu bewahren und aufzubauen. Eine wichtige Grundlage ist ein maßvoller Lebensstil. Dazu zählt, ausreichend zu schlafen und sich Auszeiten und Ruhe nach Phasen der Belastung zu gönnen. Wichtig ist aber auch, sich bewusst Zeit zu nehmen, um in Ruhe nahrhafte und ausgewogene Mahlzeiten zu genießen. Eine Maßnahme ist auch regelmäßiges Üben von Qigong.

Im Konzept der drei Schätze ist Jing eine wichtige Grundlage für den Aufbau von Qi und die Entwicklung von Shen. Im Neidan, der inneren Alchemie des

Daoismus, gibt es zudem spezielle Übungen, um Jing zu kultivieren und zu verfeinern.

> **Bemerkung**
> Jing 精 (Essenz) ist nicht zu verwechseln mit der elastischen Kraft Jìn 勁, manchmal auch Jing geschrieben, wie es in den Begriffen Chansi Jin und Fa Jin vorkommt.

1.4.4 Shen

Shen 神 – siehe die Kalligrafie in ◘ Abb. 1.9 – bedeutet unter anderem „Geist", „Seele", „Verstand", „Gottheit", „übernatürliches Wesen".

Ist Shen stabil, drückt sich das in klarem Denken, Weisheit, innerer Ruhe und geistiger Präsenz aus. Das Leben bietet uns laufend Herausforderungen und unerwartete Ereignisse, um uns darin zu üben, diese innere Stabilität zu finden. Ein instabiles Shen äußert sich beispielsweise durch Rastlosigkeit, Unkonzentriertheit, ständige Sorge und innere Unruhe.

Qigong hilft uns, körperlich und geistig zu entspannen, mit der Aufmerksamkeit im Hier und Jetzt zu verweilen und den inneren Frieden zu kultivieren.

Der Begriff des Shen Ming, auch Ming Shen genannt verdeutlicht die Wichtigkeit von Klarheit und Präsenz. Ming (明) bedeutet „Helligkeit", „Klarheit", „Strahlen". Das folgende Zitat erläutert die Eigenschaft von Ming Shen.

> » *Wenn Shen stark ist, sind die geistigen Fähigkeiten scharf und klar. Shen drückt sich äußerlich durch die Augen aus und offenbart nicht nur eine tiefgründige Intelligenz, sondern auch Klarheit und Helligkeit des Ausdrucks. Ein starkes Shen verbessert die Fähigkeit des Sehens und der geistigen Einsicht.* (Olsen 1992, S. 123)

Der Begriff Shen wird in unterschiedlichen Bereichen verwendet und dementsprechend interpretiert.

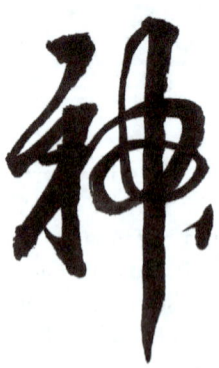

◘ Abb. 1.9 Schriftzeichen für Shen als Kalligrafie. (© Wang Ning)

1.4.4.1 Shen in der Lehre der Fünf Wandlungsphasen und der TCM

In der folgenden Aufzählung werden fünf verschiedene Aspekte von Shen aufgeführt, welche den Wandlungsphasen bzw. Organen zugeordnet sind.

- Hun (Holz) – Ätherische Seele mit Sitz in der Leber
- Shen (Feuer) – Geist, Bewusstsein mit Sitz im Herzen
- Yi (Erde) – Absicht, konzeptuelles Denken mit Sitz in der Milz
- Po (Metall) – Körper-Seele mit Sitz in der Lunge
- Zhi (Wasser) – Willenskraft, Gedächtnis mit Sitz in den Nieren

Der TCM-Experte Giovanni Maciocia meinte zu Shen:

> *Ein wichtiger Aspekt des Shen ist seine Fähigkeit, sich nach außen auszudehnen, nach außen zu projizieren, in Beziehung zu treten, mit anderen zu kommunizieren. Es ist das, was uns in Beziehung zur Welt und zu anderen Menschen bringt und was uns wirklich menschlich macht.*

1.4.5 Die Drei Schätze (San Bao)

Unter San Bao (三寶) versteht man ein Konzept, welches die erwähnten Begriffe Jing, Qi und Shen als Teile einer Gesamtheit betrachtet – ◘ Abb. 1.10.

Die traditionellen Regulationen des Qigong bieten uns einen strukturierten Entwicklungspfad, um diese Schätze zu kultivieren. Die Essenz wird aufgebaut,

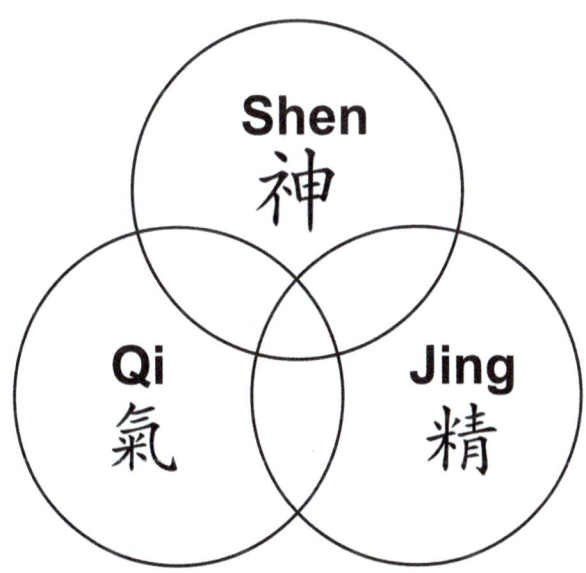

◘ Abb. 1.10 Die drei Schätze in Interaktion

das Qi kann ungehindert fließen und sich sammeln. Mit zunehmender geistiger Ruhe wird Shen gestärkt.

Diese Idee der drei Schätze wird in den folgenden unterschiedlichen Bereichen verwendet und dementsprechend interpretiert.

1.4.5.1 Traditionelle Chinesische Medizin

In der TCM gelten Jing, Qi und Shen neben Blut und Körperflüssigkeiten als die vitalen Substanzen des Organismus, deren Erhalt und Pflege wesentlich für die Gesundheit des Menschen sind.

1.4.5.2 Innere Alchemie (Neidan) des Daoismus

In daoistischen Praktiken ist häufig die Rede von der Rückkehr zum Ursprung, der Einswerdung mit dem Dao, der Rückkehr in die Leere. Es gibt dazu eine Reihe von Schriften, die beschreiben, wie dies zu erreichen ist. Die Schriften allein geben keine klare Handlungsanweisung, da in den Traditionen des Daoismus die mündliche Überlieferung fixer Bestandteil der Vermittlung und für das Verständnis des Textes notwendig war.

» *Die Idee der Umwandlung von Jing, Qi und Shen ist im Neidan besonders wichtig. Verfeinerung von Jing in Qi (Lianjing Huaqi), Verfeinerung des Qi in Shen (Lianqi Huashen) und Verfeinerung des Shen und Rückführung in die Leere (Lianshen Huanxu) definieren die drei Hauptstufen der inneren alchemistischen Praxis* (Pregadio (Hrsg.) 2008, S. 562).

Neben diesem geschilderten hierarchischen Weg der Beeinflussung von Jing, Qi und Shen, gibt es auch die Ansicht, dass es eine wechselweise Beziehung gibt. Also: Dass Shen auch auf die Essenz, Shen auf Qi und Jing auf Shen wirkt.

Eine bekannte Methode zur Kultivierung von Jing, Qi und Shen ist der sogenannte Kleine Himmlische Kreislauf. Dabei zirkuliert Qi entlang der zwei wichtigen Gefäße Ren Mai und Du Mai. Diese verlaufen mittig an der Körpervorder- bzw. Körperrückseite.

Im Neidan geht es einerseits darum, die drei Schätze am Ausströmen zu hindern, also die Bewahrung von Jing, Qi und Shen, und andererseits um deren Kultivierung. Alle drei Schätze sind wichtig, es wird also weder das Physisch-Materielle noch das Geistig-Immaterielle als wichtiger betrachtet, weil beide untrennbar miteinander verbunden sind und sich ergänzen.

Diese ganzheitliche Sichtweise, in der immer wieder die Einheit von Körper und den geistig-spirituellen Aspekten betont wird, hat sicher die traditionellen Übungen des Qigong maßgeblich geprägt.

1.4.6 Yi

Der Begriff Yi (意) aus ◘ Abb. 1.11 ist, wie viele chinesische Begriffe, vielschichtig. Das Schriftzeichen Yi setzt sich aus 2 Zeichen zusammen. Oben Yin

1.4 · Erklärung zentraler Begriffe

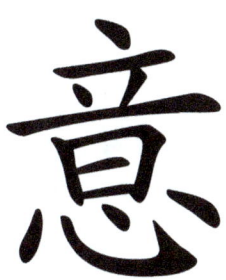

Abb. 1.11 Chinesisches Schriftzeichen für Yi

(音) Stimme, Ton, Klang, unten Xin (心) Herz, Gedanke, Idee. Zusammen genommen ergeben sich für das Schriftzeichen Bedeutungen wie Idee, Bedeutung, Sinn, aber auch Wunsch, Wille, Absicht. Eine mögliche Übersetzung wäre somit „Stimme des Herzens". Dies weist darauf hin, wie wichtig die Herzensübereinstimmung mit dem angestrebten Vorhaben ist, so dieses zum Erfolg führen soll.

Im Qigong meint Yi vor allem auch Vorstellungskraft, Intention, Absicht, Aufmerksamkeit, die Fähigkeit zu fokussieren, sich auf etwas auszurichten. Yi bezeichnet somit die geistige Aktivität während des Übens.

Wenn wir Qigong üben, nehmen wir deutlich wahr, was im Augenblick passiert. Wir haben ein klares Bewusstsein darüber, was wir tun und was geschieht und geben unserem Tun eine Ausrichtung. Die Voraussetzung dafür ist entspannte Aufmerksamkeit und eine stabile Mitte.

Yi kann sich auf Körperbereiche (z. B. auf Dantian) oder Bewegungsabläufe richten, was auch zu einer verstärkten Qi-Bewegung in diese Richtung führt. Dabei fällt Yi die leitende Rolle zu, Qi folgt Yi.

Darüber hinaus fokussieren wir uns mit Yi auch auf den Atem oder geistige Bilder (Ruhe, Weite usw.). Die Koordination verschiedener Aspekte einer Übung wird durch Yi gefördert. So gelingt es im Lauf der Zeit, Körperbewegung, Atmung und Qi als Einheit zu erfahren.

Yi hilft auch dabei, uns auf die jeweilige Zielsetzung einer Qigong-Übung auszurichten und dadurch die Wirkung einer Übung deutlich zu erhöhen.

In der Lehre der „Fünf Wandlungsphasen" (▶ Abschn. 1.6.5) steht Yi für den Geistesaspekt der Wandlungsphase Erde. Dieser steht dabei in Verbindung mit Shen (dem Geistesaspekt der Wandlungsphase Feuer/ Herz) und Zhi (dem Geistesaspekt der Wandlungsphase Wasser/ Niere).

Yi kommt hier eine Vermittlerrolle zu zwischen dem im Herzen angesiedelten Shen (Geist, Bewusstsein) und der im Funktionskreis Niere angesiedelten Antriebskraft Zhi (Willenskraft, Triebkraft). Yi wird von Zhi bewegt und gibt der im Shen vorhandenen Idee eine Form, einen Ausdruck. Durch das regelmäßige Üben von Qigong können wir alle 3 Ebenen stärken.

1.4.7 Dantian

Der chinesische Begriff Dantian 丹田 kann mit Elixierfeld übersetzt werden und hat den Namen vermutlich den alchemistischen Praktiken früherer Zeiten zu verdanken.

Dān 丹 bedeutet unter anderem „Zinnober", sinngemäß handelt es sich in unserem Kontext um etwas Wertvolles, Verfeinertes, also ein Elixier. Tián 田 heißt Feld, bzw. Ackerland, und dieses Feld wird im Qigong sinnbildlich bearbeitet. Es werden Samen ausgesät, die unter guten Bedingungen heranwachsen können, um dann eine reiche Ernte zu bringen. In Dantian wird eine wertvolle Substanz, wie Qi, aber auch Jing und Shen, angereichert und kultiviert.

Genaugenommen handelt es sich um drei Dantian, wie in ◘ Abb. 1.12 dargestellt; sie werden häufig als Energiezentren des Körpers bezeichnet – treffender ist wohl die Bezeichnung Qi-Zentren. Dantian ist vergleichbar mit einem Gefäß, das etwas aufnehmen und beherbergen kann. Von diesem Reservoir aus kann der Inhalt dann im Körper verteilt werden.

Die Idee der drei Dantian kommt aus dem Daoismus und seinen Praktiken. In den Chinesischen Kampfkünsten spielt das untere Dantian als Zentrum und Ursprung von Bewegung eine wichtige Rolle.

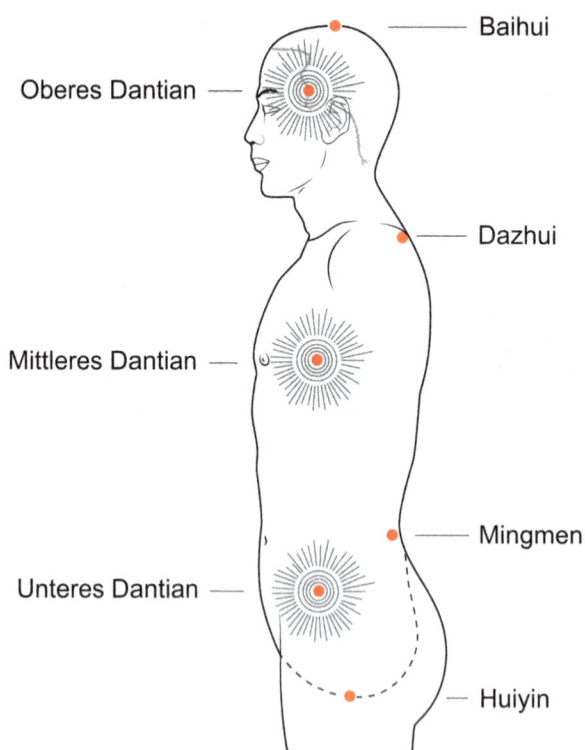

◘ Abb. 1.12 Die Lage der drei Dantian

1.4.7.1 Unteres Dantian (Xia Dantian)

Wenn wir im Qigong vom Dantian sprechen, ist damit in der Regel das untere Dantian gemeint. Es befindet sich zentral im Unterbauch. Als „unteres Dantian" bezeichnen wir sowohl das Areal des Unterbauchs selbst als auch eine kleinere Stelle 4 Finger unterhalb des Nabels in der Tiefe des Unterbauchs.

Dieses Dantian ist für die Sammlung von Qi sehr wichtig und gilt als dessen Wohnort (Qìshe 舍氣). Von dort verteilt es sich dorthin, wo es gebraucht oder hingeleitet wird.

Das untere Dantian repräsentiert auch die Mitte und befindet sich im aufrechten Stand nahezu im Schwerpunkt des Körpers. Wenn wir die Hände auf Dantian legen, liegt die Handmitte vier Finger breit unter dem Nabel auf, das entspricht der Lokalisation des Akupunkturpunkts Guanyuan (Ren Mai 4).

Das Lenken der Aufmerksamkeit auf dieses Dantian hilft, den Atem zu regulieren und es entspannt den unteren Bauchbereich. Dies ist vor allem für die Bauchatmung wesentlich.

1.4.7.2 Dantian und Qi

Beim Üben von Qigong lenken wir die Aufmerksamkeit häufig auf das untere Dantian. Das ist förderlich, um Qi anzusammeln und zu speichern. Regelmäßiges Üben über einen längeren Zeitraum bewirkt das „Einlagern" von Qi.

Dieses Potenzial steht uns dann auch in schwierigen Lebenssituationen zur Verfügung. Dadurch wird die Widerstandsfähigkeit (Resilienz) gestärkt und es hilft beim leichteren Genesen nach Erkrankungen. Das Einlagern von verfeinertem Qi geschieht nicht willentlich, es ist das Ergebnis einer regelmäßigen Übungspraxis und glückt am besten dann, wenn man sich ganz darauf einlässt. Mit dem Verweilen der Aufmerksamkeit im Dantian nimmt der Einfluss von störenden Gedanken ab – Ruhe und Ausgeglichenheit kehren ein.

Die Region des unteren Dantian kann assoziiert werden mit:
- Dem Bauch der Frau, wo der Embryo entsteht und heranwächst; also der Ort im Körper, wo neues Leben entsteht.
- Dem Bauchgehirn, dem enterischen Nervensystem, welches aus einem Geflecht von etwa 100 bis 200 Mio. Nervenzellen besteht und nahezu den gesamten Magen-Darm-Trakt durchzieht.

1.4.7.3 Mittleres Dantian (Zhong Dantian)

Das mittlere Dantian befindet sich in der Mitte der Brust in der Nähe des Herzens, auf Höhe des Akupunkturpunktes Tanzhong (Ren 17).

Je entspannter und durchlässiger sich dieses Dantian anfühlt, desto freier ist der Atem und umso besser kann die Kommunikation mit der Umgebung erfolgen. Es steht auch in Verbindung mit unserer Gefühlswelt.

Das mittlere Dantian erfüllt eine wichtige Rolle als Qi-Verteiler zwischen unten und oben, innen und außen, vorne und hinten.

1.4.7.4 Oberes Dantian (Shang Dantian)

Das obere Dantian befindet sich auf Höhe des Akupunkturpunktes Yintang zwischen den Augenbrauen zentral im Kopf. Es ist ein Ort der geistigen Ruhe und Weite. Es verbindet und öffnet zu den höheren Kräften und wird auch als Residenz der spirituellen Dimension (Shenshi, 神室) bezeichnet.

Die drei Dantian sind aufeinander ausgerichtet und stehen im Austausch miteinander.

■ **Bemerkung**

Es gibt Qigong-Schulen, die mit einem Konzept von drei Dantian im Unterbauch arbeiten. Dabei wird das Qi-Zentrum Mingmen als hinteres Dantian, das untere Dantian als mittleres und der Bereich um den Nabel als vorderes Dantian bezeichnet.

1.4.8 Wichtige Qi-Zentren für die Qigong-Praxis

Bestimmte Bereiche des Körpers sind für die Qigong-Praxis von besonderer Bedeutung und stehen großteils mit Akupunkturpunkten in Verbindung. Akupunkturpunkte (chinesisch Xue 穴, was Loch, Höhle oder Vertiefung bedeutet) verfügen über eine präzise örtliche Lokalisation und sind für die Einflussnahme von außen auf das Qi-System des Körpers mittels Akupunktur, Moxibustion oder Akupressur von Bedeutung.

Bei den im Qigong verwendeten wichtigen Qi-Zentren handelt es sich um einen Bereich in der Tiefe des Körpers rund um den gleichnamigen Akupunkturpunkt.

Diese Zentren beziehen wir bewusst in unsere Übungen ein, um:
— eine Entspannung bzw. Öffnung der jeweiligen Region zu erreichen,
— in Austausch mit der Umgebung zu gehen,
— spezielle Wirkungen zu erzielen.

Um ein Gefühl für die jeweilige Region zu bekommen, ist es hilfreich, die Aufmerksamkeit dorthin auszurichten und den Bereich mit Fingerdruck und kreisenden Bewegungen zu stimulieren.

1.4.8.1 Laogong (Palast der Arbeit)

Befindet sich zentral in der Handfläche zwischen den Mittelhandknochen von Mittel- und Ringfinger. Bei Faustschluss befindet sich Laogong (Perikard 8) unter der Kuppe des Ringfingers – siehe ◘ Abb. 1.13a.

Laogong ist für den Kontakt mit der Umgebung zuständig und eignet sich gut, um Qi abzugeben und aufzunehmen. Über Laogong wird der Bereich oberhalb des Zwerchfells reguliert.

Die Hand verfügt über eine sehr intensive Nervenversorgung. Das ist sicher mit ein Grund, warum viele Übende diese Region auch mit wenig Vorerfahrung gut wahrnehmen und Qi spüren können.

1.4 · Erklärung zentraler Begriffe

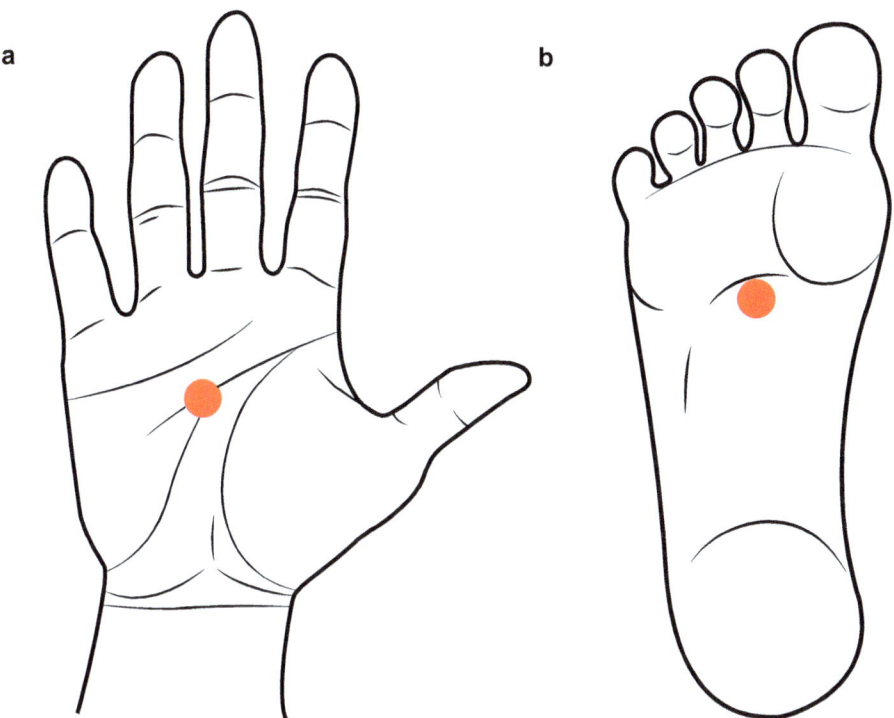

Abb. 1.13 **a** Qi-Zentrum Laogong **b** Qi-Zentrum Yongquan

1.4.8.2 Yongquan (Sprudelnde Quelle)

Yongquan liegt in einer Vertiefung am Übergang von den Zehenballen zum Fußgewölbe auf der Mittellinie des Fußes und entspricht dem ersten Punkt der Nieren-Leitbahn (Niere 1) – siehe ◘ Abb. 1.13b.

Yongquan öffnet die Verbindung nach unten, zur Erde und eignet sich gut, um Qi abzugeben und aufzunehmen. Ein guter Kontakt zum Boden, ein Gefühl tiefer Verwurzelung und eine gute Standfestigkeit sind im Qigong von großer Bedeutung. Siehe „Die Füße im Qigong" (▶ Abschn. 2.3.7).

Laogong und Yongquan werden zusammen als die „Vier Tore" bezeichnet, über welche ein intensiver Austausch mit der Umgebung möglich ist.

Über Laogong wird der Bereich Brustkorb/Arme reguliert, über Yongquan der Bereich Bauch/Becken/Beine.

1.4.8.3 Baihui (Hundert Zusammenflüsse)

Befindet sich bei aufrechter Haltung am höchsten Punkt des Kopfes in der Mittellinie. Um Baihui zu finden, verbindet man bei gerader Kopfhaltung die höchsten Punkte der Ohren am Scheitel miteinander. Diese Stelle entspricht etwa dem Akupunkturpunkt Du Mai 20 – siehe ◘ Abb. 1.14a.

Baihui ist der obere Pol, unsere Öffnung zum Himmel. Damit können wir uns mit dem Qi des Himmels verbinden und Qi von oben aufnehmen.

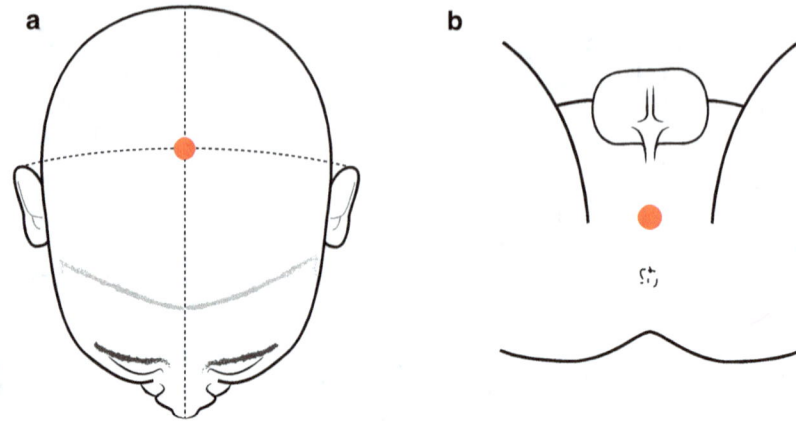

Abb. 1.14 a Qi-Zentrum Baihui b Qi-Zentrum Huiyin

Im Qigong streben wir eine lockere Aufrichtung mit einer gelängten, und entspannten Wirbelsäule an. Die Vorstellung, dass wir an einem Faden hängen, der von Baihui ausgeht, kann dies erleichtern.

1.4.8.4 Huiyin (Zusammenfluss des Yin)

Huiyin liegt in der Mitte des Damms zwischen Vagina und Anus bzw. zwischen hinterem Rand der Hoden und Anus – siehe Abb. 1.14b. Diese Stelle entspricht etwa dem Akupunkturpunk Ren Mai 1. Es stärkt den Beckenboden, schützt vor Qi-Verlust und aktiviert Qi. Es verbindet den Qi-Fluss von Rumpf und Beinen. Huiyin kann neben Massage auch durch rhythmische Aktivierungen (Hochziehen) im Beckenboden aktiviert werden. An einem vollständigen Atemzug ist Huiyin beteiligt.

Baihui ist das obere und Huiyin ist das untere Zentrum am Rumpf. In aufrechter Haltung liegen Baihui und Huiyin annähernd übereinander und bilden die senkrechte Achse unseres Körpers.

1.4.8.5 Tanzhong (Mitte der Brust)

Männer finden dieses Zentrum in der Mittellinie genau zwischen den beiden Brustwarzen. Frauen suchen dieses Zentrum am besten im Liegen. Es liegt auf Höhe des vierten Zwischenrippenraumes und entspricht etwa dem Akupunkturpunkt Ren Mai 17– siehe Abb. 1.15a.

Dieses Zentrum reguliert das Qi im Brustkorb – speziell im Herz- und im Lungenbereich und steht auch in Verbindung mit den Gefühlen.

1.4.8.6 Mingmen (Tor des Lebens)

Das Zentrum am Rücken liegt gegenüber dem Nabel zwischen dem zweiten und dritten Lendenwirbel und enspricht etwa dem Akupunkturpunkt Du Mai 4 – siehe Abb. 1.15b. Dieses Zentrum ist vor allem für das Speichern und Aktivieren von Qi zuständig. Es hat direkten Bezug zu den Nieren und zum

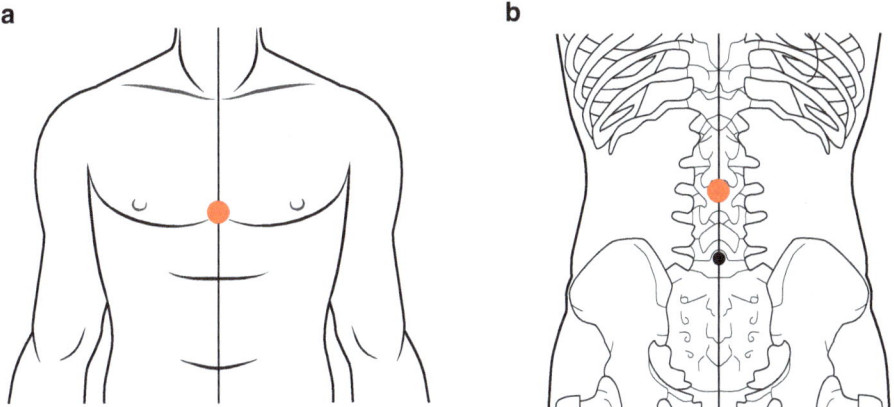

Abb. 1.15 **a** Qi-Zentrum Tanzhong **b** Qi-Zentrum Mingmen

vorgeburtlichen Qi, stärkt und wärmt den Funktionskreis Niere. Ist das Areal um Mingmen beweglich und entspannt, kann Qi gut fließen.

1.4.8.7 Dazhui (Großer Wirbel)

Dazhui liegt unterhalb des Dornfortsatzes des siebten Halswirbels, entspricht dem Punkt Du Mai 14 – siehe Abb. 1.12. Dazhui hat eine wichtige Funktion als Verteiler von Qi zu den Armen und zum Kopf.

Übung: Laogong über Dantian

Um dich zu sammeln, zu zentrieren oder die Wirkung einer Übung wahrzunehmen, bedecke mit den Händen den Unterbauch. Lege dazu wie in Abb. 1.16

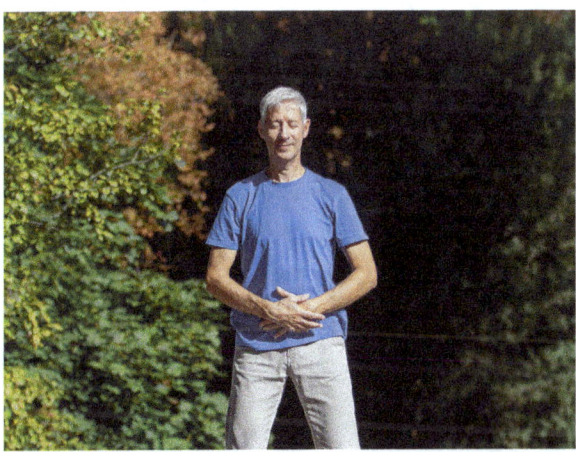

Abb. 1.16 Laogong über Dantian

gezeigt die Handflächen mit den Laogong-Zentren übereinander, etwa eine Handbreit unterhalb des Nabels auf das untere Dantian und verweile mit deiner Aufmerksamkeit in dem Bereich unter deinen Händen.

Wenn du das immer wieder tust, bekommst du im Laufe der Zeit ein Gefühl für das untere Dantian. Dies ist wichtig, da wir in der westlichen Kultur keine besondere Beziehung zu dieser Region pflegen.

Durch das Auflegen der Handflächen auf den Unterbauch hilft uns, die Aufmerksamkeit dorthin zu lenken und das während des Übens aufgebaute Qi einzuspeichern.

Auch als eigenständige Übung ist es eine schöne Möglichkeit der Sammlung. Es hat eine beruhigende und entspannende Wirkung und ist auch sehr wirksam gegen Nervosität und Unruhe. Es hilft „aus dem Kopf in den Bauch" zu kommen.

Auf dem Rücken liegend ist diese Methode ebenfalls zu empfehlen und kann helfen, leichter einzuschlafen.

Weit verbreitet ist die Anweisung, dass Männer die linke Hand direkt auf die Bauchdecke legen, Frauen die rechte.

1.4.9 Taiji Quan (Tai Chi Chuan)

1.4.9.1 Der Name

Das chinesische Schriftzeichen für Taiji Quan wird in der lateinischen Umschrift häufig als Tai Chi Chuan (T'ai Chi Ch'uan), oft auch nur als Taiji bzw. Tai Chi wiedergegeben. Da wir in diesem Buch durchgehend die Pinyin-Transkription verwenden, bleiben wir auch hier dabei. Um die Kampfkunst vom philosophischen Prinzip des „Taiji" im Sinne der Einheit von Yin und Yang zu unterscheiden (siehe „Yin und Yang" (▶ Abschn. 1.6.2)), ist es sinnvoll, die Bezeichnung Taiji „Quan" zu verwenden. Quan bedeutet Faust, verweist somit auf die Kampfkunst und ist das dritte Schriftzeichen in ◘ Abb. 1.17.

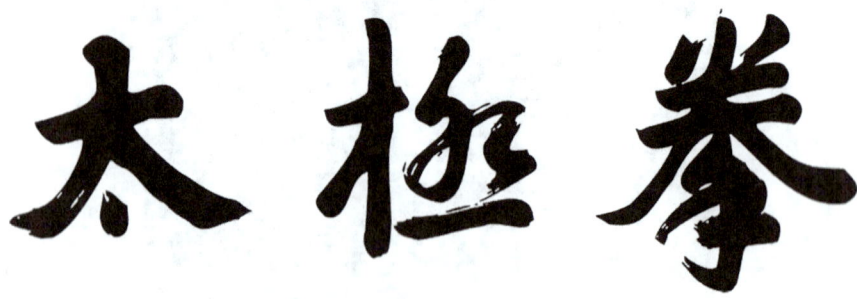

◘ **Abb. 1.17** Schriftzeichen für Taiji Quan als Kalligrafie

1.4.9.2 Ein Blick in die Geschichte des Taiji Quan

Taiji Quan ist eine innere Kampfkunst, die sich in China über Jahrhunderte aus verschiedenen älteren Kampfstilen entwickelt hat. Vieles, was über die Entstehung erzählt und geschrieben wird, lässt sich geschichtlich nicht nachweisen. So auch die Legende, dass Zhang Sanfeng im 13. Jahrhundert das Taiji Quan „erfunden" haben soll, nachdem er beobachtet hatte, wie eine Schlange durch geschmeidige und weiche Bewegungen den Attacken eines Raubvogels entkam. Diese Legende verweist auf die Grundprinzipien dieser Kampfkunst.

Im Lauf der Zeit entwickelten sich verschiedene, zum Teil sehr unterschiedliche Richtungen, die nach den Familien bezeichnet werden, innerhalb derer sie tradiert wurden. So ist etwa der weit verbreitete Yang-Stil das Taiji Quan, das in der Familie Yang entwickelt und weitergegeben wurde. Dasselbe gilt für den ebenfalls populären Chen-Stil.

Im Lauf des 20. Jahrhunderts hat sich Taiji Quan weltweit verbreitet. Im Mutterland China wurden verkürzte, stark vereinfachte, standardisierte Formen geschaffen. Diese sollten es ermöglichen, Taiji Quan einerseits breit als Gesundheitsübungen einzusetzen, andrerseits sollte es als sportlicher Wettkampf etabliert werden. In den USA und in Europa wurde Taiji Quan v. a. wegen seiner gesundheitlichen und meditativen Aspekte und im Rahmen des Interesses für östliche Philosophien und Weisheitslehren populär. Es gibt jedoch auch heute noch Schulen, die den Kampfkunstaspekt stärker ins Zentrum stellen.

1.4.9.3 Die Merkmale und Wirkungen von Taiji Quan

Taiji Quan zeichnet sich durch meist weite, langsam fließende Bewegungen aus. Dieser meditative Aspekt („Meditation in Bewegung") und die positiven Auswirkungen auf die Gesundheit haben viel zur Popularität dieser Bewegungskunst beigetragen.

An Wirkungen kann man etwa hervorheben:
Verbesserungen bei Schmerzen und Verspannungen im Bereich von Rücken, Nacken und Schultern, Gelenkschmerzen, Bluthochdruck, Osteoporose, Gleichgewichtsproblemen, Herz-Kreislauf-Erkrankungen, Schlafstörungen, Konzentrationsproblemen und vieles mehr. Das regelmäßige Üben von Taiji Quan ist eine gute Sturzprävention und führt allgemein zu mehr Gesundheit, Vitalität und Wohlbefinden.

1.4.9.4 Gemeinsamkeiten von Qigong und Taiji Quan

Taiji Quan und Qigong weisen viele Übereinstimmungen auf.
- Ausrichtung des Körpers im Raum und der Körperteile zueinander. Die Wirbelsäule und die Aufrichtung zwischen Himmel und Erde spielen eine wichtige Rolle.
- Genau abgestimmter Bewegungsablauf: Alle Bewegungen sind über die Körpermitte verbunden und umfassen immer den gesamten Körper.
- Die bewusste Weitung aller Gelenke ermöglicht einen geschmeidigen und stetigen Bewegungsfluss.

- Die Atmung und ihre Verbindung mit der (äußeren oder inneren) Bewegung spielt eine zentrale Rolle.
- Eine Entspannung von Körper und Geist stellt sich ein.
- Durch steten Wechsel von Spannung und Entspannung sowie von Yin- und Yang-Zuständen wird Qi akkumuliert und gelenkt.
- Verbindung von geistig-mentaler, energetischer und körperlicher Ebene: Die klare Intention (Yi) lenkt Qi.

Es gibt auch Qigong-Übungen, die direkt auf Bewegungen aus einer Taiji-Form oder zumindest auf Grundprinzipien des Taiji Quan (oder anderer Kampfkünste) basieren. Auch können einzelne Figuren des Taiji Quan als fortlaufende, wiederholte Bewegung nach den Prinzipien des Qigong geübt werden.

1.4.9.5 Unterschiede zwischen Qigong und Taiji Quan

Nach diesen Erläuterungen stellt sich vielleicht die Frage, was nun Taiji Quan und Qigong voneinander unterscheidet.

Taiji Quan wird vor allem als komplexe „Form" geübt, einer festgelegten Abfolge von ineinander übergehenden Bewegungen, die in verschiedene Richtungen mit nur wenigen Wiederholungen ausgeführt wird – Abb. 1.18 zeigt eine Gruppe mit der Bewegung „Der Kranich breitet seine Schwingen aus". Derartige Formen gibt es im Qigong auch (etwa in den Übungsfolgen des Fliegenden Kranichs oder der Wildgans), ist aber eher die Ausnahme.

Der wichtigste Unterschied ist jedoch, dass Taiji Quan als Kampfkunst entwickelt wurde und deshalb jede durchgeführte Bewegung eine kampftechnische Anwendung als Verteidigung oder Angriffsbewegung hat, auch wenn dies in den heute geübten Bewegungsabläufen („Formen") nur mehr teilweise erkennbar ist.

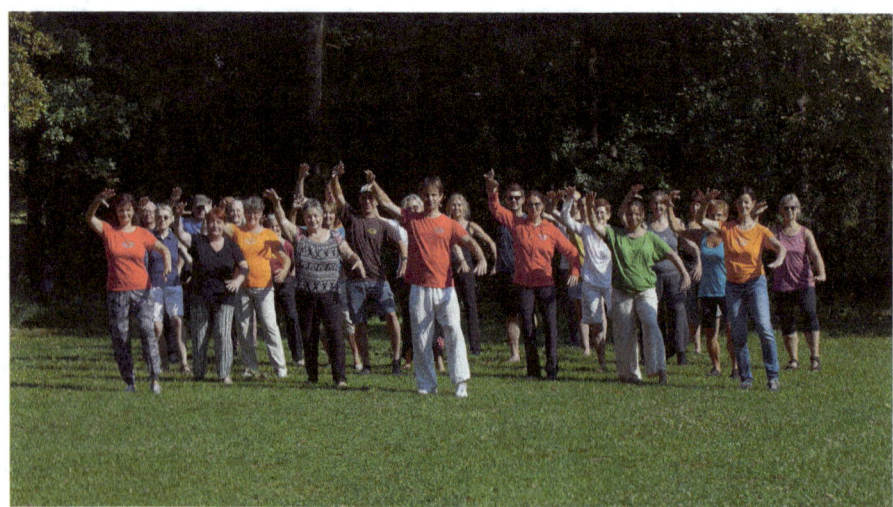

Abb. 1.18 Eine Gruppe praktiziert Taiji Quan

In den Partnerübungen des Taiji Quan lernst du, auf äußere Kräfte zu reagieren – dies ist im Qigong nicht der Fall.

Neben den Formen gab und gibt es im Taiji Quan weitere Übungen zum Erlernen der Kampfaspekte. Diese reichen von einfachen Partnerübungen (Tui Shou) über Partnerformen, Kampfanwendung der Bewegungen der Form, Waffenformen (Schwert, Stock u. a.) bis zum freien Kampf. In manchen alten Formen haben sich auch schnelle, explosive Bewegungen erhalten.

1.4.10 Traditionelle Chinesische Medizin

Die Traditionelle Chinesische Medizin (TCM) ist eng mit der chinesischen Philosophie verbunden. Ein wichtiges Grundlagenwerk ist das Huang Di Nei Jing. Dieses Lehrbuch – „Der innere Klassiker des gelben Kaisers" – ist in Form eines Dialogs zwischen dem legendären Gelben Kaiser Huang Di und seinem Leibarzt Qi Bo abgefasst und wurde zwischen 200 v. Chr. bis 200 n. Chr. verfasst.

Die TCM versteht Gesundheit als Harmonie zwischen Yin und Yang und als einen harmonischen Fluss von Qi, Blut und Körpersäften. Krankheitssymptome beginnen sich erst dann zu zeigen, wenn diese Harmonie gestört ist.

Normalerweise reguliert der Organismus alle seine Funktionen selbst. Einflüsse von außen (klimatische Einflüsse, Traumata, Gifte), von innen (Emotionen) und des Lebensstils (Ernährung, Bewegung etc.) können zu einer Störung des Gleichgewichts führen. Das entstehende Ungleichgewicht wird bis zu einer individuellen Grenze vom Organismus toleriert oder ausgeglichen, darüberhinausgehende Abweichungen führen langfristig zu Erkrankungen.

1.4.10.1 Diagnostik

Die Therapeutin beobachtet genau und versucht, den Patienten als Ganzes wahrzunehmen. Sein körperliches, geistiges und emotionales Befinden steht im Zentrum.

Bereits beim Betreten der Praxis beginnt die sogenannte „Guten-Tag-Diagnostik": Klopft die Patientin energisch oder zögerlich an? Spricht sie laut oder leise? Wie wirken Blick, Haltung und Gang? Ist das Gesicht gerötet oder blass, und welcher Geruch liegt in der Luft? Auch die Farbwahl der Kleidung oder besondere Auffälligkeiten werden bewusst wahrgenommen. Alles kann ein erster Hinweis auf ihren energetischen Zustand sein.

Es folgt eine ausführliche Anamnese. Durch gezielte Fragen erhebt der Therapeut die Krankengeschichte sowie das aktuelle Befinden. Dabei interessieren unter anderem Verdauung, Schlafqualität, Menstruation und Schmerzgeschehen. Diverse Auffälligkeiten, wie zum Beispiel fehlender Durst, eine leise Stimme oder Entscheidungsschwäche können auf bestimmte energetische Disharmonien hinweisen, etwa auf Feuchte-Kälte, Lungen-Qi-Mangel oder ein Thema mit der Gallenblase. Solche Beobachtungen fließen in den Gesamtzusammenhang ein. Abschließend werden Zunge, Puls und Gesicht genau betrachtet. Diese klassischen Diagnosemethoden geben der Therapeutin Aufschluss über den energetischen Zustand des Menschen.

Alle gesammelten Informationen werden schließlich in das Bezugssystem der TCM (Yin-Yang, die Fünf Wandlungsphasen) eingeordnet. Daraus wird eine differenzierte Diagnose im Sinne der TCM abgeleitet. Sie dient als Grundlage für die individuelle Therapie.

1.4.10.2 Behandlung in der TCM

In der Behandlung werden die natürlichen Regulationsvorgänge des Organismus angeregt, um das Gleichgewicht zwischen Yin und Yang – also die Harmonie – wiederherzustellen.

Mögliche Ziele der Behandlung:
- Das Yang stärken
- Das Yin stärken
- Einen Überschuss an Yang beseitigen
- Einen Überschuss an Yin beseitigen
- Gestaute Säfte, Blut und blockiertes Qi zum Fließen zu bringen

Mögliche Behandlungsmethoden sind:
- Akupunktur, Moxa, Schröpfen, Gua Sha (Schaben)
- Chinesische Arzneimitteltherapie (u. a. Heilkräuter)
- Manuelle Therapien, wie Tuina und Akupressur
- Diätetik (Ernährungslehre, 5-Elemente-Ernährung)
- Qigong, Taiji Quan, Meditation

1.5 Das System der Qi-Verteilung (Jing Luo)

Qi durchströmt den gesamten Körper wie ein unsichtbares Netzwerk, vergleichbar mit einer inneren Landschaft aus Quellen, Bächen, Flüssen und Seen. Es fließt in einem definierten 24-h-Rhythmus zyklisch entlang bestimmter Wege, den sogenannten Leitbahnen, von der Körpermitte zu den Extremitäten und wieder zurück – siehe ◘ Abb. 1.19.

Von diesen Hauptleitbahnen zweigen unzählige kleinere Verästelungen, die sogenannten Kollateralen ab, sodass Qi jede Zelle im Körper erreichen kann. Dieses dichte Netzwerk wird im Chinesischen als Jing Luo bezeichnet:
- Die Jing-Leitbahnen verlaufen längs entlang des Körpers.
- Die Luo-Gefäße bilden dazwischen Querverbindungen.

Weiters gibt es acht außerordentliche Gefäße (Mai), wie zum Beispiel Chong Mai, Ren Mai und Du Mai, auch Sondermeridiane genannt, die auch als Speicher für Qi und Jing fungieren. Weitere Leitbahnsysteme, wie die tendinomuskulären Leitbahnen tragen zu einem äußerst komplexen energetischen Netzwerk bei, das in seiner Struktur dem Blutgefäßsystem ähnelt.

1.5 · Das System der Qi-Verteilung (Jing Luo)

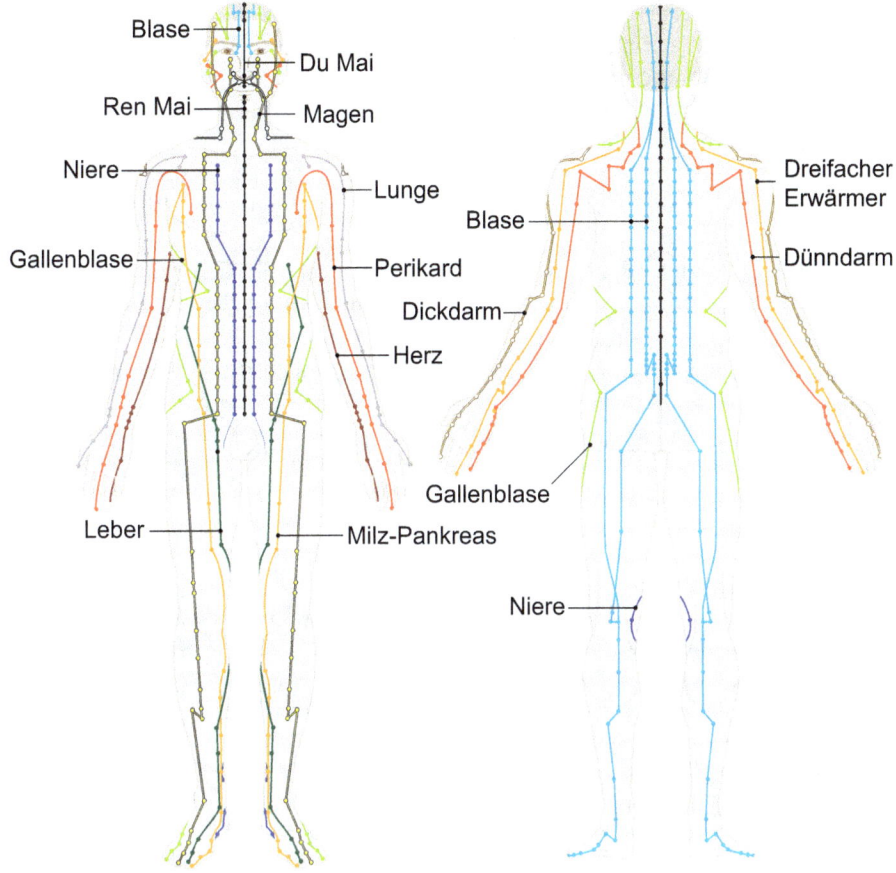

Abb. 1.19 Die Leitbahnen an der Vorder- und Rückseite

Die klassischen Akupunkturpunkte liegen auf den zwölf Hauptleitbahnen sowie auf Ren Mai und Du Mai – Abb. 1.19. Letztere verlaufen zentral an der Vorder- bzw. Rückseite des Körpers.

1.5.1 Leitbahnen

Leitbahnen – früher auch Meridiane genannt – sind die „Hauptkanäle", in denen das Qi fließt – Abb. 1.19.
- Es gibt zwölf Hauptleitbahnen, die jeweils einem Organsystem bzw. Funktionskreis zugeordnet sind.
- Jeweils sechs Leitbahnen beginnen oder enden in den Händen bzw. Füßen und verbinden diese mit den entsprechenden Organen. Abhängig von ihrem zugeordneten Organ werden sie als Yin- oder Yang-Leitbahnen klassifiziert. Jedes dieser Organe hat eine Zeit der höchsten Aktivität (siehe Tab. 1.2).

- Die Leitbahnen sind paarweise in drei Yin- und drei Yang-Leitbahnen aufgeteilt, die sich entlang der Längsachse des Körpers erstrecken. Die Yang-Leitbahnen verlaufen auf der äußeren (Yang-)Seite des Körpers, die Yin-Leitbahnen auf der inneren (Yin-)Seite des Körpers.
- Der Qi-Fluss folgt bestimmten Richtungen:
    - Yang-Qi fließt abwärts – bei hochgestreckten Armen von den Fingern und dem Handrücken über die Außenseite der Arme, den Kopf, Rücken und die Rückseite der Beine bis in die Zehen.
    - Yin-Qi fließt aufwärts – von den Zehen und Fußsohlen über die Innenseiten der Beine, den Bauch und die Brust bis in die Handflächen und Finger.

Tab. 1.2 Die Leitbahnen und ihre Zuordnung zu den Fünf Wandlungsphasen, sowie die Zeit ihrer maximalen Aktivität

Leitbahn	Yin/Yang	Wandlungsphase	Uhrzeit
Lunge	Yin	Metall	3–5
Dickdarm	Yang	Metall	5–7
Magen	Yang	Erde	7–9
Milz	Yin	Erde	9–11
Herz	Yin	Feuer	11–13
Dünndarm	Yang	Feuer	13–15
Blase	Yang	Wasser	15–17
Niere	Yin	Wasser	17–19
Perikard	Yin	Feuer	19–21
Dreifacher Erwärmer	Yang	Feuer	21–23
Gallenblase	Yang	Holz	23–1
Leber	Yin	Holz	1–3

Besonderheit der Magenleitbahn: Die Magenleitbahn gehört zu den Yang-Leitbahnen und ihr Qi verläuft abwärts. Jedoch verläuft sie nur an den Beinen entlang des typischen Yang-Bereichs. In Hals, Brust und Bauch verläuft sie an der Körpervorderseite, die normalerweise den Yin-Leitbahnen zugeordnet ist.

1.6 Philosophische Konzepte

Qigong kann von Menschen aller Weltanschauungen praktiziert werden. Für das Verständnis der traditionsreichen Körper-, Atem- und Energieübungen, die heute unter dem Begriff Qigong zusammengefasst werden, ist aber die Kenntnis des Weltverständnisses der traditionellen chinesischen Kultur sowie der grundlegenden philosophisch-theoretischen Konzepte von Vorteil. Diese entwickelten sich im Laufe von Jahrtausenden und bilden die Grundlage der praktischen Qigong-Prinzipien, wie sie im ▶ Kap. 2 beschrieben werden.

1.6 · Philosophische Konzepte

Eine genaue Darlegung der verschiedenen philosophischen Schulen und religiösen Strömungen, in deren Kontext unterschiedliche Qigong-Systeme ihren Ursprung haben, würde den Rahmen dieses Buches sprengen. Es gibt dazu gute Literatur, die teilweise im Literaturverzeichnis angeführt ist. Im Folgenden möchten wir nur kurz einige Grundgedanken und Grundbegriffe vorstellen, wie etwa das Konzept der Polaritäten Yin und Yang, also Vorstellungen und Prinzipien, die uns helfen, beim Üben von Qigong tiefer in die Materie einzutauchen und die Qualität des Übens zu verbessern.

1.6.1 Daoismus

Die Philosophie des Daoismus ist eine der drei großen alten Lehren Chinas, die weiteren sind der Konfuzianismus und der Buddhismus. Dao (frühere Schreibweise Tao) heißt wörtlich Weg – siehe das Schriftzeichen ◘ Abb. 1.20.

> *Der Name, der sich nennen lässt, ist nicht der ewige Name*
> *Was ohne Begriff ist, ist Anfang von Himmel und Erde,*
> *was einen Begriff hat, ist Mutter der zehntausend Dinge*
> (Laozi, Daodejing, Spruch 1, Simon 2009)

Aus dem Daoismus stammen auch die Lehren von Yin und Yang, von den Fünf Wandlungsphasen und dem Yijing. Die Sichtweisen des Daoismus haben die chinesische Kultur entscheidend geprägt, unter anderem auch Taiji Quan und Qigong.

Der Kerngedanke des Daoismus ist es „dem Weg der Natur" zu folgen. Es wird als die Aufgabe des Menschen gesehen, sich dem Lauf der Natur anzupassen. Die Natürlichkeit (Ziran) zu erreichen, gilt als wichtigstes Ziel auf dem Weg zu einem „wahren Menschen" (Zhen Ren) zu werden.

Der beständige Wandel wird als einzige Konstante betrachtet.

Ein zentraler Begriff im Gedankengebäude des Daoismus ist Wu Wei, was oft mit Nichthandeln übersetzt wird. Es bedeutet jedoch nicht Untätigkeit, sondern beschreibt die typische Grundhaltung dieser Philosophie, den natürlichen Lauf der Natur nicht durch ungemäßes Eingreifen zu stören, und kann im Deutschen wohl besser mit „Handeln im Einklang mit dem natürlichen Lauf der Dinge" wiedergegeben werden.

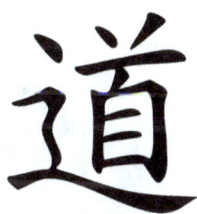

◘ Abb. 1.20   Schriftzeichen für Dao

Neben der philosophischen Lehre (Dao Jiao) gibt es auch den religiösen Daoismus (Dao Jia).

Die wichtigsten Werke des Daoismus entstanden vor ca. 2500 bis 2300 Jahren. Es sind dies:
- Daodejing von Laozi (Klassiker über die Wirkkraft des Dao)
- Das wahre Buch vom südlichen Blütenland von Zhuangzi
- Das wahre Buch vom quellenden Urgrund des Liezi

Im Sinne der daoistischen Philosophie kommt dem Wasser besondere Bedeutung zu, und zwar durch seine Eigenschaft, sich an gegebene Umstände anzupassen und Hindernisse fließend zu überwinden.

> *Auf der ganzen Welt gibt es nichts*
> *Weicheres und Schwächeres als das Wasser.*
> *Und doch in der Art, wie es dem Harten zusetzt, kommt nichts ihm gleich.*
> *Es kann durch nichts verändert werden. Dass Schwaches das Starke besiegt und Weiches das Harte besiegt, weiß jedermann auf Erden,*
> *aber niemand vermag danach zu handeln*
> (Laozi, Daodejing, Spruch 78, Wilhelm 1998)

1.6.2 Yin und Yang

> *Das Dao bringt die Einheit hervor,*
> *die Einheit bringt die Zweiheit hervor,*
> *die Zweiheit bringt die Dreiheit hervor.*
> *Die Dreiheit bringt die 10.000 Dinge hervor.*
> *Die 10.000 Dinge tragen das Yin und umschließen das Yang,*
> *und das hervorquellende Qi bewirkt ihre Harmonie*
> (Laozi, Daodejing, Spruch 42).

Der Grundgedanke, dass zwei Naturkräfte sich abwechseln, sich ergänzen und gegenseitig hervorbringen, um im Wechsel alle Lebensprozesse aufrecht zu erhalten, ist in vielen Kulturen bekannt.

In der chinesischen Philosophie wird dieser Zusammenhang auf dynamische Weise im sogenannten Yin-Yang-Symbol, dem Taiji Tu (Abb. 1.21) zum Ausdruck gebracht. Es drückt ständige Veränderung aus und entspringt unter

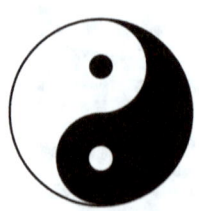

 Abb. 1.21 Taiji Tu – das sogenannte Yin-und-Yang-Symbol

anderem der Beobachtung, dass die Annäherung an ein Extrem bereits den Keim für das Gegenteil in sich birgt.

Im Shouwen Jiezi, dem ersten Zeichenlexikon der chinesischen Schrift aus dem 1. Jh. u. Z. wird Yin 陰 als „Dunkelheit", „die Schattenseite eines Berges" und Yang 陽 als „Helligkeit" und „sonnige Anhöhe" beschrieben.

1.6.2.1 Yin und Yang gebären und bedingen einander

Yin ohne Yang gibt es nicht und umgekehrt.

Nur wenn Yin und Yang zusammenwirken, ergibt sich ein Ganzes. So stehen diese polaren Kräfte sich ergänzend gegenüber.

Einerseits geht das jeweils eine aus dem anderen hervor. Wenn ein Aspekt zunimmt und sich seinem Extrem nähert, wächst auch der Keim für einen Übergang. In zyklischer Art und Weise bringen sich Yin und Yang gegenseitig hervor.

Es handelt sich um relative Begriffe, welche erst dann Sinn ergeben, wenn sie ein Paar bilden und es ein Bezugssystem gibt. Yin und Yang bedingen einander also. Ein Mensch kann groß (yang) sein im Vergleich zu einer Ameise und gleichzeitig klein (yin) im Vergleich zu einem Elefanten.

Durch den steten Wechsel und die gegenseitige Hervorbringung wird verhindert, dass ein Aspekt unendlich wächst. Durch die gegenseitige Kontrolle entsteht ein dynamisches Gleichgewicht.

Diese Balance bedeutet nicht, dass 50 % Yin und 50 % Yang vorherrschen müssen. Dies wäre ein statisches Gleichgewicht ohne Wechsel und ohne Leben. Wenn du einen anstrengenden Arbeitstag hast, bist du sicher mehr im Yang. Dieser Zustand kann ausgeglichen (harmonisiert) werden, wenn nach einer derartigen aktiven Phase (Yang) eine Phase der Erholung und Regeneration (Yin) folgt, in welcher der Yin-Aspekt gelebt wird. Einseitige Belastungen entstehen, wenn dieses Prinzip des Ausgleichs nicht beachtet wird.

Bei Konfuzius heißt es:

» *Der Edle strebt nach Harmonie, nicht nach Gleichheit.*
Der Gemeine strebt nach Gleichheit, nicht nach Harmonie (Kongzi, Analekten, Kapitel 13, Vers 23).

Tab. 1.3 listet einige klassische Yin-Yang-Paare auf, welche für das Verständnis dieses Konzepts und die Übungen von wesentlicher Bedeutung sind.

Tab. 1.3 Wesentliche Yin-und-Yang-Paare

Yin	Yang
Dunkel	Hell
Nacht	Tag
Erde	Himmel
Kälte	Wärme
Wasser	Feuer
Innen	Außen
Zusammenziehend	Ausdehnend
Absteigend	Aufsteigend
Schließen	Öffnen
Ausatmen	Einatmen
Unten	Oben
Rechts	Links
Nass	Trocken
Blut	Qi
Ruhe	Bewegung
Entspannung	Anspannung
Passiv	Aktiv
Qi einspeichern	Qi manifestieren
Zang-Organe	Fu-Organe
Klein	Groß
Schwach	Stark
Gerade Zahlen	Ungerade Zahlen
Weiblich	Männlich

1.6.2.2 Yin und Yang als Prinzip des Wandels – von der Einheit zur Vielfalt

In der daoistischen Kosmologie beginnt alles Geschehen in der undifferenzierten Einheit. Durch die Teilung der Einheit entstehen alle Phänomene – die gesamte Fülle an Möglichkeiten. Der Weg von einem einfachen Prinzip hin zu komplexen Strukturen folgt einem logischen Aufbau: von 1 zu 2 zu 3 zu ... Diese erstaunliche Ähnlichkeit zu einem binären System wurde erstmals vom Mathematiker Gottfried Wilhelm Leibniz erkannt.

Um dieses Prinzip zu verstehen, betrachten wir nun ◘ Abb. 1.22. Es beginnt oben mit dem undifferenzierten Urzustand, dem sogenannten Wuji 無極, und dem Taiji 太極, der Einheit der Gegensätze von Yin und Yang. Die polaren Kräfte von Yin und Yang werden in Form einer durchgehenden Linie (Yang)

1.6 · Philosophische Konzepte

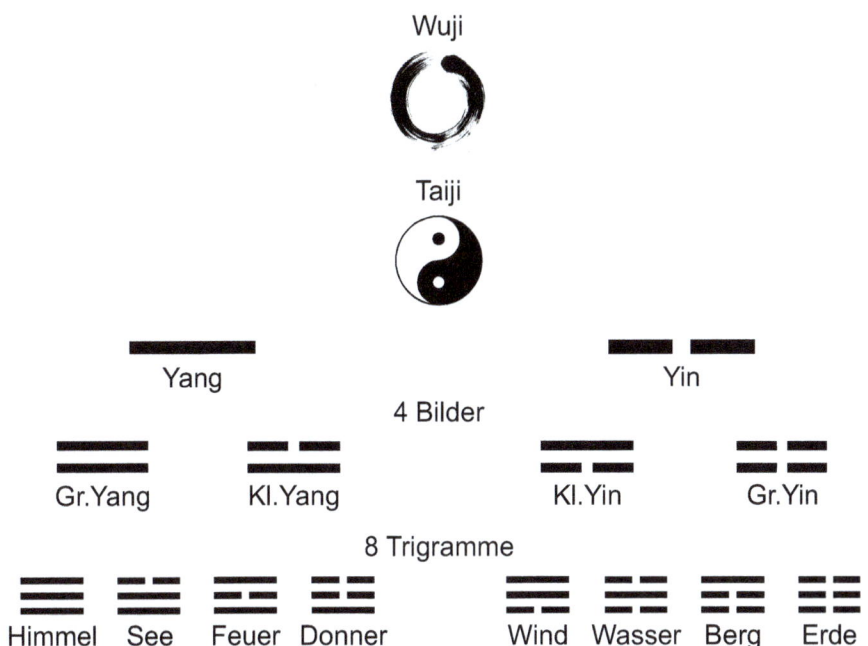

◼ **Abb. 1.22** Vom Wuji zu den Acht Trigrammen

und einer unterbrochenen Linie (Yin) grafisch dargestellt. Durch Kombination von jeweils zwei Yin- oder Yang-Linien entstehen die vier Bilder (Si Xiang) (siehe „Die vier Bilder" ▸ Abschn. 1.6.4). Ein erneutes Hinzufügen einer Yin- oder Yang-Linie bringt die nächste Stufe hervor: die Acht Trigramme (Ba Gua 八卦).

Aus der möglichen Kombination der Acht Trigramme untereinander entstehen die 64 Hexagramme des Yijing 易經 (I Ging). Bekannt wurde das Yijing vor allem als Weisheitsbuch, das zur Entscheidungshilfe bei wichtigen Fragen herangezogen wurde. Darüber hinaus ist es ein faszinierendes Studienobjekt und gibt Einblick in ein Weltbild, in dem der Wandel die einzige Konstante ist.

1.6.3 Das Konzept Himmel – Erde – Mensch (San Cai)

Neben der grundlegenden Erklärung aller Erscheinungen (und somit auch der Übungsprinzipien im Qigong) durch die Polaritäten von Yin und Yang, gibt es ein weiteres wichtiges Konzept, das unsere Übungspraxis bestimmt. Es handelt sich um die in der daoistischen Philosophie wurzelnde Vorstellung, dass der Mensch zwischen den beiden grundlegenden Kräften Himmel (Yang) und Erde (Yin) steht und diese als Mikrokosmos repräsentiert. Der Mensch befindet sich an der Schnittstelle der Energie des Himmels und der Erde. Es ist seine Aufgabe, möglichst im Einklang mit diesen Naturkräften zu leben und zu handeln. Je besser es dem Menschen gelingt, sich in die natürliche Ordnung einzufügen, umso müheloser wird sein Tun und umso näher kommt er dem Dao.

Gleichzeitig kann auch im Menschen selbst wiederum eine Dreiteilung gesehen werden, wie z. B. in der Idee des Dreifachen Erwärmers (d. h. der drei Körperräume Brustkorb, Oberbauch, Unterbauch) oder auch der drei Dantian und der damit verbundenen Drei Schätze.

Beim Üben von Qigong kann San Cai (三彩), die Dreiheit Himmel – Erde – Mensch u. a. darin gesehen werden, dass wir uns gut in der Erde verwurzeln, unsere Wirbelsäule in der Himmel-Erd-Achse ausrichten und unseren Scheitelpunkt (Baihui) mit dem Himmel verbinden. Wir arbeiten mit den vorhandenen Kräften (z. B. mit der Schwerkraft) und nicht gegen sie.

In einigen Übungen, wie etwa in den in diesem Buch beschriebenen Standübungen, orientieren wir uns bewusst zum Himmel bzw. zur Erde. Wir treten in Austausch mit diesen Grundkräften, um uns dann in unsere eigene Mitte zu konzentrieren und das aufgenommene Qi dort zu speichern.

1.6.4 Die vier Bilder (Si Xiang)

Wenn wir in der Taiji-Grafik, besser bekannt als Yin-Yang-Symbol, eine Differenzierung zwischen oben und unten und links und rechts vornehmen, erhalten wir statt zwei (Yin und Yang) insgesamt vier Stufen oder vier Bilder (Si Xiang 四象):
- Das große oder alte Yin (Tai Yin)
- Das kleine oder junge Yang (Shao Yang)
- Das große oder alte Yang (Tai Yang)
- Das kleine oder junge Yin (Shao Yin)

Mit den vier Stufen bzw. Bildern aus ◘ Abb. 1.23 bekommen wir die Möglichkeit, Prozesse bzw. Bewegungsabläufe in vier Phasen zu gliedern und die unterschiedlichen Qualitäten zu beschreiben. In dieser Betrachtung erkennt man die Entwicklung und die Dynamik von Abläufen.

Wir können das am Beispiel einer kreisenden Armbewegung analysieren. Sie beginnt im großen Yin an der tiefsten Stelle. Die erste Phase des Aufsteigens entspricht dem jungen Yang. An der höchsten Stelle ist die Yang-Phase im großen Yang vollendet. Mit dem Sinken beginnt die Phase des kleinen Yin, und wenn der Arm seine Ausgangsposition erreicht, kehrt die Bewegung wieder zum großen Yin zurück.

Hier bildet sich auch die Kontinuität der Bewegung ab, die Übergänge von einer Phase zur nächsten sind fließend.

Die vier Bilder können auch mit den Wandlungsphasen verknüpft werden.
- Großes Yin: Wasser
- Kleines Yang: Holz
- Großes Yang: Feuer
- Kleines Yin: Metall
- Zentrum: Erde (repräsentiert die Mitte)

1.6 · Philosophische Konzepte

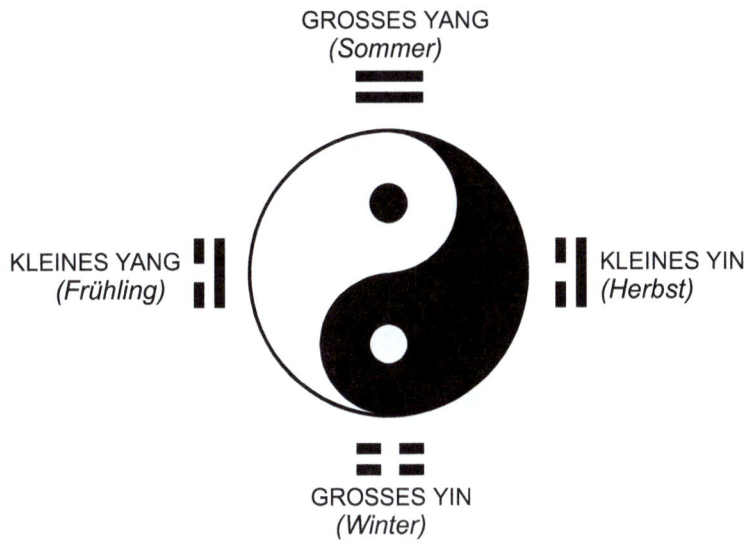

 Abb. 1.23 Die vier Bilder – Si Xiang

1.6.5 Die Fünf Wandlungsphasen

Die Fünf Wandlungsphasen (Wuxing 五行), auch Fünf Elemente genannt, sind Holz, Feuer, Erde, Metall und Wasser. Wu bedeutet „fünf", Xing steht für „gehen" oder „reisen" und deutet auf eine gemeinsame Bewegung oder Interaktion hin. Dieses Konzept entstand aus genauer Naturbeobachtung und symbolisiert fünf verschiedene Phasen und Qualitäten von Naturphänomenen. Es wird in der Traditionellen Chinesischen Medizin, im Feng Shui, in der chinesischen Ernährungslehre (5-Elemente-Ernährung) und im Qigong angewendet, ebenso in zahlreichen modernen Methoden, die sich auf die chinesische Weltanschauung beziehen. Die Lehre der Fünf Wandlungsphasen bildet neben der Lehre von Yin und Yang die Basis des traditionellen chinesischen Denkens.

Die Fünf Wandlungsphasen werden als Entwicklungsphasen von Yin und Yang dargestellt (Tab. 1.4).

 Tab. 1.4 Verbindungen der Fünf Wandlungsphasen mit dem Yin/Yang-Konzept

Wandlungsphase	Holz	Feuer	Erde	Metall	Wasser
Entwicklungsphasen	Junges Yang	Altes Yang	Yin/Yang, Gleichgewicht, Zentrum	Junges Yin	Altes Yin
Aktivität	Wachstum	Expansion	Ausgleich	Reduktion	Kontraktion
Bewegung	Nach oben	Nach außen	Zentrum	Nach unten	Nach innen

Diese fünf Entwicklungsphasen zeigen sich auch im Qigong: Die Erde als Zentrum einer Bewegung koordiniert die aufsteigende, ausdehnende, absteigende und zusammenziehende Bewegung von Holz, Feuer, Metall und Wasser. Anderseits wird durch die harmonisch aufsteigende und absteigende Bewegung sowie eine ausdehnende und zusammenziehende (speichernde) Bewegung die Erde als Zentrum deutlich wahrnehmbar.

Die Darstellung der Fünf Wandlungsphasen mit der Erde in der Mitte – als „Kosmologische Sequenz" bezeichnet – verdeutlicht die Beziehung zwischen Wasser und Feuer.

Die Nieren, die dem Wasser zugeordnet sind, sind die Basis des Lebens. Sie sind die Wurzel von Yin und Yang (Vorgeburtliches Qi) und bilden das Fundament für alle anderen Wandlungsphasen und Organe. Die Nieren speichern auch die Essenz Jing, die die Basis für Qi und Shen ist. Milz und Magen, die der Erde zugeordnet sind, stehen in der Mitte – Abb. 1.24.

Li Dong Yuan (Li Gao) gründete in der Song-Dynastie (960–1280 n. Chr.) die Schule zur Stärkung der Mitte. Die Wandlungsphase Erde wurde als die Wurzel der erworbenen Konstitution (Nachgeburtliches Qi) bezeichnet. Eine Stärkung der Erde stärkt indirekt auch alle anderen Wandlungsphasen und Organe.

Das Herz wird dem Feuer zugeordnet. Es beherbergt den Geist Shen und hat eine direkte Beziehung zu den Nieren. Diese Beziehung drückt sich auf der vertikalen Körperachse aus und spiegelt das grundlegende Gleichgewicht zwischen Yin und Yang wider.

Die vertikale Achse und die Beziehung zwischen Wasser-Erde-Feuer kann auch als Symbol für Jing (Essenz) – Qi – Shen (Geist) verstanden werden. Die

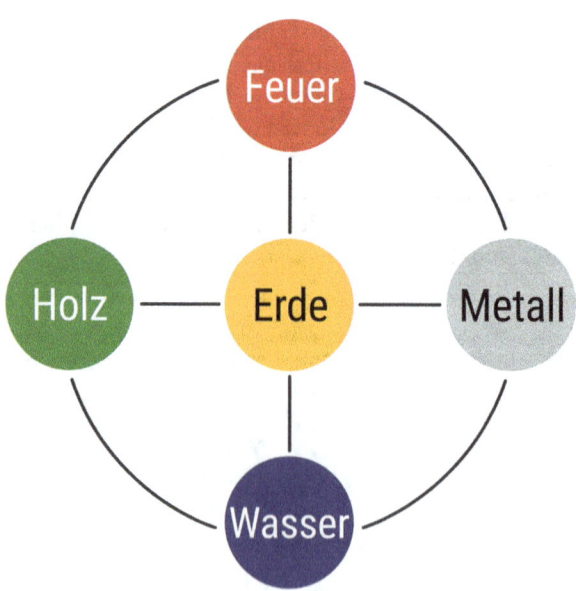

Abb. 1.24 Die Wandlungsphasen mit der Erde in der Mitte

1.6 · Philosophische Konzepte

Nieren speichern die Essenz, Magen und Milz sind beteiligt am Aufbau von Qi und das Herz beherbergt Shen. Zwischen ihnen herrscht ein dynamisches Fließgleichgewicht: Ist die Essenz stark, wird auch der Geist ausreichend genährt. Ist ausreichend Qi vorhanden und kann es geschmeidig fließen, stärken sich Geist und Essenz gegenseitig. Ein klarer und ruhiger Geist fördert die Harmonie von Qi und Essenz.

Alle Abläufe und Eigenschaften im Makrokosmos wie im Mikrokosmos können den Fünf Wandlungsphasen zugeordnet werden. Der Mensch als Teil der Natur ist eingebunden in den kosmischen Rhythmus des Werdens und Vergehens.

Die Zuordnungen zu den jeweiligen Wandlungsphasen lassen Zusammenhänge wie in ◘ Tab. 1.5 aufgelistet entstehen.

◘ Tab. 1.5 Wesentliche Zuordnungen zu den Fünf Wandlungsphasen

Wandlungsphase	Holz	Feuer	Erde	Metall	Wasser
Himmelsrichtung	Osten	Süden	Mitte	Westen	Norden
Jahreszeit	Frühling	Sommer	Alle Übergangszeiten	Herbst	Winter
Tageszeit	Morgen	Mittag	Übergang	Späterer Nachmittag	Nacht
Lebensabschnitte	Geburt, Kindheit	Lehrzeit	Berufszeit	Rente	Alter, Tod
Organe	Leber, Gallenblase	Herz, Herzbeutel, 3 Erwärmer, Dünndarm	Milz, Magen	Lunge, Dickdarm	Nieren, Blase
Sinnesorgan	Augen	Zunge	Lippen	Nase	Ohren
Stimmliche Äußerung	Schreien	Lachen	Singen	Weinen	Stöhnen
Körperschicht	Muskeln, Sehnen	Arterien, Blutgefäße	Fleisch, Gewebe	Haut, Körperhaare	Knochen, Mark, Nerven
Klima	Wind	Hitze	Feuchtigkeit	Trockenheit	Kälte
Neg. Emotion	Zorn	Begierde	Grübeln	Trauer	Angst
Positive Eigenschaften	Kreativität	Freude, geistige Klarheit	Hilfsbereit, konzentriert, fürsorglich	Gerecht, ehrlich, strukturiert	Furchtlos, willensstark
Geschmack	Sauer	Bitter	Süß	Scharf	Salzig
Farbe	Grün	Rot	Gelb	Weiß, Silber	Blau
Geistige Komponente	Hun	Shen	Yi	Po	Zhi
Schädigung durch	Zuviel Laufen	Zuviel Lesen	Zuviel Denken	Zuviel Liegen	Zuviel Stehen

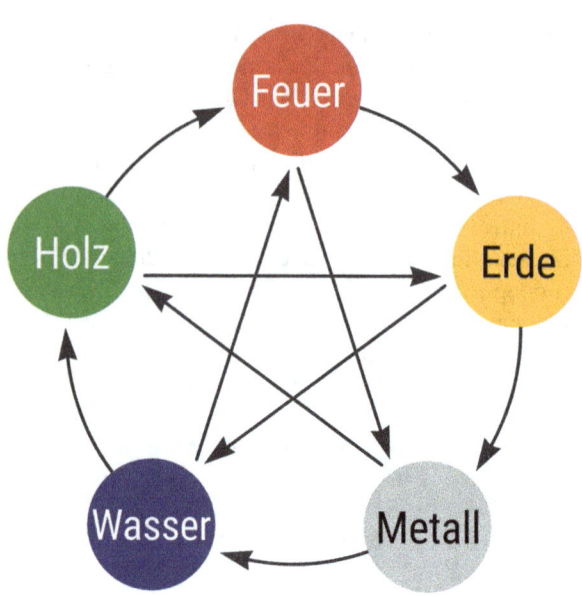

Abb. 1.25 Interaktion der Fünf Wandlungsphasen

Es ergeben sich, neben den horizontalen, auch vertikale Zusammenhänge. Organe, Körperschichten, Sinnesorgane, Emotionen, Eigenschaften, Jahreszeiten und Himmelsrichtungen haben eine enge Verbindung und stehen in Resonanz. Auf den ersten Blick mag dies ungewöhnlich erscheinen, es hat sich aber in der Praxis bestätigt. Ganzheitliche Zusammenhänge lassen sich damit erklären. Im Qigong können die Wirkzusammenhänge der Fünf Wandlungsphasen erfahren werden. Übungen können in Bezug auf ihre Wirkungen im Sinne der Fünf Wandlungsphasen ausgewählt werden.

Die Darstellung der Fünf Wandlungsphasen in Kreisform ermöglicht, weitere Wechselbeziehungen untereinander herzustellen, siehe Abb. 1.25. Die Erde steht dabei zwischen Feuer und Metall, am Übergang von Yang zu Yin. Die Grafik zeigt, wie sich die einzelnen Phasen gegenseitig hervorbringen, sich unterstützen und kontrollieren und voneinander abhängig sind. So wird ein dynamisches Gleichgewicht aufrechterhalten. Jede Phase steht in Abhängigkeit vom Gesamtgeschehen.

Konkret werden folgende Wechselbeziehungen unterschieden:

1.6.5.1 Entstehungszyklus (Fütterungszyklus, Hervorbringungszyklus)

Innerhalb dieses Zyklus lässt jede Phase eine andere entstehen und wird selbst von einer anderen hervorgebracht. Die Beziehung untereinander kommt der Mutter-Kind-Beziehung gleich. Die Mutter nährt das Kind, das selbst zur Mutter wird, wie in Abb. 1.26a gezeigt. So nährt z. B. Wasser das Holz, welches wiederum das Feuer nährt, usw.

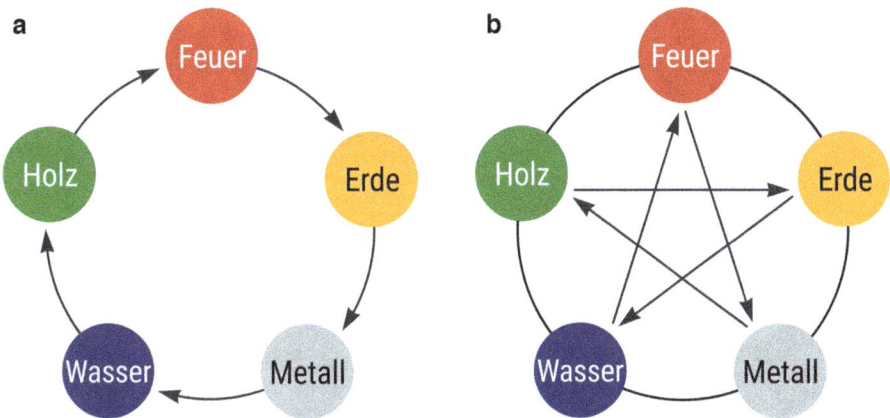

Abb. 1.26 a Entstehungszyklus b Kontrollzyklus

Disharmonie entsteht, wenn entweder die Mutter das Kind nicht ausreichend nähren kann oder das Kind von der Mutter zu viel absaugt – dies wird als Erschöpfungszyklus bezeichnet und stellt die umgekehrte Wirkrichtung des Entstehungszyklus dar.

1.6.5.2 Kontrollzyklus

Der Kontrollzyklus gewährleistet, dass innerhalb des Entstehungszyklus eine Phase nicht ins Unermessliche wachsen und dadurch ein Ungleichgewicht entstehen kann. Im positiven Sinne kontrolliert (unterstützt) eine Phase die übernächste und wird selbst von einer anderen kontrolliert. Wie in ◘ Abb. 1.26b dargestellt, kontrolliert z. B. Holz die Erde und wird selbst vom Metall kontrolliert. Die Beziehung untereinander kommt der Kind-Großeltern-Beziehung gleich.

Disharmonien entstehen, wenn eine Phase eine zu starke Kontrolle ausübt (Kontrollzyklus der Überwindung) oder wenn die Phase, die kontrolliert werden soll, selbst zum Kontrolleur wird (Verletzungszyklus, Kontrollzyklus der Überwältigung).

Literatur

Kaptchuk T (1993) Das große Buch der chinesischen Medizin. O.W. Barth, Wien
Maciocia G ▸ https://giovanni-maciocia.com/shen-and-hun-psyche-in-chinese-medicine/ zugegriffen: 26.6.2025, 11:07
Olson S (2003) The Jade Emperor's Mind Seal Classic: the Taoist guide to health, longevity and imortality. Inner Traditions, Rochester, S. 123:47
Panhofer P (2024) Prävention und Therapie viraler Epidemien: Immunsystem stärken mit der evidenzbasierten Integrativen Medizin. Springer, Berlin
Pregadio F (Hrsg) (2008) The Encyclopedia of Taoism. Routledge, Abingdon, S 562–565
Simon R (2009) Daodejing: Das Buch vom Weg und seiner Wirkung. Reclam Bibliothek, Dietzingen
Unverzagt C (2019) Klassische Schriften des Taijiquan, BoD, Nordstedt, S. 16
Ullenbrook J (1995) Tao-te-king: das Buch vom rechten Weg und von der rechten Gesinnung. Ullstein, Frankfurt, S. 133:207
Wilhelm R (1998) Tao-te-king: das Buch vom Sinn und Leben., Diederichs, München, S. 121

Grundlegende Qigong-Prinzipien

Inhaltsverzeichnis

2.1 Ganzheitlichkeit – 47
2.1.1 Ganzheitlichkeit und ihre Umsetzung – 47
2.1.2 Ganzheitlichkeit der Bewegung – 48
2.1.3 Die Einheit von Körper, Seele und Geist – 48
2.1.4 Die Sechs Harmonien – 49

2.2 Die Regulationen im Qigong – 49
2.2.1 Die Regulation des Körpers (Tiao Shen) – 50
2.2.2 Die Regulation des Atems (Tiao Xi) – 52
2.2.3 Die Regulation des Herz-Geistes (Tiao Xin) – 52
2.2.4 Der Einsatz von Yi – 53
2.2.5 Qi in den Regulationen – 53

2.3 Körperhaltung und Bewegung – 53
2.3.1 Erdung und Aufrichtung – 54
2.3.2 Die Mitte – 58
2.3.3 Fülle und Leere – 61
2.3.4 Öffnen und Schließen als Grundprinzip – 61
2.3.5 Gelenke im Qigong – 65
2.3.6 Faszien im Qigong – 68
2.3.7 Die Füße im Qigong – 69
2.3.8 Das Becken stabilisieren – 71
2.3.9 Den Schritt runden, das Kua entspannen – 72
2.3.10 Die Hände im Qigong – 73
2.3.11 Die Arme im Qigong – 74
2.3.12 Der Blick im Qigong – 75
2.3.13 Zungenspitze im Qigong – 75

© Der/die Autor(en), exklusiv lizenziert an Springer-Verlag GmbH, DE, ein Teil von Springer Nature 2026
A. Fischwenger et al., *Der Weg des Qigong*,
https://doi.org/10.1007/978-3-662-71263-4_2

2.4	**Atmung – 76**	
2.4.1	Den Atem bewusst wahrnehmen – 76	
2.4.2	Die Atmung im Qigong – 77	
2.4.3	Atemfrequenz und -volumen – 78	
2.4.4	Nasenatmung – 79	
2.4.5	Bauch-Flanken-Brust-Atmung – 79	
2.4.6	Weitere Atemmethoden im Qigong – 87	
2.4.7	Die Lunge aus dem Blickwinkel der Traditionellen Chinesischen Medizin (TCM) – 91	
2.5	**Die geistige Ausrichtung im Qigong – 92**	
2.5.1	Selbstwahrnehmung – 92	
2.5.2	Entspannte Aufmerksamkeit – 94	
2.6	**Qi in den Übungen – 95**	
2.6.1	Schwerpunkte der Arbeit mit Qi – 95	
	Literatur – 100	

Der Kunst des Qigong liegen bestimmte Prinzipien zugrunde, die in jeder gut ausgeführten Übung Beachtung finden sollten. Die aus unserer Sicht wesentlichen Aspekte stellen wir in den folgenden Abschnitten vor. Ohne einen Anspruch auf Vollständigkeit erheben zu wollen, dienen diese Grundlagen am Anfang als Leitlinie für ein wirkungsvolles Üben; Fortgeschrittene profitieren vom Wahrnehmen und Hinterfragen: Bewege ich mich wirklich als Einheit? Fühle ich mich wohl? Bin ich gut mit Erde und Himmel in Verbindung, also unten stabil, oben leicht und entspannt? Fließt mein Atem langsam und ruhig? Können sich Spannungen in Körper und Geist lösen, wenn ich eine bestimmte Übung mache? Kommt die Bewegung aus der Körpermitte?

Auf diesem Weg verbessert sich unsere Sensibilität für die Geschehnisse in unserem Organismus und unser Gefühl für Qi. Die vorgestellten Grundlagen können jede Qigong-Übung mit Tiefe und Lebendigkeit füllen.

2.1 Ganzheitlichkeit

Im ersten Teil des Buches haben wir mehrere ganzheitliche Konzepte vorgestellt. Die drei Schätze San Bao sehen eine Verbindung zwischen Jing, Qi und Shen. Die Fünf Wandlungsphasen (Wuxing) stellen Beziehungen und Verbindungen zwischen Organfunktionskreisen im gesamten Körper her. Die Idee von Yin & Yang bindet den Menschen in ein gesamtes kosmologisches Gefüge ein, ebenso das Konzept von Himmel – Erde – Mensch San Cai.

Im Folgenden stellen wir Herangehensweisen aus der Praxis des Qigong vor, welche diesen ganzheitlichen Zugang widerspiegeln.

2.1.1 Ganzheitlichkeit und ihre Umsetzung

Eine wesentliche Grundlage der asiatischen Weltsicht und somit auch des Qigong ist es, den Menschen in seiner Gesamtheit zu betrachten. Die Verbindung von Körper, Atmung, Qi, Geist, Gedanken und Gefühlen steht im Mittelpunkt der drei Regulationen.

Die wachsende Fähigkeit, diese Verbindung in den Übungen zu spüren und umzusetzen zeigen sich in der gesamten Körperhaltung, im Gesichtsausdruck und im Blick. Der ständige Gedankenfluss verebbt, die Ruhe des Geistes stellt sich ein, eine unmittelbare Präsenz im Hier und Jetzt ist die Folge.

Jede Qigong-Übung sollte diese Prinzipien berücksichtigen – umgekehrt führt die Berücksichtigung dieser Prinzipien dazu, dass aus einer Körper- oder Atemübung eine ganzheitliche Qigong-Übung wird, die den Menschen in seiner Gesamtheit unterstützt.

Eine langfristige, praktische Auseinandersetzung mit den in diesem Kapitel vorgestellten Qigong-Grundlagen führt zu einem immer tiefer werdenden Verständnis von Qi und der Fähigkeit, Qi im Alltag und in den Übungen zu aktivieren.

2.1.2 Ganzheitlichkeit der Bewegung

Bewegt sich ein Teil des Körpers, bewegen sich alle.

Im Qigong bewegen sich in der Regel einzelne Körperteile nicht losgelöst voneinander. Vielmehr sind es Bewegungen, die – ausgehend vom Zentrum – den ganzen Körper erfassen. Die Mitte fungiert als Impulsgeberin für koordinierte Körperbewegungen. Das Bewegungsprinzip Öffnen und Schließen beschreibt den Grundrhythmus vieler Qigong-Übungen und bringt uns die Idee einer Ganzkörperbewegung näher – in Verbindung mit Atmung und Qi-Aktivierung.

Dadurch wirken wir immer auf den gesamten Organismus ein, auch wenn eventuell einzelne Bereiche besondere Beachtung finden. Durch die Ganzheitlichkeit der Bewegung kann der Gesamtfluss des Qi positiv beeinflusst und Blockaden an unterschiedlichen Stellen gelöst werden.

Beim Üben achten wir darauf, dass Bewegungsimpulse durch den Körper durchfließen können. Bei Übungen ohne Bewegung setzen wir alle Körperbereiche über innere Verbindungen miteinander in Beziehung.

2.1.2.1 Ganzheitliche Bewegung und Atmung

Die Verbindung einer zentralen Körperbewegung in der Wirbelsäule mit der Atmung ist Grundlage der meisten Qigong-Übungen. Aus dieser Grundschwingung entwickeln sich viele verschiedene Übungen. Ohne diese innere Grundschwingung bleibt die Bewegung oberflächlich und kraftlos.

Mithilfe dieser Schwingung entstehen Yin-Phasen und Yang-Phasen einer Übung. Die unterschiedlichen Qualitäten in den aufeinander folgenden Phasen einer Übung harmonisieren und stärken den Fluss des Qi im Organismus.

Die bewusste Integration der Atmung unterstützt den Körper in seiner Gesamtbewegung. Das regelmäßige Ausdehnen und Zusammenziehen der Lungen rhythmisieren den gesamten Körper. Mithilfe verschiedener Atemmethoden und Betonung bestimmter Atemqualitäten lassen sich dabei unterschiedliche Wirkungen erzielen.

2.1.3 Die Einheit von Körper, Seele und Geist

Den Denktraditionen, aus denen sich das Qigong und auch die TCM entwickelt haben, ist die im Westen stark verwurzelte Trennung von Körper, Seele und Geist fremd. Vielmehr gehen diese Systeme von der Vorstellung aus, dass alles miteinander zusammenhängt und eng verwoben ist. So haben zum Beispiel die einzelnen, den Fünf Wandlungsphasen zugeordneten Organe (siehe ▶ Abschn. 1.6.5) jeweils eine geistige Komponente und die in ▶ Kap. 1 beschriebenen Konzepte von Yin und Yang, den Fünf Wandlungsphasen beziehungsweise von Himmel – Erde – Mensch machen deutlich, dass es keine getrennten Zustände oder Objekte gibt, sondern alles in Beziehung und im Wandel ist.

Für die Qigong-Praxis bedeutet das, dass die Übungen keine reinen Körperübungen sind, ja nicht einmal Körper-Atem-Übungen, sondern dass immer der ganze Mensch, mit seinen Emotionen, seinem Denken, seiner Aufmerksamkeit und seiner spirituellen Dimension gefordert und gefördert wird.

2.1.4 Die Sechs Harmonien

Die Sechs Harmonien (Liu He 六合) sind ein Konzept aus den inneren Kampfkünsten, das auch ins Qigong Eingang gefunden hat. Es betont die Einheit von Körper und Geist und besteht aus drei inneren und drei äußeren Harmonien bzw. Verbindungen.

- **Die drei äußeren Harmonien (Wai San He)**

Dies ist eine gute Trainingsmethode, um die Ganzheitlichkeit des Körpers in Ruhe und Bewegung zu erfahren. Durch eine gedankliche Verbindung der Gelenke untereinander wird ein Gefühl für die Einheit des Körpers erreicht. Dabei verbinden wir in der Vorstellung die Gelenke derselben Seite, zum Beispiel die linke Schulter und das linke Hüftgelenk, aber auch diagonal, beispielsweise die linke Schulter und das rechte Hüftgelenk. In weiterer Folge stellen wir eine Beziehung der Arm- und Beingelenke zum unteren Dantian und der Wirbelsäule her.
– Hüftgelenke und Schultergelenke verbinden:
  die innere Ebene
– Kniegelenke und Ellbogengelenke verbinden:
  die mittlere Ebene
– Fußgelenke und Handgelenke verbinden:
  die äußere Ebene

Beim Üben empfiehlt es sich, schrittweise vorzugehen. Also zunächst der Reihe nach, die einzelnen Ebenen miteinander in Beziehung setzen.

- **Die drei inneren Harmonien (Nei San He)**

Dies sind subtile Verbindungen, sie reifen durch eine beständige Übungspraxis heran. Dabei stellen wir eine harmonische Verbindung dieser Bereiche her:
– Der Herz-Geist Xin und die Intention Yi – Wunsch und Ziel
– Yi und Qi – Yi lenkt Qi
– Qi und Kraft (Li) – Qi bewegt und findet Ausdruck

2.2 Die Regulationen im Qigong

Unter Regulation versteht man ein kontinuierliches Anpassen und Einstimmen. Während es zu Beginn der Regulierung der bewussten Hinwendung bedarf, um zum Beispiel den Atem zu regulieren, so tritt der bewusste Anteil mit zunehmender Übungspraxis in den Hintergrund und die Regulation wird immer mehr zu einer unbewussten Handlung. Das folgende Zitat unterstreicht diesen immer subtiler werdenden Vorgang der Regulation:

> *Am Anfang ist dein Geist darauf konzentriert, das Regulieren bewusst zu steuern, daher ist es noch nicht natürlich und reibungslos. Später wird es zum Regulieren ohne zu regulieren* (Yang 2006, S. 119).

Die Regulationen (調 Tiao) umfassen drei Aspekte:
– Körper
– Atmung
– Xin (Herz-Geist)

Manche Schulen sprechen von Fünf Regulationen (Wu Tiao) und erweitern die drei Regulationen um zwei weitere:
– Qi
– Shen

Alle genannten Aspekte sind im Sinne der ganzheitlichen Herangehensweise miteinander verwoben. Wenn z. B. der Körper sehr verspannt ist, kann auch die Atmung nicht reguliert werden. Diese Zusammenhänge sollen uns bewusst sein, wenn wir mit der Regulation einzelner Bereiche beginnen. Die Beschäftigung mit den Regulationen soll uns die Interaktion der genannten Aspekte bewusst machen, unsere Achtsamkeit schulen und an ganzheitliches Wahrnehmen heranführen.

> *In allen östlichen Weisheitstraditionen wird die Meisterschaft darin gesehen, dass da niemand mehr ist, der kontrolliert oder irgendetwas will. Der Meister verschwindet als Akteur. Er wird zum Atmen, zum Tanz der Körperübung, sei es Schwertkampf, Kung Fu, Bogenschießen oder Tuschmalerei. Alles geschieht von selbst – in einem stetigen Fluss, wie Musik* (Salvesen 2020, S. 20).

2.2.1 Die Regulation des Körpers (Tiao Shen)

Die Balance in sich zu finden, ist ein lebenslanger Prozess. Durch die kontinuierliche Praxis vertiefen wir unser Verständnis und unser Gefühl dafür. Spannung und Entspannung finden ein natürliches Gleichgewicht. Als natürliche Folge wird der Qi-Fluss im Organismus angeregt und harmonisiert. Unsere Selbstwahrnehmung verbessert sich.

Wenn wir eine neue Übung erlernen, sind wir zunächst damit beschäftigt, die Koordination von Arm- und Beinbewegungen bzw. Positionen zu erlernen. Wir passen die Übung an unsere momentanen Fähigkeiten an. Durch Wiederholung wird der Bewegungsablauf vertrauter. Im nächsten Schritt können wir uns hin und wieder selbst beobachten und uns fragen, ob die Schultern, der untere Rücken oder die Beine angespannter sind als nötig. Dieses Wahrnehmen und Anpassen ist wichtig für die eigene Weiterentwicklung. Das Körpergefühl bei ein- und derselben Übung wandelt sich im Laufe der Jahre. Fortschritte sind oftmals sprunghaft. Ein wichtiger Hinweis im richtigen Moment kann unser Körperempfinden grundlegend verändern und die Wirksamkeit von Übungen nachhaltig verbessern. Erfahrene Lehrende können wertvolles Feedback geben. Sie helfen uns, blinde Flecken zu erkennen, Schwächen in der Struktur zu wandeln und stoßen neue Türen für uns auf.

Die verschiedenen, für die Regulation des Körpers wichtigen Hinweise sind im ▶ Abschn. 2.3. ausführlich dargestellt.

Die Regulierung des Körpers betrifft sowohl bewegte als auch stille Übungen.

2.2.1.1 Stille Übungen

> *Strebe nach Ruhe, aber durch das Gleichgewicht, nicht durch den Stillstand deiner Tätigkeit.*
> (Friedrich Schiller)

Das Ziel ist die optimale Ausrichtung der Knochenstruktur und der großen Gelenke übereinander, der Abbau übermäßiger Spannung sowie freie Gelenke. Ein sicherer Stand und eine gute Verwurzelung stellen einen guten Bezug nach unten zur Erde (Yin) her. Eine leichte und mühelose Aufrichtung schafft einen feinen Bezug nach oben zum Himmel (Yang).

Wir finden die Balance zwischen oben und unten, vorne und hinten sowie zwischen linker und rechter Seite.

Übung zur Ausrichtung in der Schwerkraft

Hier eine Übung zur Ausrichtung in der Schwerkraft. Sie kann als Einstimmung für die Übungen des Stillen Qigong im Stehen oder für bewegte Übungen dienen.

Stelle dich in die Grundstellung. Verlagere dein Gewicht abwechselnd stärker aufs linke und rechte Bein und spüre den Unterschied in deinen Füßen, Beinen und weiter hinauf bis zum Kopf. Verringere dann langsam den Gewichtswechsel bis du in einer Position zum Stehen kommst, in der beide Beine gleich viel Gewicht tragen. Verlagere nun dein Gewicht abwechselnd auf die Innenkanten und auf die Außenkanten der Füße. Spüre, wie sich die Struktur deiner Beine, deine Beinachsen verändern. Suche hier eine Position, wo das Gewicht gleichmäßig zwischen innen und außen verteilt ist. Danach verlagere das Gewicht nach vorne zu den Fußballen und nach hinten zu den Fersen. Spüre auch hier die unterschiedlichen Spannungszustände vorne und hinten. Lass wieder die Ausschläge kleiner werden, bis du in einer Position landest, in der sich sowohl deine Körpervorderseite als auch die Rückseite entspannt anfühlen.

2.2.1.2 Bewegte Übungen

Bewegungen werden zumeist ohne Unterbrechung im Bewegungsfluss und mit Leichtigkeit ausgeführt. Durch den steten Wechsel von Spannung und Entspannung entsteht Dynamik und Anregung. Mit einer bewussten Differenzierung zwischen Yin- und Yang-Phasen der Bewegungsabläufe erhalten wir Klarheit über Ungleichgewichte, welche sich in Überbetonung oder Vernachlässigung der einen oder anderen Phase äußern können.

Stille und bewegte Übungen ergänzen einander.

Durch den zunehmend entspannten Zustand auf körperlicher und geistiger Ebene wird die Wahrnehmung – sowohl von uns selbst, wie von unserer Umgebung – verfeinert.

2.2.2 Die Regulation des Atems (Tiao Xi)

Ein ausgeglichener und energiespendender Atem ist von zentraler Bedeutung für die Gesundheit des Menschen. Faktoren, welche einen ausgeglichenen Atem beeinträchtigen, sind unter anderem Dauerstress, heftige oder langandauernde Emotionen und starke geistige oder körperliche Anspannung.

Durch Qigong können wir die fließende Atmung wiedererlernen. Über die Einatmung wird vitales Qi aufgenommen und über die Ausatmung verbrauchtes Qi abgegeben. Die Atmung trägt auch wesentlich zur Qi-Verteilung im Organismus bei.

Wir achten darauf, dass es im Körper zu vermehrter rhythmischer Bewegung im Einklang mit dem Atem kommt. In weiterer Folge schwingt der gesamte Organismus im Rhythmus der Ein- und Ausatmung.

Die Atmung soll – mit Ausnahme bestimmter Übungen – ohne Druck und Geräusche möglichst natürlich und ohne bewusste Unterbrechung von Aus- zu Einatmung und umgekehrt erfolgen. Die Qualität des Atems in Ruhe soll fein, leicht, tief und langsam sein.

Im Qigong bedienen wir uns verschiedener Atemmethoden, wie zum Beispiel der umgekehrten und der normalen Bauchatmung (siehe Abschn. 2.4).

2.2.3 Die Regulation des Herz-Geistes (Tiao Xin)

Es gibt keine einfache und direkte Übersetzung von Xin, es bedeutet sowohl „Herz" als auch „Verstand" oder „Geist", aber auch „Idee" oder „Gedanke".

Für die eigene Übungspraxis ist es von zentraler Bedeutung, vor Übungsbeginn soweit zur Ruhe zu kommen, dass störende Gedanken deutlich abnehmen und sich ein Zustand entspannter Aufmerksamkeit einstellt (siehe Abschn. 2.5.2).

Heftige Emotionen hindern uns verständlicherweise daran, diese innere Ruhe und geistige Entspannung zu erlangen.

In der Lehre der Fünf Wandlungsphasen werden fünf Emotionen aufgezählt, welche für die Schwächung der Organe verantwortlich sind:
- Anhaltender, unterdrückter Ärger schwächt die Leber.
- Übermäßige Stimulation und Begierde schwächen das Herz.
- Ständiges Grübeln schwächt die Milz.
- Anhaltende Trauer schwächt die Lunge.
- Ständige Angst schwächt die Nieren.

Wenn eine oder mehrere dieser Emotionen überhandnehmen, wird die persönliche Weiterentwicklung erschwert. Positive Gedanken und entspannte Aufmerksamkeit helfen dabei, störenden und negativen Gedanken und Emotionen weniger Raum zu geben, ohne sie zu unterdrücken. Der Wunsch, eine gesunde

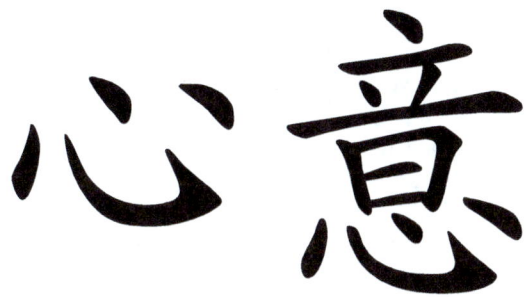

Abb. 2.1 Schriftzeichen für Xin und Yi

Lebensweise zu pflegen und die Gesundheit zu stärken, kann eine wichtige Motivation beim Üben von Qigong darstellen.

Auf diese Art lernt man im Lauf der Zeit den Herz-Geist Xin zu regulieren, den Fluss störender Gedanken zu minimieren und sich mit ungeteilter Aufmerksamkeit der Übung zu widmen. Durch beständiges Üben gelingt es im Laufe der Zeit eine entspannte, wache Aufmerksamkeit zu kultivieren. Diese brauchen wir, um Yi einsetzen zu können.

2.2.4 Der Einsatz von Yi

Im Qigong ist Yi, (siehe ▶ Abschn. 1.4.6) ein wesentlicher Bestandteil der Übung.

Yi lenkt Qi in bestimmte Richtungen, um die für die jeweilige Übung erwünschte Wirkung zu erzielen. Je nach Intention können mit ein und derselben Übung verschiedene Wirkungen erzielt werden.

Wenn sich eine gewisse Vertrautheit mit dem Bewegungsablauf eingestellt hat, hilft Yi dabei, sich auf die jeweilige Zielsetzung auszurichten und damit die Wirkung einer Übung deutlich zu erhöhen. Yi wirkt wie ein Wegweiser. Es bestimmt die Richtung, ohne den Ablauf und Details vorwegzunehmen. Yi ist dann am wirkungsvollsten, wenn es mit einer entspannten Offenheit einhergeht. Zu starke Konzentration erzeugt mehr Spannung und macht eng.

Yi mobilisiert das Qi, welches wiederum die Nerven, Muskulatur, Sehnen und Bänder stimuliert und Spannung oder Entspannung erzeugt, um gewünschte Effekte zu erreichen.

2.2.5 Qi in den Regulationen

Die Regulationen von Körper, Atmung und Xin in Verbindung mit der Intention ermöglichen es, Qi zu beeinflussen (**Abb. 2.1**).

2.3 Körperhaltung und Bewegung

Im vorigen Abschnitt haben wir beschrieben, wie wir Yi verwenden können, um Qi zu lenken. Damit Qi geführt werden kann, sind jedoch Körperhaltung und Bewegung ebenso entscheidend. Eine lockere Aufrichtung bei gleichzeitiger

Verwurzelung, ein gutes Gleichgewicht mit einer optimalen Ausrichtung in den Raumachsen und dem Einlassen auf die Schwerkraft sind genauso wie das harmonische Wechselspiel von Spannung und Entspannung wesentliche Voraussetzungen für eine gelungene Qigong-Übung.

Gemäß dem Grundsatz der stetigen Veränderung wechseln sich polare Zustände im Übungsverlauf ab beziehungsweise bestimmen jeweils unterschiedliche Bereiche: Fülle folgt auf Leere, Schließen auf Öffnen und umgekehrt.

Als Impulsgeber und Koordinator wirkt dabei die kraftvolle Mitte.

Unnötige Spannung wird gelöst, die Gelenke bekommen mehr Freiheit und werden schonend bewegt. Füße, Beine und Becken bilden eine stabile Struktur, während Schultern, Arme und Hände beweglich und flexibel agieren können.

Die Faszien spielen eine wichtige Rolle, da sie als verbindendes Netzwerk Spannungen und Bewegungen im Körper verteilen. Sie können elastische Kraft speichern und unterstützen die Bewegungskoordination.

So bauen wir – unabhängig von der aktuell ausgeführten Übung – schrittweise und immer wieder aufs Neue eine möglichst optimale Struktur auf. Im Folgenden werden wir die einzelnen Aspekte genauer betrachten, die Haltung und Bewegung beeinflussen.

2.3.1 Erdung und Aufrichtung

Qigong-Übungen im Stehen, Gehen oder Sitzen arbeiten mit einer lockeren, mühelosen Aufrichtung des Körpers. Wir nehmen bewusst Kontakt zur Erde auf und suchen die optimale Ausrichtung in der Schwerkraft, arbeiten mit ihr und nicht gegen sie. Wir achten darauf, dass wir „im Lot sind". Wie dies gelingen kann, wird im nächsten Abschnitt genauer beschrieben.

Eine zentrale Rolle bei der Aufrichtung spielt die Wirbelsäule, die uns stabilisiert und dabei doch beweglich bleibt. Die gelenkigen Verbindungen zwischen unseren Wirbelkörpern und damit auch die Bandscheiben bekommen Raum, Verkrümmungen und Anspannungen können sich lösen, wie du in ◘ Abb. 2.2c im Vergleich zu 2.2a und 2.2b erkennen kannst.

Ist unsere Wirbelsäule stabil und elastisch, so können wir uns auch harmonisch und mühelos bewegen, auch die peripheren Bereiche des Körpers werden geschmeidiger. Alle Gelenke restrukturieren sich und werden zueinander optimal ausgerichtet. In der Folge können beispielsweise Schulter-, Ellbogen- und Handgelenk bei einer Bewegung des Arms harmonisch miteinander agieren.

Entsprechend den traditionellen philosophischen Vorstellungen (▶ Abschn. 1.6) ist der Mensch aufgefordert, sich zwischen den polaren Kräften Himmel und Erde zu positionieren. Je besser uns das gelingt, umso freier können wir uns im Leben bewegen.

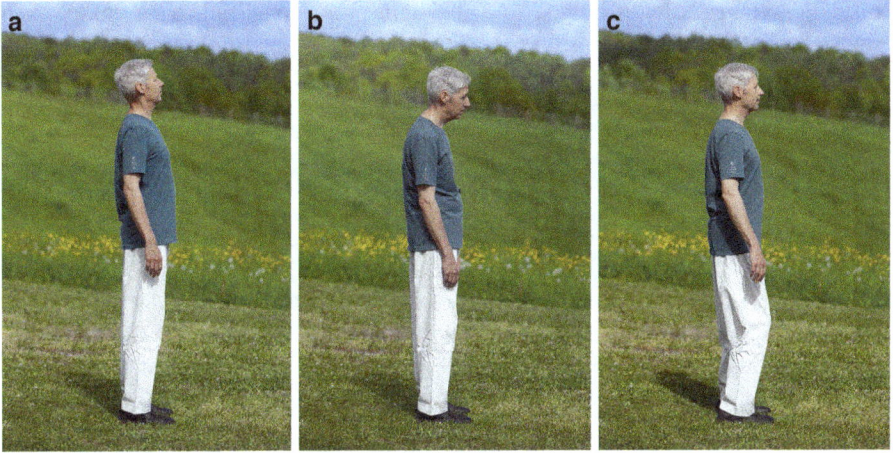

◘ **Abb. 2.2** **a** Überstreckte, **b** erschlaffte und **c** locker aufgerichtete Körperhaltung im Vergleich

2.3.1.1 Die Ausrichtung in drei Raumachsen, Koordination und Balance

> *Gibt es oben, so gibt es unten.*
> *Gibt es vorne, so gibt es hinten.*
> *Gibt es links, so gibt es rechts.*
> *Wenn die Idee (Yi) nach oben gerichtet ist, dann beinhaltet das (auch) eine Idee (Yi)*
> *nach unten*
> (Unverzagt 2019, S. 16).

■ **Oben und unten**

Die Kraft, die unser Leben auf der Erde besonders stark prägt, ist die Schwerkraft. Sie steht für den Yin-Aspekt. Lebewesen habe teils erstaunliche Fähigkeiten entwickelt, mit der Schwerkraft umzugehen und gegen die Schwerkraft wirkende „aufrichtende" Kräfte zu entwickeln. Diese stehen für den Yang-Aspekt.

Im Qigong richten wir uns zwischen Himmel und Erde aus und suchen die Harmonie von sinkenden und steigenden Kräften in uns.

Im Stehen nehmen die Füße unmittelbaren Kontakt zum Boden, zu Yin auf, im Sitzen ist es das Becken bzw. die Sitzhöcker. Wenn wir die Füße bzw. die Sitzhöcker nach unten „sinken" lassen, führt das zur Entspannung, sodass unsere Gelenke und unsere Wirbelsäule mehr Raum einnehmen können. Dies kann als aufrichtende, aufsteigende Kraft wahrgenommen werden. Dieser Kraft zu folgen, fühlt sich wie loslassen nach oben an.

Der höchste Bereich des Kopfes, in der Regel der Scheitelpunkt Baihui, nimmt nach oben zu Yang Kontakt auf. Oft wird im Qigong dafür folgendes Bild verwendet: Stell dir vor, du wärst am Scheitel an einem imaginären Faden aufgehängt. Als Ergebnis erhalten wir eine scheinbar mühelose Aufrichtung, die uns hilft, die Wirbelsäule zu längen und die Beine und den Rücken zu entspannen, was sich günstig auf den Qi-Fluss auswirkt.

> **Ergänzung**
>
> Eine Grundvoraussetzung für eine gute Körperstruktur sind intakte Fußgewölbe. Um dies zu erreichen, haben vier Areale des Fußes direkten Kontakt mit dem Boden: Ferse, Großzehenballen, Kleinzehenballen und Zehen (siehe ▶ Abschn. 2.3.7).
> Ist dieser Kontakt hergestellt, übernehmen die Fußgewölbe wieder die ihnen zugedachte Aufgabe, nämlich die optimale Übertragung des Körpergewichtes nach unten über eine relativ kleine Auflagefläche. Ungleichgewichte zwischen der Innen- und Außenseite des Fußes wirken sich ungünstig auf die Kniegelenke aus und schwächen die Stabilität.

- **Vorne und hinten**

Auch zwischen vorne und hinten soll die Körperstruktur im Gleichgewicht sein. Die Verteilung des Gewichts auf der Fußsohle zwischen Ballen und Ferse ist idealerweise so, dass keine Neigung des Körpers nach vorne oder hinten entsteht. Erfahrungsgemäß sollte die Schwerelinie am Fuß etwas vor der Ferse auftreffen. Das stellt auch sicher, dass das wichtige Qi-Zentrum Yongquan in guter Verbindung nach unten zu Yin, zum Qi der Erde steht.

In weitere Folge betrachten wir die darüber liegende Struktur und gleichen allfälliges Vorneigen des Kopfes oder eine Neigung des Oberkörpers nach hinten aus, um möglichst gut im Gleichgewicht zu stehen.

- **Links und rechts**

Viele Menschen stehen unbewusst vorwiegend auf einem Bein. Dadurch kommt es auf Dauer zu einem Ungleichgewicht im gesamten Körper, einige Muskelgruppen werden stärker beansprucht, andere dafür zu wenig.

Manchmal steht auch, ausgelöst durch wiederholte, einseitige Bewegung eine Schulter etwas höher als die andere. Weitere Formen der Disbalance zwischen linker und rechter Körperhälfte sind möglich.

Durch regelmäßiges Üben und Beachten der genannten Prinzipien können wir unsere Körperhaltung verbessern. Je ausgeglichener die Verteilung in den drei Raumachsen in uns ist, desto eher stellt sich ein Gefühl für die Mitte ein.

Eine gute Übung für die Ausrichtung des Körpers findest du unter ▶ Abschn. 2.2.1.

2.3.1.2 Das rechte Maß an Körperspannung

Im Qigong streben wir ein Maß an Körperspannung (Tonus) an, das geeignet ist, Bewegungsimpulse im gesamten Körper reibungslos zu übertragen. Diese Balance zwischen einem notwendigen Tonus und einer möglichst guten Entspannung gilt es stets aufs Neue zu finden und spiegelt das Streben nach einer Harmonie von Yin und Yang wider. Der Begriff „Wohlspannung" beschreibt ebenfalls diese Ausgeglichenheit.

Jeder Mensch hat andere körperliche Voraussetzungen und individuelle Prägungen. Grob kann man unterscheiden zwischen:
- Menschen mit generell geringem Muskeltonus (Yin-Typus)
- Menschen mit generell höherem Muskeltonus (Yang-Typus)

Es gibt keinen Idealtypus, vielmehr liegt die Herausforderung darin, sich die weniger ausgeprägten Seiten anzueignen: Bei zu geringem Tonus ist es entscheidend, Spannung aufzubauen, bei höherer Grundspannung liegt der Fokus auf der Entspannung. Die individuelle natürliche Veranlagung bleibt bestehen.

Auch im Alltag ist es wichtig, Bewegungen und Tätigkeiten in eine harmonische Balance von Spannung und Entspannung zu bringen und das richtige Maß an Kraftaufwand zu finden. So lässt sich das Verhältnis von Yin und Yang kontinuierlich überprüfen und optimieren.

Ein bekanntes Phänomen ist die unausgeglichene Spannungsverteilung in verschiedenen Körperbereichen: Ist ein Teil besonders verspannt, zeigen die Nachbarregionen oft zu geringe Körperspannung und umgekehrt: Wenn zum Beispiel die Körpermitte rund um die Hüftgelenke zu wenig trainiert ist, muss der untere Rücken zu viel Spannung aufbauen, um dies zu kompensieren.

Die regelmäßige Praxis der Ganzkörperübungen des Qigong hilft dabei, vorhandene Spannungsungleichgewichte auszugleichen.

> **Ergänzung**
>
> Fang Song (放松) ist eine wichtige Grundfertigkeit im Qigong und Taiji Quan, die uns ermöglicht, überflüssige Spannungen in Ruhe oder Bewegung zu lösen. „Fang" bedeutet „loslassen" oder „befreien", „Song" bedeutet „entspannen". Es beschreibt einen Prozess des aktiven Loslassens, der nichts mit Erschlaffung zu tun hat. Die Gelenke werden durchlässiger, Blockaden werden sanft gelöst, sodass Qi besser zirkulieren kann und die Beweglichkeit nimmt zu. Geschwächte Muskeln werden stärker beansprucht, dafür können sich chronisch verspannte Stellen lösen. Das Ergebnis ist ein Gefühl der Ausgeglichenheit sowie eine stabile, verwurzelte Struktur.
> Da Körper und Geist eine Einheit bilden, bewirkt ein Nachlassen der körperlichen Anspannung eine geistige Entspannung – und umgekehrt.
> Als Fang Song Gong werden Übungen bezeichnet, die den Fokus auf Loslassen und Entspannung legen.

2.3.1.3 Unten stabil – oben leicht

Die Bedeutung dieser einfachen und sehr hilfreichen Anweisung erschließt sich uns durch geduldiges Üben und Ausprobieren.

Viele Menschen nehmen bei sich Verspannungen im Schulter- und Nackenbereich wahr, leiden unter einem vollen Kopf und sind von Unruhe geplagt. Der Körper ist also oben zu voll.

Fehlt einem die Bodenhaftung, die Erdung und das Standvermögen, ist es unten zu leicht bzw. leer.

Ein wichtiges Ziel des Qigong ist der Ausgleich zwischen Yin und Yang. Wie können wir also gut geerdet sein und uns gleichzeitig mit Leichtigkeit bewegen?

Um das zu erreichen, passen wir die Körperhaltung so gut wir können an die Schwerkraft an. Wenn wir stabil stehen, mit dem Gefühl, von der Erde getragen zu sein, kann sich Anspannung leichter lösen. Das verleiht uns Leichtigkeit und drückt sich in guter Beweglichkeit, Durchlässigkeit und Wendigkeit aus. Wir dürfen anstrengende Muster erkennen und müssen sie nicht länger festhalten. Was oben zu viel war, darf nach unten sinken.

■ **Mach dazu eine Übung**

Stelle dich in die Grundstellung und richte dich in der Schwerkraft aus. In der Vorstellung darf alles Schwere, also auch Anspannung, sich lösen und nach unten sinken. Dadurch entsteht Raum und Leichtes kann aufsteigen. Wie ein Baum mit tiefen Wurzeln können wir Nährendes aus der Erde aufnehmen und in die Äste und Zweige leiten.

Wenn du in dir diesen Ausgleich spüren kannst, geh dazu über mit der Vorstellungskraft Qi in das untere Dantian sinken zu lassen.

Beim Ausgleich von Festigkeit und Leichtigkeit, von Fülle und Leere handelt es sich um ein dynamisches Konzept. Im Laufe der Übungspraxis wird der Anpassungsbedarf mit der Zeit geringer und der Ausgleich stellt sich natürlich ein.

2.3.2 Die Mitte

Ein oft genanntes Ziel im Qigong, der TCM und im Daoismus ist die Entwicklung einer „starken Mitte". Die Mitte wird dabei unterschiedlich interpretiert, je nachdem ob wir sie aus dem Blickwinkel der Bewegung, der Ernährung oder der Philosophie betrachten.

Im Qigong ist die „Mitte" einerseits eine körperliche Region, auf der anderen Seite aber auch eine geistige Ausrichtung und ein mentaler Zustand.

Eine starke Mitte versorgt uns mit Kraft und Vitalität, sie fördert unser körperliches Gleichgewicht; damit einher geht in einer ganzheitlichen Weltsicht ein seelisch-emotionales und geistiges Gleichgewicht: Ist die körperliche Mitte stark, so wird auch die emotionale Mitte – die innere Ausgeglichenheit und Zufriedenheit – zunehmen. Wir werden widerstandsfähiger, präsenter im Augenblick und sind nicht mehr so leicht aus der Fassung oder dem Gleichgewicht zu bringen.

> Die Mitte steht mit allem in Verbindung – das ist ihre Grundeigenschaft. Sie gleicht aus und vereint.

2.3.2.1 Die Mitte des Körpers

Körperlich ist mit Mitte zunächst ein Bereich gemeint, welcher großräumig das untere Dantian umgibt. Er inkludiert neben dem Becken die Hüftgelenke, die Lendenwirbelsäule sowie den Unterbauch. Andrerseits wird darunter auch die senkrechte, zentrale Körperachse verstanden.

Im Qigong ist die Mitte Ursprung jeder Bewegung, von hier aus werden alle Bewegungen koordiniert. Jede Bewegung soll sich von der Mitte bis zu den Extremitäten ausbreiten. Eine aus der Mitte geführte Bewegung kommt mit einem Minimum an körperlicher und geistiger Anspannung aus. So bleiben wir bei uns und in unserer Kraft.

Im Qigong ist diese Mitte keinesfalls statisch zu verstehen, sonders stets bewegt. Eine gut entwickelte Mitte ist anpassungsfähig in alle Richtungen. Sie gibt uns Stabilität, wenn uns innere oder äußere Faktoren wie Stress, Streit, Zeitdruck oder plötzliche Veränderungen im Leben aus dem Gleichgewicht zu bringen drohen.

Qigong-Übungen beginnen in einer zentrierten Grundposition. Wir richten uns in der Schwerkraft aus und unsere Aufmerksamkeit verweilt im unteren Dantian, der Mitte unseres Körpers.

Wir entwickeln durch Qigong die Fähigkeit, wieder in die Mitte zu kommen, wenn wir sie verloren haben – etwa durch besondere Belastungen oder durch Krankheit. Eine starke Mitte sorgt für rasche Regeneration und unterstützt Heilungsprozesse.

2.3.2.2 Die Mitte aus Sicht der TCM

Wenn die TCM von einer „starken Mitte" spricht, sind damit der Mittlere Erwärmer und ein gut funktionierendes Verdauungssystem gemeint. Eine starke Mitte hängt eng mit einer guten Resorptionsfähigkeit zusammen, also der optimalen Aufnahme und Verwertung der Nährstoffe durch Magen, Milz, Bauchspeicheldrüse, Leber, Gallenblase, Dünndarm und Dickdarm.

In der Lehre der Fünf Wandlungsphasen entspricht die Mitte der Wandlungsphase Erde. Das dazugehörige Organpaar ist die Milz und der Magen als Funktionskreis nach der TCM.

Diese Mitte stellt für den gesamten Organismus Qi, Blut und Körpersäfte über die Ernährung zur Verfügung. Sie bildet den nährenden und ruhenden Pol im Körper.

2.3.2.3 Die geistige Mitte

„In der Ruhe liegt die Kraft", sagt ein altes Sprichwort.

Wenn der Mensch in seiner Mitte ruht, ist der Geist klar, offen und entspannt. So können uns störende Einflüsse, negative Gedanken und Emotionen nicht gleich an unsere Grenze bringen und wir können gelassen bleiben. Damit bekommen wir ausreichend Distanz, um adäquat reagieren zu können. Ohne diesen Abstand fühlen wir uns rasch in die Enge gedrängt und werden hektisch, aggressiv (übersteigertes Yang) oder verfallen in einen apathischen Zustand (übersteigertes Yin).

In der heutigen Beschleunigungsgesellschaft sind Zeit, Raum und Muße für regenerierende Ruhe knapper denn je. Manchmal fällt es schwer, sich dem Alltagstrubel zu entziehen und Augenblicke der Stille zu genießen. Deshalb ist es wichtig, sich Orte zu suchen, an denen man dazu in der Lage ist. Diese Orte kann man im Außen – oftmals in der Natur – finden. Im Qigong aber finden wir diesen Platz der Ruhe auch in uns – in der Mitte des Körpers, im unteren Dantian, einem Ort von Ruhe und Kraft. Durch Qigong, Taiji Quan und in der Meditation lässt sich diese Ruhe erfahren und kultivieren. So finden wir unsere wahre Natur in uns.

Diese Erfahrung erweist sich im Alltag als äußerst hilfreich und macht uns widerstandsfähiger.

Franks Geschichte – Lampenfieber

Als ich zum ersten Mal eine Einladung zu einer Fernsehdiskussion erhielt, war die Freude zunächst groß. Doch bald kamen erste Zweifel auf und ich wurde unsicher. Was, wenn ich so nervös bin, dass ich keine guten Antworten geben kann und mich fehl am Platz fühle?

Schauen wir einige Jahre zurück. Als introvertierter Mensch liebte ich es, im Hintergrund zu stehen. Die Vorstellung, vor einer Gruppe mir unbekannter Menschen frei zu sprechen, löste großes Unbehagen in mir aus.

Mit Beginn meiner Unterrichtstätigkeit in Taiji Quan und Qigong änderte sich das allmählich. In dieser Zeit begann ich, meine Tätigkeit als Feng-Shui-Berater auch mit Vorträgen zu bewerben. Eines Tages kam eine Anfrage für einen Vortrag auf einer Veranstaltung mit 200 Gästen. Eine kleine Gruppe von zehn oder zwanzig Leuten – gut, aber zweihundert? Schon die Vorstellung machte mich nervös. Was tun gegen Lampenfieber und wackelige Knie?

Zu diesem Anlass habe ich ein kleines Ritual entwickelt. Um mich zu stärken suche ich einen ruhigen Ort auf, ziehe mich kurz zurück und mache ein paar Qigong-Übungen. Das beruhigt und entspannt mich, sodass ich mich anschließend geerdet und gelassen fühle und der größte Teil der Nervosität verflogen ist. Die Übungen, die seitdem in meinem „Qigong-Notfallset" enthalten sind, findest du alle im 3. Kapitel. Es sind unter anderem die aufnehmenden Übungen. Abschließend noch kurz die Hände auf das Dantian legen und mit einer tiefen Bauchatmung ausklingen lassen. Das gibt mir Vertrauen, jetzt bin ich bereit – es kann losgehen!

Zurück zum Beginn der Geschichte. Die Moderatorin des Live-Beitrages hatte mich bei meinem kleinen Ritual vor dem Studiogebäude beobachtet und mich in der Sendung direkt darauf angesprochen. So hatte ich Gelegenheit, zu erzählen, wie nützlich Qigong für mich ist und wie es mir hilft, in stressigen Situationen meine Mitte zu finden.

Wenn ich heute von meinen Erfahrungen berichte, möchte ich damit jene erreichen, die vor ähnlichen Problemen stehen und sie ermutigen. Dazu gebe ich meine Tipps weiter, wie sie sich selbst mit wenig Aufwand auf herausfordernde Situationen im Alltag vorbereiten können.

Ich bin ein introvertierter Mensch geblieben, aber die intensive Beschäftigung mit Qigong und Taiji Quan hat mir viel Sicherheit und Vertrauen geschenkt. Mein kleines Ritual brauche ich nur noch ganz selten.

2.3.3 Fülle und Leere

Fülle und Leere sind Begriffe, die einerseits im Taiji Quan, andererseits in der TCM in unterschiedlichem Kontext verwendet werden. Im Hintergrund steht dabei jeweils die Polarität von Yang und Yin (siehe ▶ Abschn. 1.6.2). Hier beziehen wir uns auf die Bedeutung der Begriffe im Taiji Quan und meinen mit Fülle einen Zustand von Spannung, Festigkeit, Gewichtsbelastung (Schwere), Stabilität. Leere hingegen beschreibt einen Zustand von Entspannung, Leichtigkeit, Beweglichkeit, Durchlässigkeit.

In Bezug auf die Übungen des Bewegten Qigong kann also Fülle auf einer Seite bedeuten, dass diese Seite das Gewicht trägt, die Verbindung zur Erde herstellt, einen höheren Muskeltonus aufweist oder in Ruhe ist. Das Bein, das sich in einem Zustand von Leere befindet, trägt hingegen kein Gewicht, es hat unter Umständen keinen Bodenkontakt, die Muskeln sind relativ entspannt sind, das Bein bewegt sich.

Fülle und Leere müssen aber nicht mit Fortbewegung verbunden sein, sondern können auch im Stehen an einem Platz verwirklicht sein.

2.3.4 Öffnen und Schließen als Grundprinzip

> *Gegensatz ist dem rechten Wege der Antrieb,*
> *Nachgiebigkeit ist dem rechten Wege das Mittel.*
> *Die Welt der abertausend Geschöpfe lebt vom Sein,*
> *das Sein lebt aber vom Nichts.*
> (Laozi, Spruch 40, Ullenbrook 1995).

Öffnen und Schließen (Kai He 开合) ist ein wichtiges Qigong-Prinzip. Dieses Begriffspaar wird auch in den Kampfkunst-Stilen Chinas verwendet. Es erscheint uns hervorragend geeignet, wesentliche Aspekte fortgeschrittener Qigong-Praxis zu beschreiben.

Bei Öffnen und Schließen handelt es sich um ein sich ergänzendes Yin-Yang-Paar und – wie so oft im Qigong – verwenden wir solche Begriffspaare, um verschiedene Bewegungsphasen zu benennen und zu differenzieren. Damit können wir Einzelheiten von Bewegungen vertiefend erklären und im Gesamtzusammenhang verstehen.

Öffnen beschreibt allgemein eine nach außen gerichtete (expansive) Haltung oder Bewegung, während Schließen zu einer nach innen führenden (kontraktiven) Haltung oder Bewegung führt.

Bei genauerer Betrachtung existieren Öffnen oder Schließen nicht für sich allein. Schließen beinhaltet stets Öffnen und Öffnen bedingt Schließen.

In Bewegung wechseln die Phasen von Öffnen und Schließen einander ständig ab und es wird zu jedem Zeitpunkt ein Muster an Spannung und Entspannung aufrechterhalten, ohne dass die aufgebaute Energie verpufft. Das setzt voraus, dass die Spannung nicht abrupt nachlässt, sondern sich Spannung und Entspannung in einem fließenden Wechsel ineinander verwandeln.

Wie kann man sich das nun vorstellen? Bei Katzen lässt sich beobachten, dass sie sich vor dem Sprung zusammenkauern, also schließen und sich bereit machen, um dann plötzlich loszuspringen, die Gliedmaßen von sich zu strecken und sich somit zu öffnen. Am Ende des Sprunges krümmen sie sich wieder zusammen.

Das ist ein dynamischer Vorgang: Zunächst das Schließen mit dem Heranziehen der Beine, dem Runden des Rückens. Wird nun die aufgebaute Spannung gelöst kommt es zu einem Öffnen, einer Streckung (◘ Abb. 2.3), welche wieder übergeht in eine schließende Bewegung.

Somit ist Öffnen und Schließen ein zentrales Element guter Bewegung, das es erst möglich macht, dass sich der Körper als Einheit bewegt und ganzheitlich wahrgenommen wird. Eine wesentliche Rolle spielt dabei der Rumpf und insbesondere die Wirbelsäule.

2.3.4.1 Öffnen und Schließen im Rumpf

Ein wichtiger Aspekt von Öffnen und Schließen im Rumpfbereich ist das Vor- bzw. Zurückwölben der Wirbelsäule: Ist die Wirbelsäule nach hinten gewölbt (sprich der Rücken rund) haben wir ein Schließen der Vorderseite des Rumpfes, wie in ◘ Abb. 2.4a gezeigt. Ist sie nach vorne gewölbt (hohler Rücken), so ist die Vorderseite des Rumpfes geöffnet, der Rücken aber geschlossen, wie in ◘ Abb. 2.4b dargestellt.

Die beiden Zustände Öffnen und Schließen existieren gleichzeitig: Wenn die Vorderseite geöffnet ist, schließt sich die Rückseite und umgekehrt. Öffnen und Schließen bedingen sich gegenseitig – ein klassischer Yin-Yang-Zusammenhang.

Der geöffnete Bereich ist entspannt und wird durch die Aktivität, d. h. Muskelanspannung der gegenüberliegenden Seite gedehnt und geweitet.

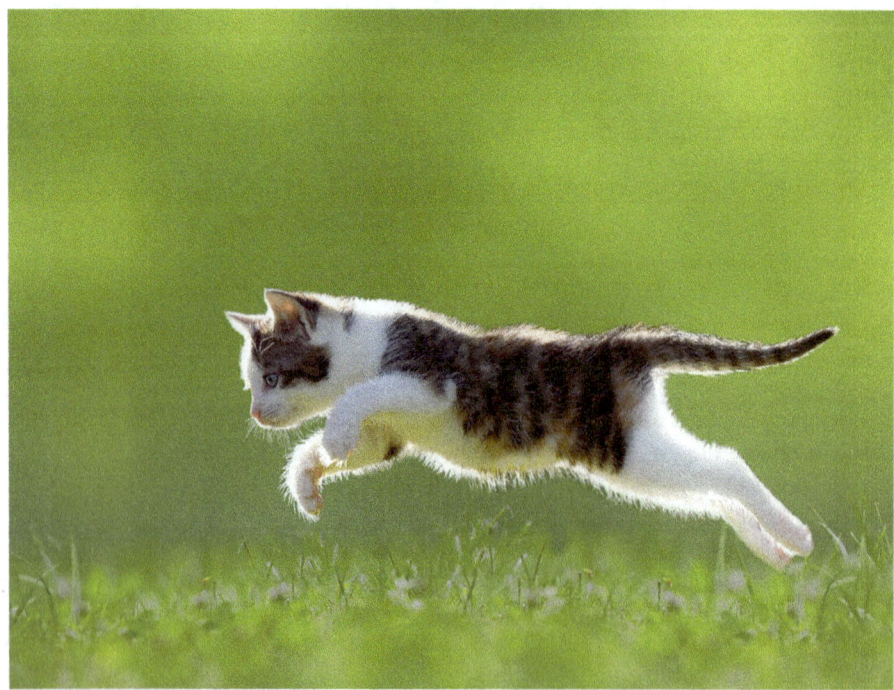

◘ **Abb. 2.3** Die Katze streckt sich im Sprung. (© S. Danegger/Depositphotos)

2.3 · Körperhaltung und Bewegung

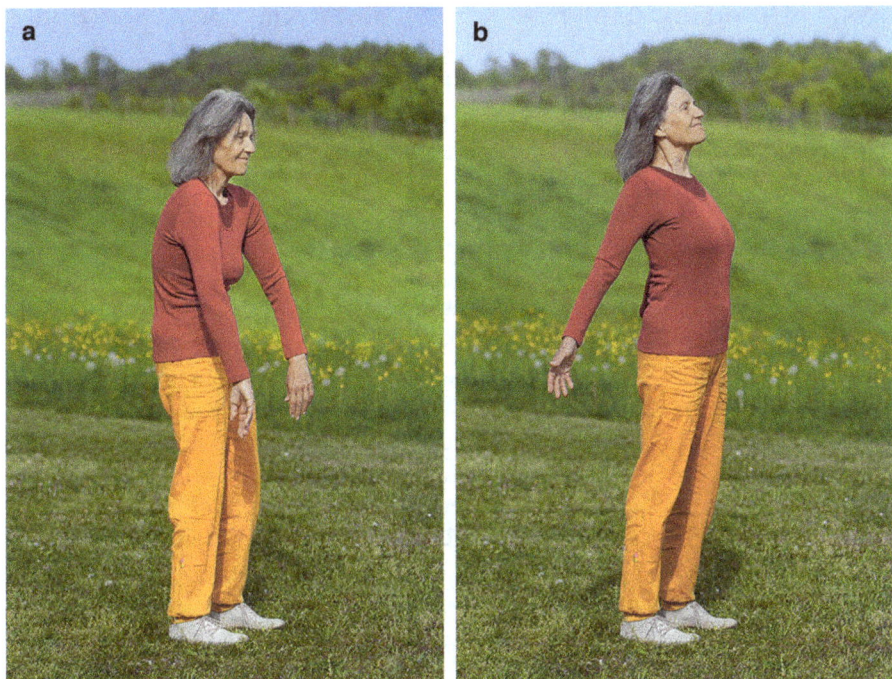

Abb. 2.4 a Schließen der Vorderseite b Öffnen der Vorderseite

▪ Sehen wir uns das in der Praxis an

Aus der Grundstellung kommend aktivieren wir die Körpervorderseite, indem wir die Bauch- und die Brustmuskeln leicht anspannen und die Beine leicht beugen. Das Brustbein sinkt dabei und das Becken wird vorne hochgezogen. Gleichzeitig entspannt sich die Rückenmuskulatur und wird leicht gedehnt. Es wird der nötige Raum geschaffen, damit sich der Rücken wölben kann. Das Schließen der Vorderseite geht mit dem Öffnen des Rückens einher.

Es kann aber auch die rechte Seite öffnen, während gleichzeitig die linke Seite schließt. Die Wirbelsäule wölbt sich so zur linken Seite. Öffnen und Schließen kann auch über eine Diagonale entstehen, zum Beispiel bei einem Schließen oben rechts und einem Öffnen unten links.

> Das Öffnen und Schließen im Rumpf mit den damit verbundenen Aktivierungen der Wirbelsäule, des Brustkorbes und des Beckens hilft uns dabei, elastische Kraft einzuspeichern und zu nutzen.

2.3.4.2 Öffnen und Schließen und die Bewegung von Armen und Beinen

Öffnen und Schließen im Rumpf bewirkt einen Bewegungsimpuls in den Extremitäten und führt so zu einer koordinierten Ganzkörperbewegung. Beim Öffnen und Schließen werden Rumpf und Extremitäten in allen drei Raumdimensionen auf natürliche Weise bewegt.

- **Das können wir ganz einfach ausprobieren**

Lassen wir die Arme locker hängen und runden den Rücken. Wir werden feststellen, dass sich die Schultern und Arme nach vorne bewegen. Ein hohler Rücken (Schließen) hingegen bewirkt, dass sich die Arme nach hinten bewegen. Das heißt, dass sich Bewegungsimpulse im Körper von innen (Rumpf) nach außen (Arme) fortsetzen. Auf diese Weise entsteht eine harmonische, gut koordinierte Bewegung des ganzen Körpers. Anstatt einzelne Körperteile zu bewegen, wird nun der Organismus als Gesamtheit erfasst und wahrgenommen.

Eine derartige Bewegungsart erfordert zunächst für die meisten Übenden ein Umlernen, da wir es in der Regel nicht gewohnt sind uns ganzheitlich zu bewegen.

- **Bemerkung: Öffnen und Schließen in den Gelenken**

Öffnen und Schließen begegnet uns als Begriff auch im Bereich der Gelenke. Häufig wird etwa von „Hüfte öffnen" oder „Hüftgelenk öffnen" gesprochen. Damit ist gemeint, dass beim Öffnen das Bein nach außen rotiert und der Bereich der Leistenbeuge geweitet wird. Schließen bedeutet hier dementsprechend, dass das Bein nach innen rotiert und dieser Bereich sich verengt.

2.3.4.3 Öffnen und Schließen und die Atmung

Das Muster von Öffnen und Schließen steht in engem Zusammenhang mit guter Atmung und den Atembewegungen. In der Bauchatmung zum Beispiel weiten sich die Vorderseite des Rumpfes und die Flanken in der Einatmung und schließen sich in der Ausatmung.

Öffnen und Schließen hilft uns, Atmung und Bewegung zu einem harmonischen Ganzen zu verbinden. Vergleiche dazu ▶ Abschn. 2.4.

2.3.4.4 Öffnen und Schließen und der Fluss des Qi

Öffnen und Schließen hat eine große Auswirkung auf den Qi-Fluss und die Qi-Verteilung.

Die Differenzierung zwischen zwei Polen (z. B. der Körpervorder- und der -rückseite, aber auch zwischen der rechten und linken Körperhälfte oder diagonal) gibt den Antrieb für eine effiziente und umfassende Qi-Verteilung im ganzen Organismus.

2.3.5 Gelenke im Qigong

Neben dem sogenannten aktiven Bewegungsapparat (Muskeln mit Sehnen), spielt im Qigong auch der passive Bewegungsapparat (Knochen, Gelenke, Bänder, Bandscheiben, Faszien) eine große Rolle.

Gelenke sind die beweglichen Verbindungen zwischen zwei oder mehreren Knochen. Der Spalt zwischen den Knochenenden (Gelenksspalt) ist mit Gelenksflüssigkeit gefüllt und von einer Gelenkskapsel umhüllt – Abb. 2.5

Die Gelenksflächen sind mit Knorpeln überzogen, welche unter anderem Stoß- und Druckkräfte absorbieren.

Im Qigong nutzen wir gerne die **neutrale Zone der Gelenksbewegung**: Diese Bewegung ist mit minimalem Widerstand möglich und wenig belastend, selbst für empfindliche Gelenke.

Geht die Bewegung darüber hinaus, erreichen wir die **elastische Zone der Gelenksbewegung**. Nun ist Kraftaufwand nötig und ein passiver Widerstand im Gewebe entsteht. Davon können je nach Gelenk Muskeln, Sehnen und Faszien betroffen sein.

Im Qigong sind hier zwei Aspekte wesentlich:
- Belastung und Entlastung wechseln sich im Gewebe ab: Dies massiert Knorpel, erzeugt die Gelenksschmiere und stimuliert den Erhalt und die Regeneration von Gewebe.
- Gelenke sowie die Bandscheiben in der Wirbelsäule müssen diese Belastung vertragen können. Für die richtige Dosierung des Kraftaufwandes ist eine passende Selbstwahrnehmung und -einschätzung unbedingt notwendig, um eine ungesunde Überlastung zu vermeiden.

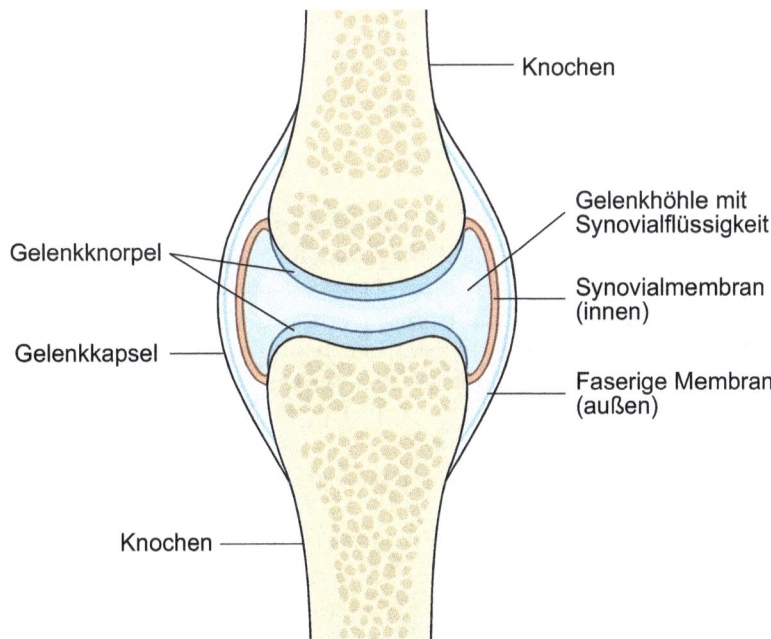

Abb. 2.5 Der Aufbau eines Gelenks. (© Alexander Pokusay/Depositphotos)

> Als Faustregel gilt: Wir bewegen uns im schmerzfreien Bereich und wählen eine wohldosierte, angenehme Stimulation. Das oft langsame Ausführungstempo im Qigong hilft uns, die adäquate Belastung spüren zu lernen. Treten Schmerzen auf, reduzieren wir die Größe der Bewegung, verringern die Geschwindigkeit oder nutzen jene Anteile der Ganzkörperbewegung, welche schmerzfrei möglich sind.

Geht die Bewegung in der elastischen Zone noch weiter, ist immer mehr Kraft notwendig und der Gewebswiderstand steigt bis am Ende die Gelenkskapsel die Bewegung stoppt. Ein deutliches Druckempfinden entsteht und zeigt einen unterbrochenen Qi-Fluss an. Diese sogenannten **endgradigen Gelenksbewegungen** machen wir für gewöhnlich im Qigong nicht.

Die Bewegung ist also stets kontrolliert und durch Muskelaktivität geführt; Dieses Charakteristikum des Qigong ermöglicht einen ständigen Qi-Fluss durch die Gelenke und ist ein deutlicher Unterschied zu so mancher sportlichen Belastung oder zum Yoga, wo endgradige Gelenksstellungen bewusst eingenommen werden.

Gelenke werden im Qigong als mögliche Engstellen für einen ungehinderten Qi-Fluss betrachtet. Wir unterscheiden zwei Möglichkeiten, weshalb der Qi-Fluss behindert wird:
− Gelenke werden nicht bewegt.
− Gelenke werden zu weit bewegt, bis ein zu starker Druck oder sogar eine endgradige Bewegung vorliegt.

> Die Kunst im Bewegten Qigong besteht darin, alle Gelenke zu bewegen, diese Bewegung nicht zu übertreiben und sie mit dem Gesamtablauf zu koordinieren. Die Verbindung dieser Ganzkörperbewegung mit Atmung und unserer Aufmerksamkeit verstärkt den Fluss des Qi noch deutlich.

Im Stillen Qigong suchen wir in den jeweiligen Positionen eine möglichst freie, entspannte Körperhaltung, welche unseren Gelenken ausreichend Raum und eine optimale Struktur gewährt. So kann auch im Stillen Qigong der Qi-Fluss deutlich gefördert werden.

2.3.5.1 Die Vorteile von Qigong für die Gelenke sind unübersehbar
− Dem Prinzip von Ausgleich und Harmonie folgend, werden die Bewegungen meist auf beiden Seiten gemacht; es kommt zu keinen einseitigen Belastungen (wie etwa bei Tennis, Golf, Fußball).
− Die Bewegungen können an persönliche Bedürfnisse angepasst und kleiner, beziehungsweise langsamer ausgeführt werden. (Das geht im Sport meist nicht, denn einen Ball kann man nicht langsam aufschlagen und man kann auch nicht langsam springen.)
− Es gibt kein Ziel, das mit erhöhtem Krafteinsatz oder ungünstigen Bewegungsmustern zu erreichen wäre. (Bei Mannschaftssportarten und leistungsorientiertem Freizeitsport ist dies oftmals der Fall.)

- Die Übungen orientieren sich an Natürlichkeit, Sanftheit, Harmonie und Schmerzfreiheit (eben nicht nach dem bekannten Motto „No pain, no gain").
- Qigong ist eine Ganzkörpermethode (im Gegensatz zu Kraftsport und Übungen, bei welchen nur einzelne Muskeln isoliert trainiert werden) und verwendet auch Atmung und Aufmerksamkeit, um Qi zu vermehren und zum Fließen zu bringen.
- Qigong ist eine aktive Methode mit einer milden Anregung und folgt einem Rhythmus von sanfter Be- und Entlastung von Gelenken. Dadurch wird einerseits eine koordinative Komponente trainiert. Andrerseits wird auch der Stoffwechsel in den Knorpeln angeregt. Knorpel (sowie der Hauptteil der Bandscheiben) sind nicht durchblutet. Nährstoffe und Wasser werden ausschließlich über Bewegung in diese Bereiche transportiert.

Armins Geschichte – eine Schulterluxation

Bei einem Unfall habe ich mir die linke Schulter luxiert. Dabei kam es auch zu einer 4 mm großen knöchernen Absprengung. Die Behandlung umfasst in so einem Fall ein Ruhigstellen mit einem Spezialverband für zumindest 3 Wochen. Danach ist für weitere 6 Wochen Belastung zu meiden – wie zum Beispiel Radfahren oder auch Qigong-Bewegungen mit weit erhobenen Armen. Üblicherweise führt diese Ruhigstellung zu einem Abbau des Gelenkknorpels und einer Versteifung, weshalb eine mehrwöchige Physiotherapie im Anschluss notwendig ist.

In der Zeit der Ruhigstellung habe ich mich an alle ärztlichen Ratschläge und Vorschriften gehalten. Das erforderte vor allem Geduld. Zusätzlich hatte ich mit meiner Frau eine hervorragende Physiotherapeutin an meiner Seite, die mir in jeder Phase des Heilungsprozesses genau sagen konnte, was ich machen darf und was nicht. Mein Ziel war es, den Heilungsprozess so gut es geht zu unterstützen und daher das Qi im linken Arm und in der linken Schulter in Fluss zu halten.

Alle Bewegungen mit den Beinen waren möglich; auch mit der Körpermitte, und zwar schon am übernächsten Tag: Hüftkreisen, Beckenkreisen, Wirbelsäulen-Wellen und Spaziergehen.

Drei Tage nach der Luxation habe ich auch wieder angefangen zu unterrichten. Dabei war der linke Arm mithilfe eines Verbandes fixiert. Alle Bewegungen habe ich mit der rechten Seite vorgezeigt.

So war die gesamte Zeit mein gesamter Körper mit Ausnahme des Armes links in Bewegung. Die Bewegungen übertragen sich als Mikrobewegungen auch in die fixierte Seite. Dies hält den Knorpel am Leben, der sonst nach langer Ruhigstellung mühsam wieder aufgebaut werden muss. Nach drei Wochen habe ich vorsichtig angefangen, kleine, körpernahe Bewegungen mit möglichst geringem Hebel zu machen. Der linke Ellbogen war dabei nah am Körper, der Unterarm schon freier. Qigong bietet hier eine Fülle von Möglichkeiten. Langsam und weiterhin vorsichtig – gebremst durch meine Frau – erweiterte sich der Bewegungsspielraum die nächsten Wochen.

Am Ende der Ruhigstellung war keine weitere Therapie notwendig und das Schultergelenk stark genug, um allmählich auch die Kraftbelastung steigern zu können.

Qigong und die Hilfe meiner Frau habe mir so eine mehrwöchige Therapie zum Aufbau des Knorpels erspart.

2.3.6 Faszien im Qigong

2.3.6.1 Muskeln und Faszien als funktionelle Einheit

Kraft und Bewegungen werden nicht nur von Muskeln, Bändern und Sehnen, sondern auch von den umgebenden Faszien übertragen. Wenn sich ein Muskel zusammenzieht, wirken Zugkräfte auf die umhüllende Faszie, welche auch bei der Längung des Muskels helfen (Rückfederung). Die Zugkräfte dieser Muskel-Faszien-Einheit werden auf ein Netz aus Fasziensträngen übertragen und so in eine Ganzkörperbewegung umgesetzt. So erreichen Bewegungsreize und Spannungen alle Bereiche des Körpers.

Die fließenden, ganzheitlichen Bewegungen des Qigong nutzen und fördern diese inneren Verbindungsstrukturen.

Das Faszinennetz verfügt über vielfältige Sensoren und stellt somit unser größtes Sinnesorgan dar. Es ist von großer Bedeutung für die Körperwahrnehmung.

2.3.6.2 Faszien können wie eine elastische Feder Bewegungsenergie speichern

Eine weitere Eigenschaft der Faszien ist ebenfalls im Qigong interessant: Faszien – beim Menschen insbesondere die Beinfaszien – besitzen eine Speicherkapazität für Bewegungsenergie. Das kann man sich wie Holz vorstellen, das zu einem Bogen geformt wird: In dieser Struktur ist elastische Energie gespeichert.

Diese Speicherkapazität kommt nicht nur beim Laufen oder Springen zum Einsatz, sondern auch beim Gehen. Im Qigong nutzen wir diesen Effekt nicht nur bei gehenden Übungen, sondern immer, wenn wir die Beine beugen und strecken.

Dies funktioniert dann besonders gut, wenn die elastische Speicherkapazität des belasteten Kollagengewebes ausreichend hoch ist. Dazu braucht der Körper auch eine gute Proteinversorgung über die Ernährung, denn Kollagen wird aus Aminosäuren gebildet und regelmäßig erneuert.

2.3.6.3 Die Struktur von Faszien

Diese Speicherkapazität wiederum hängt von der inneren Struktur und dem Wasseranteil des Gewebes ab.

Gesunde Faszien haben die Form von Scherengittern und können die genannten Funktionen reibungslos erfüllen. Unter dem Mikroskop sind kleine Rauten sichtbar. Wenn wir älter werden, uns zu wenig oder einseitig bewegen zeigt sich unter dem Mikroskop ein Muster eines chaotischen „Wollknäuels". Die Faszien verwachsen ineinander, verhärten und können Nerven einklemmen, die Durchblutung verringern und sogar Atmung und Verdauung beeinträchtigen.

2.3.6.4 Verklebte Faszien lösen

Die für Qigong in weiten Bereichen typischen langsamen Bewegungen bauen Spannung bzw. Dehnung langsam auf und lassen diese langsam und koordiniert wieder los. Die Faszien haben so ausreichend Zeit, nachzugeben und sich an die jeweiligen Spannungsverhältnisse im Körper anzupassen. Flüssigkeit hat Zeit, sich im Kollagengewebe einzulagern.

Zusätzlich unterstützen wir mit Yi das Auflösen von allem, was zu hart und zu steif ist und sich nicht an der Gesamtbewegung beteiligt.

Nach ausreichender Zeit des Übens können wir uns so leichter und geschmeidiger bewegen sowie unsere Kraft effizienter einsetzen.

» *Die Menschen, wenn sie leben, da sind sie weich und zart, nach ihrem Tode, da sind sie fest und hart; <…> Also: Festigkeit und Härte sind des Todes Gefährten, Weichheit und Zartheit sind des Lebens Gefährten* (Laozi, Spruch 76, Ullenbrock 1995).

2.3.7 Die Füße im Qigong

Die Art und Weise, wie unsere Füße den Kontakt mit dem Boden eingehen, hat einen direkten Einfluss auf die Aufrichtung und die Stabilität unseres Körpers. Es lohnt sich daher, den Bodenkontakt wahrzunehmen und durch kleine Veränderungen zu verbessern.

Im Stehen spüren wir die Auswirkung der Schwerkraft in den Füßen. Unabhängig davon, ob wir auf einem oder beiden Beinen stehen, sollten Ferse, Großzehenballen, Kleinzehenballen und Zehen Verbindung mit dem Boden haben. Diese Auflagepunkte sind in ◘ Abb. 2.6 markiert.

Berühren diese Zonen den Boden, ist eine wichtige Basis für einen stabilen Stand geschaffen.

Für die Stabilität und Tragfähigkeit des Fußes spielt das Fußgewölbe eine wichtige Rolle. Es bildet sich zwischen der Außenseite der Ferse und dem Großzehenballen aus. Die Verwindung von der Fersenaußenseite bis zur großen Zehe sorgt für eine pronatorische Verschraubung.

Das Aufrichten des Fußgewölbes ist der Schlüssel für einen stabilen Stand. Wenn die zuvor beschriebenen Auflagepunkte bereits Kontakt mit dem Boden haben, beginnen wir die Großzehe ein wenig einwärts (medial) zu drehen und das Endglied sanft nach unten zu drücken. Die kleine und mittlere Gesäßmuskulatur wird aktiviert, was eine Außendrehung des Beins bewirkt, und ein Nach-innen-Kollabieren bremst. Dadurch entsteht eine spiralige Verschraubung des Beins vom Fuß bis zum Becken.

Wie wir den Fuß aufsetzen, hat mit unseren Gewohnheiten zu tun und eine Veränderung kann längere Zeit in Anspruch nehmen. Im Bemühen um einen stabilen Stand lassen sich mit Geduld und beständigem Üben auch Fehlstellungen, welche zu Beschwerden führen können, in den Griff bekommen.

In Schrittstellungen mit Gewichtsverlagerung oder wenn das Becken in der Grundstellung auslenkt, kommt es zu kleinen Änderungen der Druckverteilung zwischen Großzehenballen, Kleinzehenballen und Ferse. Im Idealfall bleibt der

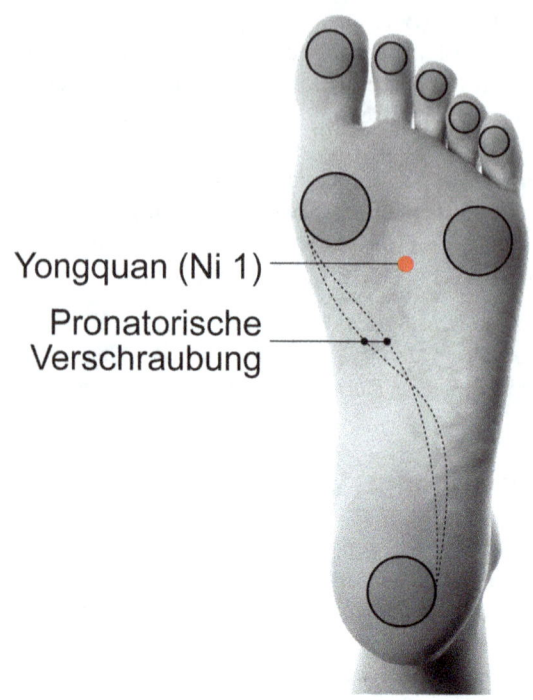

Abb. 2.6 Die Auflagepunkte am Fuß. (Foto: © Hlib Shabashnyi/Depositphotos, Grafik: Frank Ranz)

Bodenkontakt erhalten. Ein Abheben der Zehen, des Groß- oder des Kleinzehenballens führt erfahrungsgemäß zu Instabilität und zu einer Fehlbelastung in den Kniegelenken.

Im Qigong spielt auch die Verbindung des Qi-Zentrums Yongquan (Abb. 2.6) mit dem Boden eine wichtige Rolle. Dieses soll sich mit dem Qi der Erde verbinden können. Ein gehobenes Fußgewölbe öffnet dieses Qi-Zentrum wie eine Blüte, somit kann der Organismus sowohl Qi aufnehmen als auch abgeben.

Oft wird im Qigong von Verwurzelung gesprochen, das ist eine bildhafte Beschreibung, so als würde sich ein Baum mit seinen Wurzeln mit der Erde verbinden.

Interessant ist auch, dass sechs Leitbahnen ihre Anfangs- bzw. Endpunkte am Fuß haben, wie in Abb. 2.7 dargestellt. Die Blasen- (Bl), Gallenblasen- (Gb) und Magenleitbahn (Ma) enden an den Zehen. Der Beginn der Nierenleitbahn ist auf der Fußsohle (Yongquan, Ni 1). Die Leber(Le)- und die Milzleitbahn (MP) beginnen an der großen Zehe.

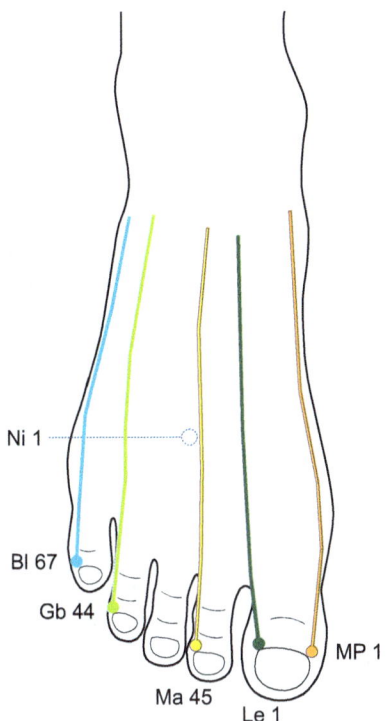

Abb. 2.7 Der Fuß mit den Leitbahnen

> *Im Stehen fühlt man nun, ob beide Fußsohlen gleichartig auf dem Boden stehen, besonders ob die großen Zehen gleichmäßig stark den Boden berühren. Man überlässt die Fußsohlen und den Körper darüber voller Vertrauen der Erde* (Zöller 2009, S. 44).

2.3.8 Das Becken stabilisieren

Damit wir zentriert und gut aufgerichtet stehen beziehungsweise sicher und entspannt Schritte setzen können, braucht es die Stabilisierung des Beckens. Das bedeutet, dass das Becken horizontal ausgerichtet ist und sich die linke und rechte Beckenschaufel auf einer Höhe befinden, unabhängig davon, ob das Gewicht auf beide Beine gleich verteilt ist, auf ein Bein verlagert wird oder ob wir gar nur auf einem Bein stehen. Das Becken kippt also nicht zur Seite – Abb. 2.8a.

Das Becken benötigt einerseits Mobilität, andrerseits ist es für die Kraftübertragung zwischen Rumpf und Beinen zuständig und braucht daher Stabilität.

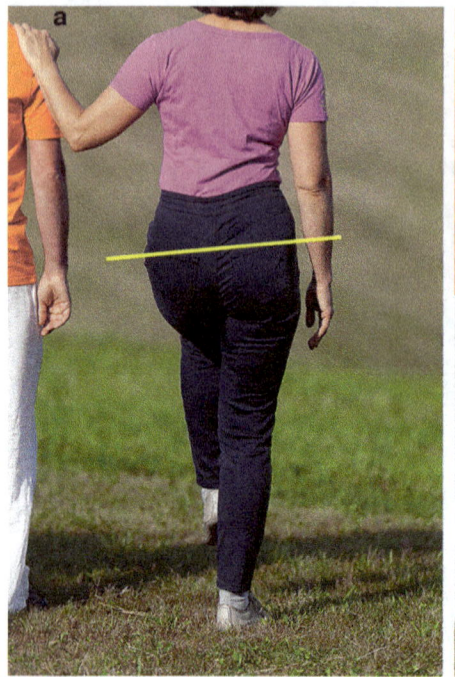 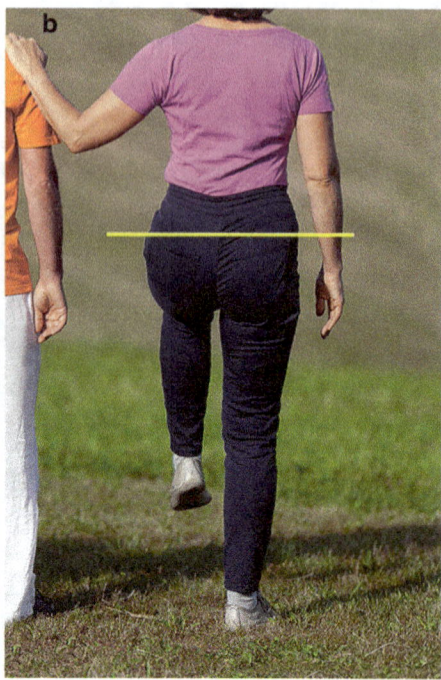

Abb. 2.8 **a** Becken steht schräg **b** Becken horizontal ausgerichtet

Im Qigong halten wir das Becken im Normalfall horizontal. Eine Ausnahme stellen Übungen wie die in diesem Buch beschriebenen Aufwärmübungen „Das Becken seitlich kippen" bzw. „Das Becken kreisend kippen" dar – ▸ Abschn. 3.3.2.

Qigong-Übungen mit Schritten verlangen die Stabilisierung des Beckens in der horizontalen Position.

Da die Schritte bei vielen Übungen langsam und bewusst ausgeführt werden, stehen wir dabei oft einige Sekunden auf einem Bein und können sehr gut die Aufmerksamkeit auf die Ausrichtung des Beckens lenken und die Haltemuskulatur kräftigen – ▸ Abschn. 3.7.

2.3.9 Den Schritt runden, das Kua entspannen

Im Stand sind es die Beine, die das Gewicht des Oberkörpers mit dem Boden verbinden. Die Beine sind über die Hüftgelenke mit dem Becken, dem Rumpf verbunden.

„Den Schritt runden und das Kua entspannen" („Yuan Dang, Song Kua") ist ein wichtiges Prinzip des Qigong und Taiji Quan.

Kua ist ein chinesischer Begriff und meint das Hüftgelenk, aber auch die Region um das Gelenk herum, zu der auch die Leistenbeuge gehört. Song bedeutet, einfach ausgedrückt, Entspannung. Song Kua ist also das Lösen von Anspannung in der Tiefe der Leiste, wodurch sich ein tragfähiger Bogen aufbaut.

Das bedeutet, dass die Beine eine bogenartige Struktur formen. Die Füße bilden die Auflager des Bogens, und über die Innenseite der Beine vollendet sich der Bogen im Schritt, in der Region des Qi-Zentrums Huiyin. Das Lösen von Verspannungen im unteren Rücken und im Becken ermöglicht die Rundung im Bereich des Beckenbodens/Dammbereichs. Das Gewicht ruht auf diesem Bogen, wodurch man stabil und gleichzeitig entspannt steht. Um ein einfaches Bild zu verwenden: Die beiden Beine bilden eine U-Form und keine V-Form.

Dieses Prinzip kann in verschiedenen Schrittpositionen angewendet werden, z. B. in der Grundstellung, im Mabu, im Vorwärtsschritt und im leeren Schritt. Auch während der Gewichtsverlagerung auf ein Bein – wie beim Vorwärts-, Seitwärts- oder Rückwärtsschritt – sorgt die Anwendung dieses Musters für eine gute Stabilität.

2.3.10 Die Hände im Qigong

Die Hände sind stark in unserem Bewusstsein verankert. Wir benutzen sie ständig und führen komplexe Aufgaben damit aus, dementsprechend nehmen sie im Motorcortex des Gehirns, der für willkürliche Bewegungen zuständig ist, ein großes Repräsentationsareal ein.

Sie sind auch ein Spiegel unseres Zustands: Sind wir gestresst und verspannt, sind auch die Hände eher angespannt, sind wir in einem Zustand der Erschöpfung, haben wahrscheinlich auch unsere Hände einen geringen Muskeltonus oder sind gar erschlafft. Umgekehrt können wir über unsere Hände auf den Gesamtorganismus einwirken. Dies machen wir uns auch im Qigong zunutze. Die richtige Haltung der Hände spielt für die Wirkung der Übungen eine große Rolle.

Die Grundregel in vielen Qigong-Übungen ist, dass die Hände locker gestreckt gehalten werden, also weder durchgestreckt noch gekrümmt oder erschlafft. Das bedeutet, dass eine kleine Spannung, ein geringes Maß an Aktivität immer erhalten bleibt. Die Hände sollen sich lebendig anfühlen und bis zu den Fingerspitzen spürbar sein.

Darüber hinaus verändert sich durch die diversen Armbewegungen in den Übungen natürlicherweise auch die Position der Hände, ihre Ausrichtung im Raum und in Bezug zum restlichen Körper. Hier kommen nun die Handgelenke ins Spiel, die es uns ermöglichen, die Hände frei und auf geschwungenen Bahnen ohne Ecken und Brüche zu bewegen. Dafür brauchen wir lockere, frei bewegliche Gelenke, die weder den Bewegungsablauf noch den Fluss des Qi blockieren. In der Regel kommt es dabei in den Handgelenken zu einem Wechsel zwischen einer gebeugten Yin- und einer gestreckten Yang-Haltung, wie ◘ Abb. 2.9a und 2.9.b zeigen.

Diese unterschiedlichen Handhaltungen üben einen Einfluss auf die Spannungsverhältnisse in den Armen und darüber hinaus im gesamten Organismus aus und fördern den freien Fluss des Qi.

Wichtig sind die Hände im Qigong auch für den Austausch von Qi mit der Umgebung. Besonders die Fingerspitzen, wo Qi-Leitbahnen beginnen oder

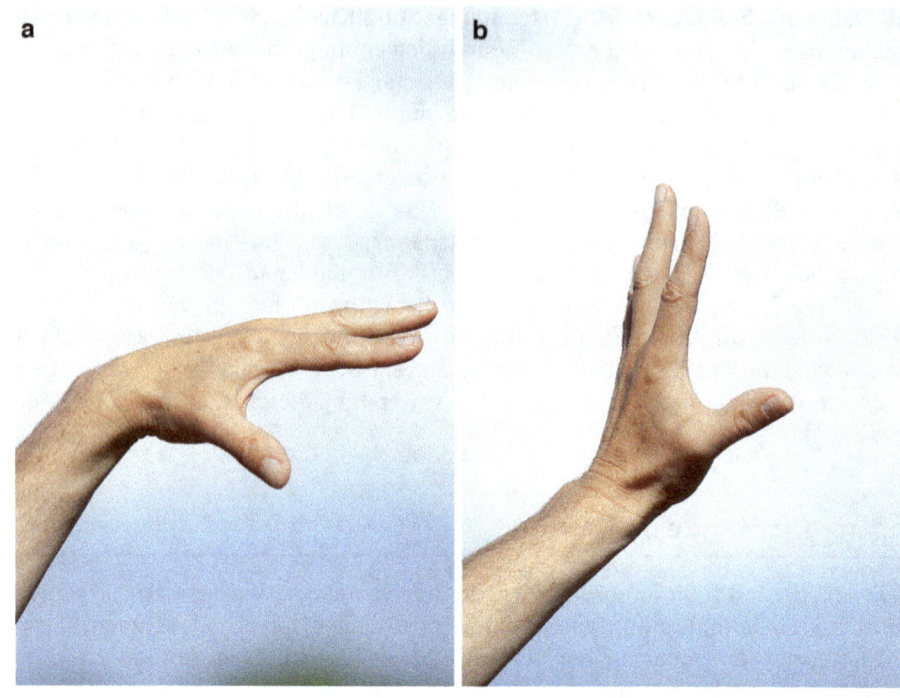

Abb. 2.9 a Yin-Aktivierung im Handgelenk b Yang-Aktivierung im Handgelenk

enden, und die Handfläche mit dem wichtigen Zentrum Laogong spielen hier eine große Rolle.

Manche Übungssysteme arbeiten auch mit willentlichem Anspannen und Entspannen der Hände, mit Fausthaltung, speziellen Fingerpositionen und weiteren Handhaltungen. Es gibt Schulen im Qigong, welche die Yin- und Yang-Position der Hände anders zuordnen.

2.3.11 Die Arme im Qigong

Wenn wir in den vorigen Abschnitten über die große Bedeutung der Wirbelsäule, der Rumpfbewegung sowie der Hände für die harmonische Ausführung von Qigong-Bewegungen und die Erzielung einer guten Wirkung gesprochen haben, so wollen wir jetzt noch auf die Funktion der Arme als Bindeglied dazwischen eingehen.

Es gibt ein paar wesentliche Grundregeln:

Zunächst einmal achten wir darauf, dass die Schultern entspannt nach außen und unten sinken können und in dieser Position bleiben. Ausnahmen, wo das bewusste Heben der Schultern Teil der Übung ist, sind möglich.

Außerdem halten wir immer einen kleinen Freiraum in unseren Achselgruben offen. Dies wird dadurch erreicht, dass wir die Oberarme immer in einem Abstand zum Brustkorb halten. Dadurch gewinnen wir mehr Bewegungsfreiheit in den Armen, die Schultern sinken und das Qi kann besser durch die Gelenke fließen.

Für fließende Bewegungen unserer Arme und Hände ist auch ein entspanntes, nachgiebiges Ellbogengelenk wichtig, das heißt die Ellbogen beugen und strecken sich nach Bedarf, heben und senken sich und ermöglichen so eine gute Bewegung der Hände auf der erwünschten Bahn.

Das gute Zusammenspiel von Schulter-, Ellbogen- und Handgelenk ermöglicht eine optimale Übertragung der Bewegung vom Zentrum Richtung Hände und somit kann das Qi frei bis in die Fingerspitzen fließen.

2.3.12 Der Blick im Qigong

Im Allgemeinen geht im Qigong der Blick gelöst in die Ferne. Der Bereich rund um die Augen sowie die Stirn sind entspannt. Hilfreich ist es, die Umgebung als Ganzes wahrzunehmen, anstatt den Blick auf einen einzelnen Punkt zu fixieren. Dadurch bleibt der Blick offen und weich. Das periphere Sehen wird einbezogen, was die Wahrnehmung des gesamten Raums fördert und das Bewusstsein auf natürliche Weise weitet. Wir machen uns die Rückseite der Augen bewusst sowie die Tatsache, dass die Augen einerseits nach außen gerichtet sind (Yang), andrerseits Sinneseindrücke aufnehmenaufnehmen und nach innen lenken (Yin).

Die Verbindung von Yin und Yang zeigt sich deutlich im Blick. In den Yang-Phasen einer Übung ist er freundlich, wach und aufmerksam nach außen gerichtet, ohne starr oder fest zu werden. In den Yin-Phasen wird der Blick entspannt nach innen gerichtet, ohne müde oder kraftlos zu sein.

In manchen Übungen oder einzelnen Phasen einer Übung sind die Augen geschlossen. Dies kann die Selbstwahrnehmung verbessern und uns unterstützen, innere Prozesse zu spüren. Wir sind auch in diesen Phasen mit der Umgebung verbunden, insbesondere bleiben unser Kopf leicht und der Hals frei.

2.3.13 Zungenspitze im Qigong

Die Zungenspitze ruht bei den meisten Qigong-Übungen am Gaumen hinter den oberen Schneidezähnen. Dies kann den Speichelfluss anregen und öffnet die oberen Atemwege.

- **Bemerkung**

In der Mundhöhle und am Damm gibt es eine Lücke zwischen den beiden wichtigsten Gefäße Ren Mai und Du Mai. Durch die Aktivierung des Beckenbodens und das Anlegen der Zunge am Gaumen verbinden wir diese beiden Qi-Reservoirs miteinander. So schließen wir diesen wesentlichen Qi-Kreislauf.

2.4 Atmung

Vom Augenblick der Geburt an, wenn sich unsere Lungen das erste Mal entfalten, atmen wir. Atmen bedeutet Leben.

In verschiedenen Rhythmen zu atmen, beeinflusst unseren Blutdruck, die Herzfrequenz, sowie den pH-Wert des Blutes und unterstützt den Organismus bei der Gewichtsregulation. Bewusstes Atmen verbessert die Lungengröße und -funktion, unser Immunsystem und die Regulationsfähigkeit unseres Nervensystems.

Wir können unseren Atem natürlich fließen lassen, ihn bewusst beeinflussen und auch weit über die physiologische Bedeutung hinaus sein großes Potenzial für Selbstheilung, Transformation und spirituelle Entwicklung für uns entdecken und nutzen. Unser Atem spiegelt unseren gegenwärtigen Zustand wider und ist ein Werkzeug, mit welchem wir verschiedene Aktivierungszustände unseres Nervensystems „einschalten" können.

Gutes Atmen geschieht mit Leichtigkeit und ohne Kraftanstrengung. Allerdings halten wir manchmal aufgrund von übermäßiger Konzentration, Stress und emotionalen Belastungen unbewusst den Atem an. Dadurch kommt es zu verstärkter Anspannung im Nacken- und Schulterbereich, der Brustkorb kann sich nicht mehr frei und natürlich bewegen und die Sauerstoffaufnahme wird beeinträchtigt.

Ein stressiger Lebensstil, unterdrückte Emotionen, traumatische Erfahrungen, sitzende Lebensweise führen oft zu falschen und behindernden Atemmustern, z. B. gewohnheitsmäßiger Mundatmung.

Wenn wir tief einatmen möchten, denken wir generell zuerst an „Luft holen", unter der falschen Annahme, mit tiefer Einatmung viel Sauerstoff aufnehmen zu können (Skuban 2024, S. 69).

Eine entspannte Herangehensweise ist empfehlenswert. Mit zunehmender Übung wird der Atem tiefer. Wir können die Bewegungen der Bauchdecke, das leichte Heben und Senken des Brustkorbes, die Bewegungen der Wirbelsäule und des Beckenbodens wahrnehmen, aber auch das Anspannen und Entspannen des Zwerchfells als wichtigsten Atemmuskel.

2.4.1 Den Atem bewusst wahrnehmen

> *Wir lassen unseren Atem kommen, wir lassen ihn gehen und warten, bis er von selbst wiederkommt* (Middendorf 1995, S. 19).

Für die folgenden Übungen ist es empfehlenswert, auf einem Stuhl zu sitzen. Lehne dich nicht an. Wenn du möchtest, lege eine Hand auf deinen Bauch, die andere unterhalb des Schlüsselbeins auf deinen Brustkorb und schließe die Augen. Stelle dir die folgenden Fragen – dabei geht es um Selbstbeobachtung und nicht um Beurteilung im Sinn von richtig oder falsch.

1. Wie fühlt sich mein Atem an?
    - Ist mein Atem tief oder flach?
    - Ist mein Atem langsam oder schnell?
    - Ist mein Atembewegung frei oder beengt?
    - Ist mein Atem geräuschlos oder hörbar? Wie hört er sich an?
    - Fühlt sich meine Atembewegung ruhig und fließend an?
    - Wo tritt der Atem ein und wieder aus?
2. Welche Körperteile bewegen sich bei der Ein- und Ausatmung?
    - Bewegt sich mein Bauch beim Atmen?
    - Hebt und senkt sich mein Brustkorb?
    - Heben und senken sich die Flanken (unteren Rippen)?
    - Bewegt sich mein Rücken?
    - Spüre ich den Wechsel von Spannung und Entspannung in meinem Zwerchfell?
3. Wie hoch ist meine Atemfrequenz?
    - Wie viele Atemzüge mache ich pro Minute?
    - Betone ich die Einatmung oder die Ausatmung?
    - Sind Ein- und Ausatmung ungefähr gleich lang oder ist eine Phase deutlich länger?
    - Mache ich eine Atempause? Nach der Ein- oder nach der Ausatmung?

2.4.2 Die Atmung im Qigong

Das Hauptaugenmerk liegt auf dem natürlichen Grundmuster einer tiefen, ruhigen und gleichmäßig fließenden Atmung. Diese fördert fließende Bewegungen und die weichen Übergänge zwischen Yin- und Yang-Phasen einer Bewegung. Bewusste Pausen werden für gewöhnlich keine gemacht, obwohl sich der sanfte Übergang oft wie eine Pause anfühlt.

Je nach Übungssystem kann die Atmung entweder frei oder an den Ablauf der Bewegung gekoppelt sein. In vielen bewegten Übungen fließt der Atem synchron mit der Bewegung. Wir beobachten ihn mehr, als dass wir ihn willentlich beeinflussen und spüren das rhythmische Kommen und Gehen. Mit fortlaufender Praxis wird der Atem entspannter und natürlicher. Siehe auch
▶ Abschn. 2.2.

Ziele der bewusst eingesetzten Atmung:
- Stressabbau und Entspannung
- Gedankenflut und störende Emotionen beruhigen
- Körper und Geist miteinander in Einklang bringen
- Qi aufnehmen und abgeben
- Qi im Organismus verteilen und sammeln
- Yin und Yang harmonisieren

Mit der Atmung beeinflussen wir unseren Qi-Haushalt. Eine gute Atmung hilft uns dabei, frisches, reines Qi aufzunehmen und beugt so Erschöpfung und Antriebslosigkeit vor. Sie steigert unsere Vitalität, schenkt Lebensfreude und frische Kraft.

Das ruhige und gleichmäßige Atmen verbindet Körper und Geist, führt uns in einen entspannten Bewusstseinszustand, der unsere Selbstheilungskräfte aktiviert.

Deutliche Atem- und Wirbelsäulenbewegungen massieren die inneren Organe und regen Blut- und Qi-Kreislauf an. Die Atembewegung wirkt positiv auf die Muskulatur, den Lymphkreislauf, das Herz und auf die Wirbelsäule. Sie regt die Darmperistaltik an und fördert eine gute Verdauung.

Für gewöhnlich atmen wir in den Übungen durch die Nase ein und aus. Wollen wir aber eine reinigende Wirkung zu erzielen – etwa in belastenden, stressigen Situationen – atmen wir kräftig durch den Mund aus.

2.4.3 Atemfrequenz und -volumen

Erwachsene atmen im Durchschnitt 12- bis 20-mal pro Minute.

Dabei wird häufig flach geatmet. Circa ein halber Liter Luft wird pro Atemzug mit der Umgebung ausgetauscht. So nutzt ein durchschnittlicher Erwachsener nur 10 % seines Atempotenzials. Lernen wir, 50 bis 70 % dieses Potenzials zu nutzen, sinkt die Belastung des Herz-Kreislauf-Systems, und der Körper arbeitet effizienter.

Bei flacher Atmung findet der Luftaustausch hauptsächlich in den oberen Teilen der Lungen statt. Dies führt dazu, dass die Atemfrequenz steigt, da dort der Austausch von Sauerstoff und Kohlenstoffdioxyd schwerer möglich ist als in den unteren Teilen der Lunge, wo es mehr Lungenbläschen gibt, welche zudem dünnere Zellwände besitzen.

Im Qigong gibt es eine gewisse Bandbreite der Atemfrequenz, je nachdem ob Bewegungen rascher oder langsamer ausgeführt werden. Häufig finden wir eine deutlich verlangsamte Atmung mit etwa 6 bis 8 Atemzügen pro Minute.

Langsameres Atmen fördert die Entspannung und den Abbau von Stress. Der Kohlendioxidgehalt im Blut steigt, was die Aufnahme von Sauerstoff in jeder Zelle des Körpers unterstützt. Beim schnelleren Atmen wird der größte Teil des Sauerstoffs wieder ausgeatmet. Wenn wir die Luft länger in unseren Lungen lassen, hat der Organismus mehr Zeit, den Sauerstoff aus dem Blut zu ziehen und wir können mit wenigen langsamen Atemzügen mehr Sauerstoff gewinnen. Langsameres Atmen hilft bei der Regulierung des pH-Wertes im Blut auf 7,4. Dieser Wert ist weder zu alkalisch noch zu sauer und wird in jeder Zelle für die optimale Funktion benötigt.

Um diesen pH-Wert auch bei schnellen, flachen Atemzügen aufrechtzuerhalten, reagieren unter anderem die Nieren mit dem sogenannten „Abpuffern". Dabei wird Bikarbonat über den Urin ausgeschieden. Diese Moleküle enthalten Magnesium, Phosphor und Kalium, welche für das Funktionieren der Muskulatur, der Nerven und der Energieversorgung der Zelle notwendig sind.

Schnelles Atmen kann also zu Nährstoffmangel führen! Um diesen Nährstoffmangel auszugleichen, geben die Knochen ihre Mineralien zumindest teilweise ans Blut ab. So kann flaches, rasches Atmen auch zu Osteoporose führen (Nestor 2020, S. 131).

2.4.4 Nasenatmung

Im Normalfall wird bei den Übungen durch die Nase aus- und eingeatmet. Bei der Einatmung durch die Nase wird die Atemluft gefiltert, auf Körpertemperatur erwärmt, befeuchtet und chemisch überprüft. Wenn wir durch die Nase atmen, nehmen wir 18 % mehr Sauerstoff auf im Vergleich zur Atmung durch den Mund. Blutdruck, Puls und Stressbelastung sind niedriger, wenn wir durch die Nase atmen. Die Angewohnheit, durch den Mund zu atmen, führt zu vermehrtem Schnarchen in der Nacht und die Häufigkeit von Atem-Aussetzern nimmt zu. Ständige Mundatmung gefährdet die Zahngesundheit, führt zu Herzproblemen, Asthma, chronischer Erschöpfung, Depressionen und Panikattacken (Skuban 2024, S. 55–56).

» *Durch den Mund eingeatmete Luft heißt Ni Qi – unguter Atem oder ungutes Qi – und ist äußerst schädlich. Achte darauf nicht durch den Mund einzuatmen* (Huang und Wurmbrand 1990, S. 31).

Zur Befreiung der Atemwege durch die Nase ist das Drücken des Akupressurpunktes Di 20 (Yingxiang, deutsch: „Willkommen Wohlgeruch") zu empfehlen. Dabei drückst du die Zeigefinger links und rechts auf Höhe der Nasenflügel in die Nasolabialfalte, wie in ◉ Abb. 2.10 gezeigt und massierst etwa ein bis zwei Minuten lang.

Langsam durch die Nase zu atmen, vorsorgt unsere Zellen mit einem hohen Maß an Sauerstoff. Je mehr Sauerstoff ein Lebewesen aufnehmen kann, desto lebendiger ist es. Bis auf molekulare Ebene ist alles im Fluss. So kann Sauerstoff auch als ein Aspekt von Qi verstanden werden (Elektronenreaktivität, siehe Nestor 2020, S. 226).

Bei der Nasenatmung wird zudem vermehrt Stickoxid gebildet, ein Gas, welches die Gefäße weitet und somit die Sauerstoffversorgung der Zellen verbessert. Da es antibakteriell und antiviral wirkt, wird unsere Atemluft sterilisiert.

Besonders viel Stickoxid (die 15-fache Menge!) wird gebildet, wenn wir bei einer entspannten Ausatmung summen. Eine einfache Maßnahme zur Entspannung und Immunstimulation.

2.4.5 Bauch-Flanken-Brust-Atmung

Die Grundlage gesunder Atmung ist die Bauch-Flanken-Brust-Atmung. Daneben gibt es eine Fülle von besonderen Atemmethoden und -techniken, welche oft ein spezifisches Ziel verfolgen.

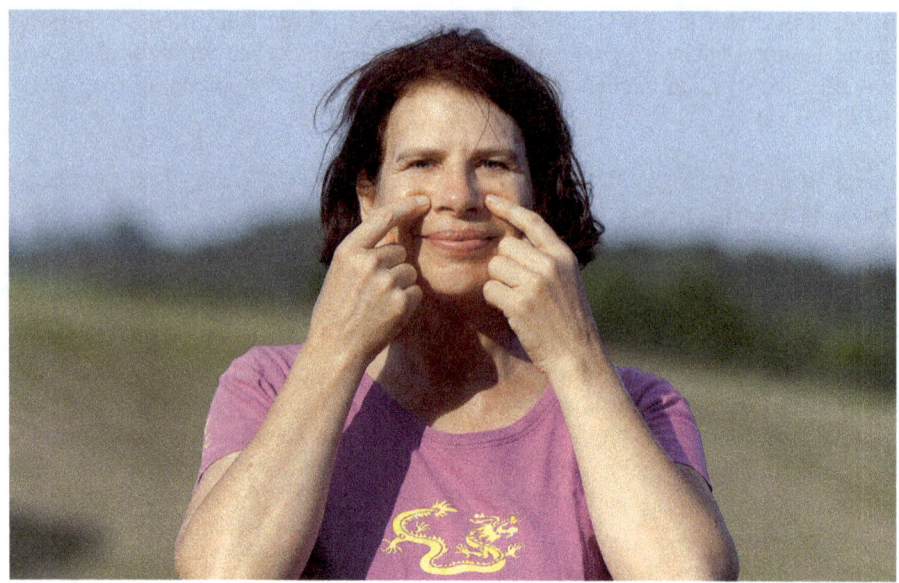

Abb. 2.10 Der Akupressurpunkt Di 20

Bei der Bauch-Flanken-Brust-Atmung werden folgende Bereiche bewegt und aktiviert.

- **Unterer Atemraum – Bauchatmung**

Die Bauchdecke wird in der Einatmung nach vorne losgelassen. Durch den dabei entstehenden Raum kann das Zwerchfell ohne Widerstände nach unten gehen. Für die Ausatmung wird die Bauchdecke aktiv zurückgenommen, wodurch das entspannte Zwerchfell gehoben wird. Dadurch vergrößert sich das Atemvolumen. Mit der Bauchatmung kann sich Qi gut im unteren Dantian sammeln. Die Bauchatmung nährt die Essenz Jing. Sie hat eine beruhigende Wirkung und tiefe, feste Qualität.

Der untere Atemraum kann gut mit Massage und Klopfen gelockert und aktiviert werden.

- **Mittlerer Atemraum – Flankenatmung**

Die unteren Rippen (Flanken) heben sich beim Einatmen seitlich nach oben (aktiv) und senken sich beim Ausatmen nach unten und innen (Entspannung). Die Lungen können sich so zur Seite entfalten. Der mittlere Atemraum verbindet den unteren mit dem oberen Atemraum. Da die Rippen mit der Brustwirbelsäule verbunden sind, kommt es zu Bewegungen in der Wirbelsäule, wenn die Rippen steigen und sinken.

Der mittlere Atemraum kann gut mit Massage zwischen den Rippen aktiviert werden.

- **Oberer Atemraum – Brustatmung**

Die oberen Rippen und das Brustbein werden beim Einatmen gehoben (sanfte Aktivierung) und sinken beim Ausatmen (Entspannung). Dieser Atemraum hat die leichteste Qualität und dient der Verbindung mit dem Himmel. Es ist besonders wichtig, diesen Bereich am Beginn der Ausatmung gut sinken zu lassen. Dies fördert die Entspannung im Brustkorb und das Absenken des Qi vom Oberen in den Unteren Erwärmer.

Brustbein und obere Rippen können durch Massage und Klopfen gelockert und aktiviert werden.

Nachdem wir die drei Atemräume bewusst wahrgenommen haben, können wir nun dazu übergehen, alle drei gemeinsam einzusetzen.

— Von unten nach oben einatmen, von oben nach unten ausatmen.
— In der Einatmung wölbt sich der Bauch gelöst nach vorne, danach entfalten sich die Flanken zur Seite, schließlich werden die oberen Rippen sanft gehoben.
— In der Ausatmung sinken die oberen Rippen und das Brustbein, danach die Flanken und am Ende der Ausatmung wird die Bauchdecke deutlich nach innen gezogen.
— Gutes Atmen wird von einer leicht beweglichen Wirbelsäule unterstützt.

2.4.5.1 Bauchatmung

Die Bauchatmung ist leicht zu erlernen und eignet sich sehr gut, um den Atem bewusst wahrzunehmen und zu spüren. Der Begriff klingt so, als würde man in den Bauch atmen, was natürlich nicht der Fall ist, denn das Zwerchfell trennt den Brustraum mit den Lungen vom Bauchraum.

Eine deutliche Bewegung der Bauchdecke vertieft jedoch die Atmung und unterstützt die Auf- und Abwärtsbewegung des Zwerchfells. Sie ist im Allgemeinen auch weniger anstrengend als die Brustatmung.

Der wichtigste Atemmuskel, das Zwerchfell, wird bei der Bauchatmung stärker beansprucht als bei der Brustatmung. Daher wird die Bauchatmung auch als Zwerchfellatmung bezeichnet.

2.4.5.2 Was macht das Zwerchfell beim Atmen?

Das Zwerchfell ist eine Muskel-Sehnen-Platte, welche den Brustraum vom Bauchraum trennt. Es ist der flächenmäßig größte Muskel im Körper und spannt sich kuppelförmig zwischen Brustbein, den unteren sechs Rippen und der Lendenwirbelsäule auf. Bei sehr tiefer Atmung kann sich das Zwerchfell bis zu 10 cm senken.

In der Einatmung spannt sich das Zwerchfell an, die Zwerchfellkuppel wird flacher und bewegt sich nach unten, wie in ◘ Abb. 2.11a schematisch dargestellt. Die Lungen erweitern sich und durch den entstehenden Unterdruck wird Luft angesaugt. Wenn der Bauch sich dabei nach vorne ausdehnt und die Organe ausweichen, kann die Zwerchfellkuppel ohne Widerstand sinken. Dadurch wird die

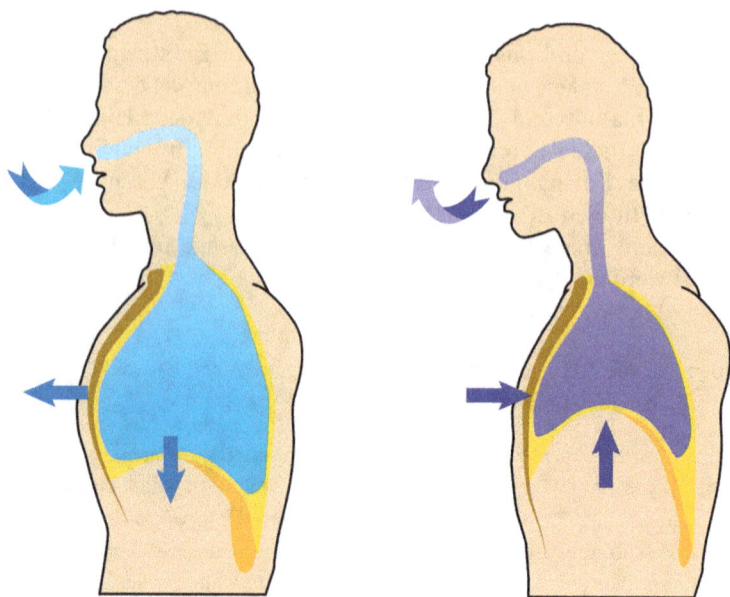

Abb. 2.11 **a** Zwerchfell sinkt: Einatmung **b** Zwerchfell steigt: Ausatmung (© Luka Veselinovic/Depositphotos)

Einatmung müheloser und voller. In der Ausatmung entspannt das Zwerchfell und steigt nach oben.

In der Ausatmung entspannt sich das Zwerchfell und die Zwerchfellkuppel steigt auf – ◘ Abb. 2.11b. Durch ein leichtes Einziehen der Bauchdecke wird die Aufwärtsbewegung der Zwerchfellkuppel unterstützt. Dies wirkt sich positiv auf die folgende Einatmung aus.

2.4.5.3 Bauchatmung und Wirbelsäulenbewegung

In den gängigen Beschreibungen der Bauchatmung wird die Bewegung der Wirbelsäule nicht erwähnt. Dies hat aus unserer Sicht erhebliche Nachteile, da die Bewegung der Wirbelsäule dazu beiträgt, die Bauchatmung leichter und effektiver zu machen. Eine Bauchatmung, die eine Kippbewegung des Beckens und ein Vor- und Zurückschwingen vor allem der unteren Wirbelsäule zulässt, führt zu einer Aktivierung des unteren Dantian. Das ist im Qigong naturgemäß von Bedeutung, weil die Wirbelsäulenbewegung die Qi-Verteilung verstärkt.

2.4.5.4 Beckenboden

Gegen Ende der Ausatmung – wenn die Bauchdecke nach innen zieht – aktivieren wir den Beckenboden: Einerseits ziehen wir dabei den untersten Bereich des Rumpfes sanft nach oben (Aktivierung der unteren Beckenbodenmuskulatur, äußere Schicht). Andererseits ziehen wir leicht Schambein (vorne am Becken) und Kreuz- bzw. Steißbein (hinten am Becken) näher zusammen (Aktivierung der oberen Beckenbodenmuskulatur, innere Schicht).

Diese Aktivierungen werden mit dem Beginn der Einatmung wieder langsam gelöst.

Am tiefsten Punkt unseres Rumpfes liegt das Qi-Zentrum Huiyin, welches durch diese Aktivierung gehoben wird und in der Einatmung wieder sinkt.

Übung zur Bauchatmung

Achte darauf, dass der Unterbauch nicht durch Kleidung wie einen engen Hosenbund oder Gürtel eingeengt wird. Die Bauchatmung kann im Stehen und im Sitzen ausgeführt werden. Sie ist mit Einschränkungen auch im Liegen möglich.

Leg die Hände unterhalb vom Nabel auf die Bauchdecke, um die Atembewegungen des Bauches besser spüren zu können. Beginne mit einer Ausatmung und ziehe die Bauchdecke sanft nach innen. Erlaube, dass sich der untere Rücken weitet und das Becken nach hinten kippt. Beim Einatmen erlaube, dass sich die Bauchdecke nach vorne wölbt und das Becken nach vorne kippt. Wiederhole diese Übung einige Male.

Die Wirbelsäule schwingt beim Atmen vor und zurück. Wir bleiben groß, es entsteht kein Druck, der Hals bleibt weit.

Dann lausche absichtslos deinem Atem und nimm wahr, wie er sich anfühlt.

Die Atmung verbindet so auf harmonische und dynamische Weise die Bewegung des Körpers mit einem ruhigen Geist und dem Fluss des Qi.

Hinweise

- Die Beschreibung bezieht sich auf eine normale Bauchatmung.
- Der Wechsel von Aus- zu Einatmung soll allmählich und fließend und ohne Unterbrechung erfolgen.
- Je deutlicher die Ausatmung, desto leichter kann die Einatmung erfolgen.
- Die Bewegung der Wirbelsäule, im Speziellen der Lendenwirbelsäule, erhöht das Atemvolumen.

Ausatmung – Abb. 2.12a	Einatmung – Abb. 2.12b
Becken kippt nach hinten	Becken kippt nach vorne
Rücken weich und nachgiebig	Rücken sanft aktiviert
Bauchdecke eingezogen	Bauchdecke locker
Beine leicht gebeugt	Beine locker gestreckt

Erwachsene haben oft Hemmungen, die Bauchdecke deutlich nach vorne zu wölben, um nicht zu dick zu erscheinen. Wir möchten dich dazu ermuntern, mit Freude deinen Bauch beim Atmen zu bewegen.

Nimm dafür Babys und Kleinkinder zum Vorbild, die ruhig und entspannt den Bauch beim Atmen sehr deutlich bewegen.

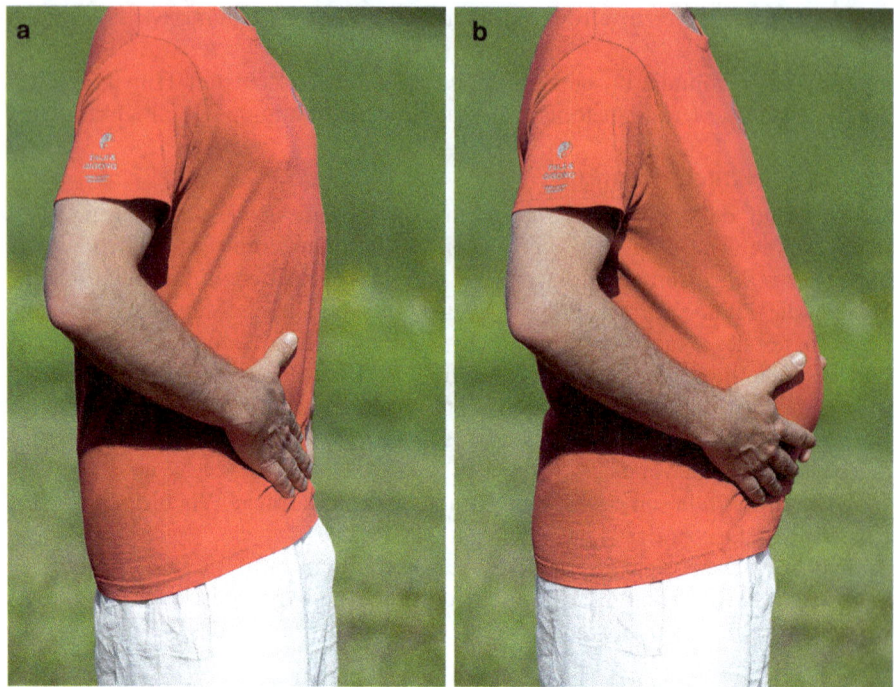

Abb. 2.12 a Bauchatmung – Ausatmung b Bauchatmung – Einatmung

2.4.5.5 Wirkung der Bauchatmung

- Baut Stress ab
- Die Einatmung fördert die Aktivierung des Sympathikus, die Ausatmung unterstützt die Aktivität des Parasympathikus
- Macht den Kopf frei: „Vom Kopf in den Bauch", weg vom vielen Denken
- Stärkt, erdet und beruhigt
- Stärkt das untere Dantian
- Verbessert die Durchblutung
- Senkt den erhöhten Blutdruck
- Massiert die inneren Organe und verbessert die Verdauung
- Verringert die Atemfrequenz

In den unteren Teilen der Lunge finden wir Nervenbahnen, welche mit dem Parasympathikus verbunden sind – daher wirken langsame, ruhige und tiefe Atemzüge entspannend. Schnelle, heftige und flache Atemzüge hingegen lösen eine verstärkte Aktivierung des Sympathikus aus, da die oberen Teile der Lunge mit den Nervenbahnen dieses Teils des autonomen Nervensystems verbunden sind.

Die Aktivierung des Sympathikus geschieht – besonders in Stresssituationen – innerhalb weniger Sekunden. Aus diesem Zustand wieder herauszukommen und in deutliche Erholungsphasen zu gelangen, kann hingegen viele Stunden in Anspruch nehmen.

Im Qigong setzen wir die Bauchatmung ein, um mit der Aufmerksamkeit ins Hier und Jetzt zu kommen und uns einzustimmen. Es hilft uns mit dem unteren Dantian in Kontakt zu kommen und es zu stärken.

Auch in deinem Alltag kannst du die Bauchatmung des Öfteren einsetzen:

- Wenn du Stress wahrnimmst, lenke deine Aufmerksamkeit in den Bauch und atme bewusst durch, bis du dich ruhiger und entspannter fühlst.
- Nimm dir vor einem Essen eine Minute Zeit und atme tief in deinen Bauch.
- Wenn du dich unruhig oder unsicher fühlst, besinne dich auf deine Atmung.

2.4.5.6 Brustkorb

Der Brustkorb – die Verbindung von Brustbein, Brustwirbelsäule und Rippen – ist einerseits stabil und dient als Schutz für die dahinterliegenden Organe, andrerseits ist er in sich beweglich und dies in alle Richtungen. Es macht Sinn, den oberen und unteren Anteil des Brustkorbes zu unterscheiden, da wie erwähnt unterschiedliche Teile des vegetativen Nervensystems damit in Verbindung stehen.

Ebenso bewegen sich die unterschiedlichen Teile in verschiedene Richtungen. Der obere Teil kann sich heben und senken. Wenn dieser Teil nicht gut sinkt – und damit Qi schwer Richtung Dantian gelangt – entsteht Atemstress und Druck im Brustraum. Im günstigsten Fall hebt sich dieser Teil am Ende der Einatmung leicht an und sinkt entspannt mit dem Beginn der Ausatmung.

Die seitlichen Rippen – der untere Teil des Brustkorbs – bewegen sich mehr links und rechts zu den Seiten. Die Seiten des Brustkorbs und damit die seitlichen Anteile der Lungen werden mit der Einatmung erweitert, und auch das Herz bekommt auf diesem Weg mehr Raum.

Übung zur Flankenatmung

Stell dich in die Grundstellung oder nimm auf einem Stuhl Platz, ohne dich anzulehnen. Richte dich entspannt auf. Atme ruhig durch. Lege die Hände auf die unteren Rippen. Beginne mit einer Ausatmung und lass die unteren Rippen nach unten und innen sinken. Erlaube deinen Schultern und dem Brustkorb dabei zu sinken – ◘ Abb. 2.13a.

Atme ruhig, langsam und sanft ein. Nimm wahr, wie sich deine Rippen in diesem Bereich zur Seite und nach oben bewegen und der untere Brustraum geweitet und sanft aktiviert wird – ◘ Abb. 2.13b.

Atme ohne Atempause wieder aus und spüre wie durch Entspannung die Rippen in ihre Ausgangslage zurückkehren.

Wiederhole diese Übung einige Male und spüre die Atembewegung in diesem Bereich.

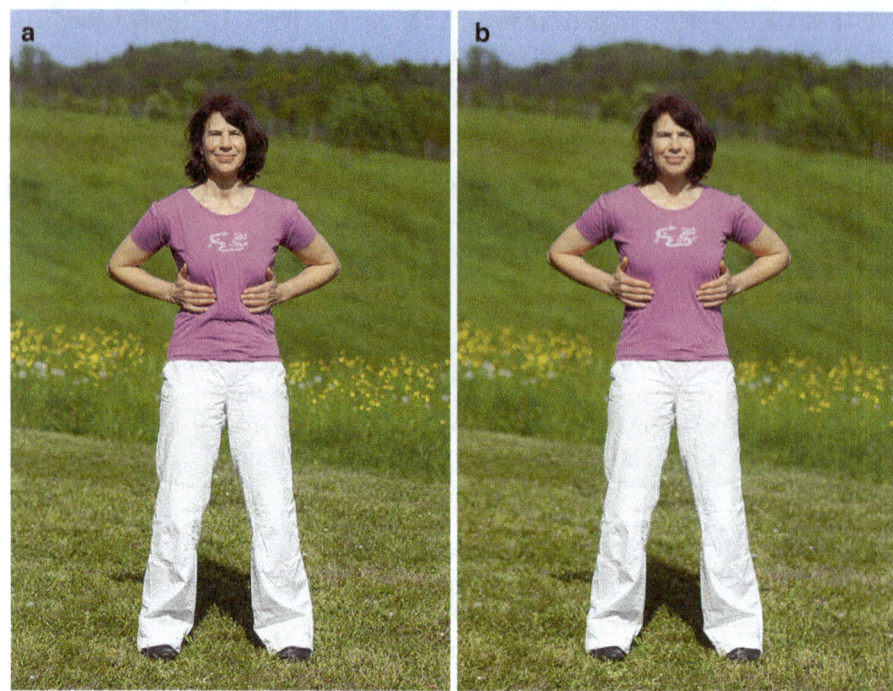

Abb. 2.13 a Flankenatmung – Ausatmung b Flankenatmung – Einatmung

- **Wirkung der Flankenatmung**

Durch die Dehnung der Flanken beim Einatmen bekommt die Lunge mehr Raum zur Entfaltung, was nicht nur die Atmung vertieft, sondern auch die Aufrichtung der Wirbelsäule sowie eine gute Haltung unterstützt. Sie massiert die inneren Organe in diesem Bereich.

Übung zur Brustatmung

Nimm eine bequeme aufrechte Haltung ein. Lege deine Hände auf das Brustbein. Beginne mit einer tiefen Ausatmung und lass deine Schultern und den Brustkorb entspannt sinken. Atme nun in den oberen Brustkorb ein. Erlaube deinem Brustbein nach vorne oben zu gehen – Abb. 2.14a. Spüre, wie sich der obere Bereich deiner Lunge weitet und öffnet. Entspanne nun und beobachte, wie sich bei der Ausatmung dein Brustkorb zusammenzieht und dein Brustbein nach unten und innen sinkt – Abb. 2.14b.

Achte darauf, den Atem nicht zu erzwingen, sondern ihn sanft und gleichmäßig fließen zu lassen. Spüre die leichte Qualität in jedem Atemzug.

Wiederhole diese Übung ein paar Mal und nimm anschließend die Wirkung wahr.

2.4 · Atmung

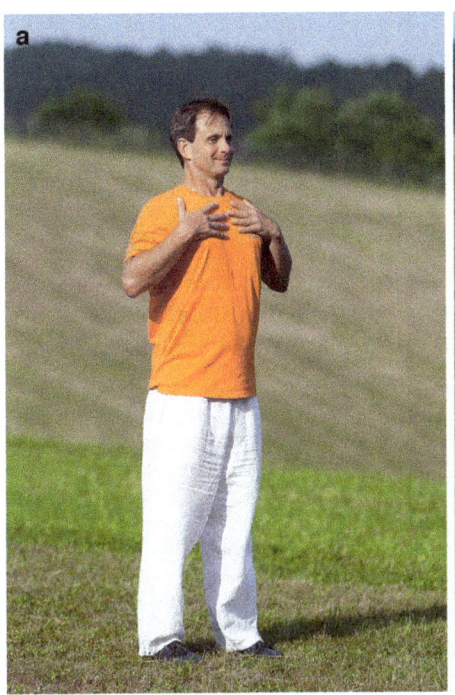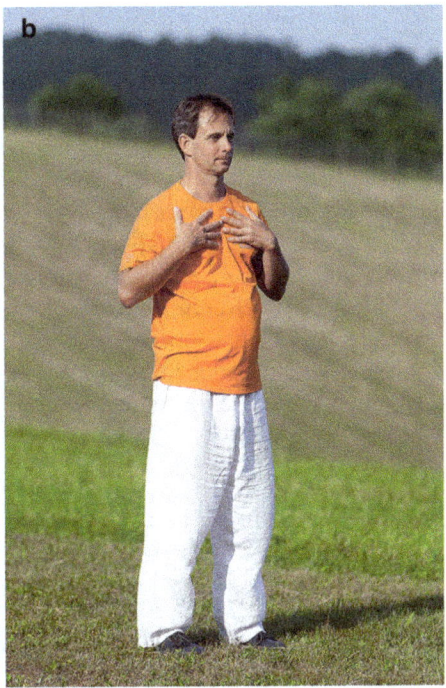

Abb. 2.14 **a** Brustatmung – Einatmung **b** Brustatmung – Ausatmung

- **Wirkung der Brustatmung**

Die Brustatmung weitet den oberen Bereich der Lunge und fördert die Flexibilität und Beweglichkeit des Brustkorbs. Sie unterstützt eine aufrechte und entspannte Haltung und kann Stress, emotionale Blockaden und Verspannungen im oberen Rücken, in den Schultern und im Nackenbereich lösen sowie das Herz öffnen.

> Wie zu Beginn des Abschnitts erwähnt, werden in der Bauch-Flanken-Brust-Atmung alle Atemräume verwendet. „Von unten nach oben einatmen, von oben nach unten ausatmen."
> Dabei verwenden wir mittlere Atemtiefe, also keine maximale Ein- oder Ausatmung.

2.4.6 Weitere Atemmethoden im Qigong

Im Folgenden werden häufig genutzte, spezielle Atemmuster beschrieben, sowie deren Auswirkungen auf unser Qi. Wir möchten an dieser Stelle darauf hinweisen, dass in verschiedenen Qigong-Schulen bestimmte Atemmethoden unterschiedlich bezeichnet und definiert werden.

2.4.6.1 Reinigende Atmung

Eine deutliche und verstärkte Ausatmung ist das Merkmal der reinigenden Atmung. Dabei wird durch die Nase eingeatmet und durch den geöffneten Mund ausgeatmet. Der Unterkiefer sinkt entspannt, sodass sich der Mund weiter als gewohnt öffnet. Die Zunge liegt entspannt im Unterkiefer. Die Ausatmung geschieht lautlos oder mit einem hörbaren „Hhhhhha". Wir atmen nicht allzu tief ein, die Ausatmung kann langsam und lange erfolgen oder kurz, mit dem Ziel rasch möglichst viel auszuatmen.

Mit dieser verstärkten Ausatmung setzen wir einen starken Impuls zur Reinigung und Befreiung. Ziel ist es, mithilfe der betonten Ausatmung verstärkt verbrauchtes Qi abzugeben. Manchmal löst sich dabei auch ein Seufzer. Danach wir fühlen wir uns erleichtert und der Atem fließt besser.

Während der Reinigenden Atmung kann die Intention auf folgende Qualitäten gerichtet werden:

Einatmung: Aufnahme von	Ausatmung: Abgabe von
Klarem	Trübem
Hellem	Dunklem
Leichtem	Schwerem
Frischem	Stickigem, Verbrauchtem
Reinem	Unreinem
Heilsamen	Krankmachendem

Diese Atmung wird bei „Reinigenden Übungen" (▶ Abschn. 3.5) eingesetzt; dort findest du auch ein Video, auf dem hörbar ausgeatmet wird.

2.4.6.2 Umgekehrte Atmung

Bei dieser Art zu atmen, dehnt sich mit der Ausatmung der Bauchraum aus, die Bauchdecke kommt nach vorne. In der Einatmung wird die Bauchdecke sanft nach innen gezogen. Der Rücken – insbesondere der Bereich der unteren Rippen – weitet sich und öffnet sich nach hinten.

Am Beginn der Einatmung wird der Beckenboden sanft nach oben gezogen, mit dem Beginn der Ausatmung wird der gesamte Beckenbodenbereich deutlich entspannt.

Diese Atemmethode wird auch „daoistische Atmung" oder „vorgeburtliche Atmung" genannt. Sie hat Yang-Qualität und wirkt anregend im Vergleich zur beschriebenen Bauch-Flanken-Brust-Atmung, die eine eher beruhigende Wirkung hat.

Die umgekehrte Atmung wird sowohl im Taijiquan als auch in verschiedenen Qigong-Übungen angewendet. Da es sich um ein spezielles Atemmuster handelt, ist es empfehlenswert, sich an qualifizierte Lehrende zu wenden, um es gut zu erlernen.

2.4.6.3 Dantian-Atmung

Die Dantian-Atmung ist eine spezielle Form der Bauchatmung, wobei wir vor allem den unteren Atemraum einsetzen.

Bei der Einatmung wölbt sich die Bauchdecke nach außen und der untere Rücken weitet sich. Das Zwerchfell senkt sich nach unten, der Beckenboden entspannt sich und sinkt nach unten. Wir stellen uns vor, dass sich der Dantian-Bereich wie ein Ballon nach allen Seiten ausdehnt.

Bei der Ausatmung wird die Bauchdecke mithilfe der Bauchmuskel wieder allmählich nach innen gezogen, der Beckenboden leicht hochgezogen und das Zwerchfell hebt sich wieder. Wir konzentrieren uns während dieser sehr bewussten Form der Atmung auf das untere Dantian.

Diese Form der Atmung hilft Stress abzubauen, die Konzentration zu steigern, massiert die Bauchorgane, kräftigt die wichtige Haltemuskulatur im Bauch- und Beckenbereich und aktiviert den Bereich von Mingmen. Das Bewusstsein für das wichtige Qi-Zentrum Dantian im Unterbauch steigt und Qi wird dort angereichert und zum Fließen gebracht.

Übung zur Dantian-Atmung

Stell dich locker aufgerichtet im schulterbreiten Stand hin – alternativ kannst du dich aufrecht auf den Vorderbreich eines Stuhles setzen. Wichtig ist, dass sich dein Bauch frei bewegen kann. Lege eine Hand auf den Unterbauch unterhalb des Nabels und die andere Hand auf den Rücken im Bereich des Mingmen. Atme durch die Nase tief und langsam ein und aus. Du kannst wahrnehmen, wie sich der gesamte Bereich zwischen deinen Händen nach vorne und hinten und zur Seite ausdehnt (◘ Abb. 2.15a) und wieder zusammenzieht (◘ Abb. 2.15b). Der Brustkorb bleibt dabei weitgehend ruhig. Als nächstes kannst du deine Aufmerksamkeit auf den Beckenboden richten und das leichte Heben (Anspannen) und Senken (Loslassen) desselben spüren.

2.4.6.4 Nierenatmung

Jede Art von Atmung, welche die Basis der Lungen bewegt, unterstützt die Nieren und die Nebennieren und massiert sie. Das gelingt dadurch, dass die unteren Rippen deutlich bewegt werden. Damit können wir auch die Zwerchfellrippenwinkel erreichen, die bei flacher Atmung kaum bewegt werden.

Um die Nierenatmung bewusst zu spüren, lege die Hände auf den unteren Rücken und beobachte, dass sich in der Einatmung der Nierenbereich weitet, und in der Ausatmung zieht sich dieser Bereich wieder zusammen. Dabei entspannt sich das Zwerchfell deutlich.

Lunge und Nieren stehen nach der TCM und in der Qigong-Theorie in einer wichtigen Beziehung zueinander. Aus diesem Blickwinkel sind die Nieren zuständig für die Einatmung und ihre Aufgabe besteht darin, Qi von der Lunge aufzunehmen. Die Nierenatmung fördert dies und stärkt so die Nieren. Betrachten wir den Entstehungszyklus der Fünf Wandlungsphasen nährt Metall das Wasser (siehe ▸ Abschn. 1.6.5).

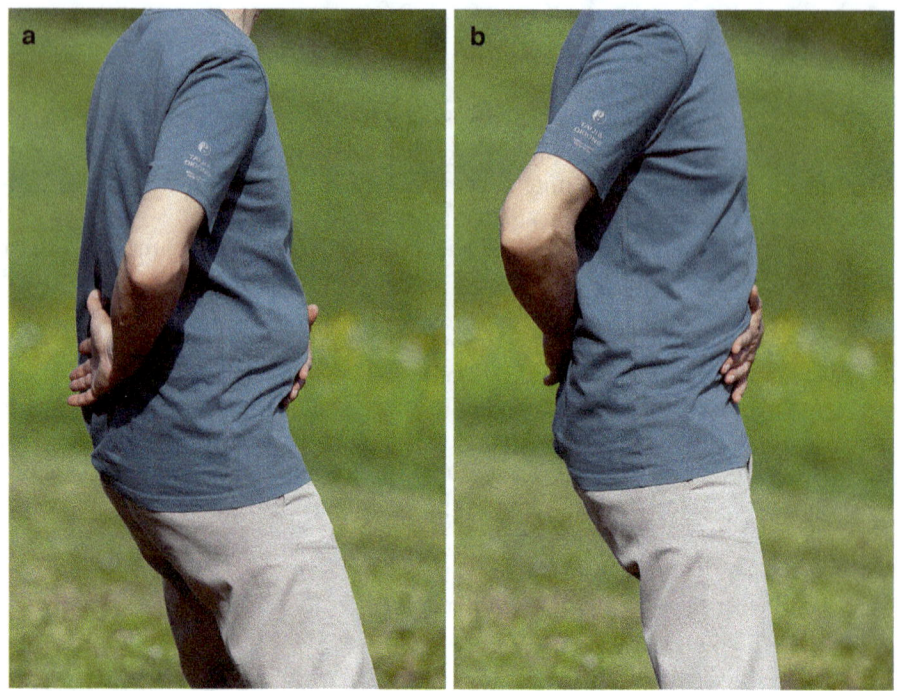

Abb. 2.15 a Dantian-Atmung: Einatmung b Dantian-Atmung: Ausatmung

Eine in diesem Zusammenhang zu empfehlende Maßnahme ist die Nierenmassage ▶ (Abschn. 3.10, Selbstmassage), welche Wärme zu den Nieren bringt und eine leichte Einatmung fördert.

2.4.6.5 Wind-Atmung

Die Grundlage der sogenannten Windatmung ist eine Bauch-Flanken-Brust-Atmung.

Der Atemrhythmus besteht hierbei aus zwei kurzen Einatmungen, einer Ausatmung und einer Phase, in welcher die Ausatmung weiter fließt. Diese Phasen werden als: Ein, Ein, „Aaauus" bezeichnet. Auf Chinesisch: Xi, Xi, Hu.

$$|\ \text{ein}\ |\ \text{ein}\ |\ \text{aus}\ |\!\longrightarrow\!|$$

Diese vier Phasen sind gleich lang, wobei die Betonung auf den ersten drei Phasen liegt. In der vierten Phase fließt die Ausatmung weiter. Durch diese besondere Atmung wird der Organismus deutlich aktiviert.

Die Windatmung wird beim Qigong-Gehen angewendet. Wenn Lehrende diese Atemphasen mitsprechen, verdeutlicht sich der Rhythmus der Übung. Du kannst dir beim Üben auch innerlich diesen 4er-Rhythmus vorsprechen.

Diese aktivierende Atemtechnik sollte bei Bluthochdruck oder Herzkrankheiten mit Vorsicht angewendet werden. In solchen Fällen wird eine normale Bauchatmung empfohlen.

2.4.7 Die Lunge aus dem Blickwinkel der Traditionellen Chinesischen Medizin (TCM)

In der TCM wird die Lunge als „Meisterin des Qi" bezeichnet. Aus der Atemluft extrahiert die Lunge den Sauerstoff und das Qi. Mit der Ausatmung scheidet sie Verbrauchtes aus. Die Lunge ist nicht nur für die Atmung zuständig, sondern spielt auch eine zentrale Rolle in der Verteilung des Qi.

2.4.7.1 Lunge und Herz

Die Lunge bildet zusammen mit dem Herz, dem „Meister des Blutes" eine funktionelle Einheit. Qi und Blut wirken zusammen. Wo Qi fließt, fließt Blut. Ein harmonisches Fließen des Qi fördert die Blutzirkulation. Anderseits beherbergt und nährt Blut das Qi. Ein gesundes Blut ermöglicht es dem Qi, ungehindert durch den Körper zu fließen und seine lebenserhaltenden Funktionen auszuführen. Störungen in einem der beiden Systeme beeinträchtigen das andere. Zum Beispiel kann eine Qi-Schwäche zu einer mangelhaften Blutbildung führen, während eine mangelhafte Blutqualität das freie Fließen des Qi behindern kann.

2.4.7.2 Lunge und Milz

Die Lunge bildet zusammen mit der Milz die Quelle des nachgeburtlichen Qi. Das Qi, das der Magen aus der Nahrung extrahiert, wird durch die Milz nach oben zur Lunge geleitet. Das aus der Luft gewonnene Qi und das aus der Nahrung gewonnene Qi sammeln sich im Brustkorb und bilden zusammen das Sammel-Qi (Zong Qi) (siehe ▶ Abschn. 1.4.2). Arbeiten die Lunge und das Zong Qi gut zusammen, ist auch die Atmung harmonisch. Ist eines der beiden schwach oder blockiert, ist auch die Atmung beeinträchtigt. Auch Verdauungsstörungen können auftreten.

2.4.7.3 Lunge und Verteilung des Qi

Die Lunge ist zuständig für die Verteilung des Wahren Qi (Zhen Qi), das aus dem Sammel-Qi und dem vorgeburtlichen Qi der Niere besteht. Damit die Qi-Verteilung gut funktionieren kann, braucht es drei Wirkrichtungen der Lunge: Eine ausdehnende, eine zusammenziehende und eine absinkende. Die ausdehnende Bewegung ist notwendig, damit die Lunge das Qi nach außen an die Hautoberfläche und in den äußeren Muskelschichten verteilen kann: Dieses Qi wird dann als Abwehrendes Qi (Wei Qi) bezeichnet. Die zusammenziehende Bewegung ist notwendig, damit das Qi, nach innen zu den inneren Organen gelenkt werden kann. Es wird als Nähr-Qi (Ying Qi) bezeichnet.

Die absenkende Bewegung führt das Qi nach unten zur Niere. Kann die Lunge das Qi nicht ordentlich herabführen oder die Niere das Qi der Lunge nicht richtig aufnehmen, kommt es zu Atembeschwerden. Ist die Lunge in ihrer Rolle als Qi-Verteilungsorgan beeinträchtigt, kann es auch zu Stagnationen von Qi und Körpersäften kommen. Eine tiefe Bauchatmung fördert die Kommunikation von Lunge und Niere.

2.4.7.4 Lunge und Verteilung der Körpersäfte

Die Lunge ist beteiligt an der Regulierung des Wasserhaushaltes und der Verteilung der Körpersäfte (Jin Ye), wie zum Beispiel Tränenflüssigkeit, Gelenksschmiere, Speichel, Lymphe. Sie verwandelt die Körpersäfte in einen feinen Dampf, der ähnlich wie das Qi im ganzen Körper verteilt wird. So wird nicht nur unsere Haut befeuchtet und gut genährt, sondern auch die Schleimhäute etwa in der Nase, im Magen und im Darm. Außerdem öffnet und schließt die Lunge die Poren. Ein schwaches Lungen-Qi kann etwa zu Hauttrockenheit oder zu übermäßigem Schwitzen führen.

Das zugeordnete Sinnesorgan der Lunge ist die Nase. Sie gilt als die obere Öffnung der Lunge, die Blase als ihre untere.

2.5 Die geistige Ausrichtung im Qigong

Wir haben bereits herausgearbeitet, dass es sich im Qigong um eine ganzheitliche Übungspraxis handelt und dass die dahinterstehende Weltsicht von einer physisch-energetisch-psychisch-geistigen Einheit des Menschen ausgeht. Dementsprechend spielen beim Üben nicht nur die physischen Aspekte eine Rolle. Es genügt nicht, den Körper in die richtige Position zu bringen, die Bewegungen korrekt auszuführen und eine gute Atmung zu erlernen. Vielmehr ist es von zentraler Bedeutung, mit welcher geistigen Haltung wir üben, wie achtsam wir sind und wo wir unsere Aufmerksamkeit hinlenken. Ein ruhiger, friedlicher und offener Geisteszustand und das bewusste Handeln im Hier und Jetzt sind die idealen Voraussetzungen für wirkungsvolles Üben. Gleichzeitig kann das achtsame Üben von Qigong diesen Geisteszustand fördern.

2.5.1 Selbstwahrnehmung

Wie fühlt sich deine linke Schulter gerade an? Wann hast du das letzte Mal bewusst Kontakt zu deiner Leber aufgenommen? Ist dir bewusst, wie du atmest? Wie sitzt du, wenn du dies liest?

Wenn wir Qigong üben, so ist ein wesentlicher Aspekt unserer Praxis die Schulung der Selbstwahrnehmung. Was spüre ich? Wie fühlt sich mein Körper, bestimmte Körperbereiche an? Vor der Übung, währenddessen und danach? Welche Rückmeldungen bekomme ich aus meinem Organismus? Wie geht es mir gerade?

Wollen wir diese Fragen beantworten, so kommt uns zugute, dass die meisten Übungen langsam ausgeführt werden und dass wir auch immer wieder Pausen einlegen, in denen wir bewusst registrieren, welche Effekte die gerade durchgeführte Übung hat. Es gibt dabei keine Vorgaben, nichts Bestimmtes, was zu erreichen, zu spüren wäre. Es geht um Achtsamkeit, das bewusste Wahrnehmen dessen, was ist, ohne Bewertung und Beurteilung.

Im hektischen Alltag wird uns oft nicht bewusst, welche Signale uns unser Organismus sendet. Zu sehr sind wir mit der Erledigung von Aufgaben beschäftigt. Unsere Sinne und unser Bewusstsein sind auf Dinge und Ereignissen außerhalb von uns gerichtet. Oder aber, wir grübeln, machen uns Sorgen und wälzen Gedanken. Auch in diesem Fall ist unsere Wahrnehmung von aktuellen Informationen aus unserem Organismus, aber auch aus unserer Umwelt eingeschränkt.

- **Innenwahrnehmung und Tiefensensibilität**

Die Innenwahrnehmung bezieht sich auf alles, was auf körperlicher, emotionaler und seelischer Ebene geschieht.

Dadurch, dass wir im Qigong Bewegungen sehr bewusst durchführen, uns Zeit dafür nehmen und Bewegungsabläufe oft viele Male wiederholen, schulen wir die Propriozeption (Wahrnehmen von Muskeltätigkeit und Schmerzempfinden) und die Viszerozeption (die Wahrnehmungen in Verbindung mit unseren Organen und deren Tätigkeit) und holen die Meldungen aus unserem Organismus auf eine bewusste Ebene.

> Alle Muskeln, Sehnen und Gelenke sind mit Sensoren ausgestattet, die Informationen über Druck, Temperatur, Gelenkstellungen, Spannungszustände und vieles mehr an unser Gehirn leiten. Eine besonders hohe Dichte dieser Sensoren durchzieht die Faszien und damit den gesamten Körper. Mit etwa 250 Mio. sensorischen Nerven stellt das Fasziennetzwerk sogar unser reichhaltigstes Sinnesorgan dar.

Wir bekommen also Informationen darüber, in welcher Lage und Ausrichtung sich unser Körper im Raum befindet, wie angespannt oder entspannt Muskelbereiche sind, wie unsere Gelenke stehen und sich bewegen. So können wir auch Bewegungsabläufe bewusst beeinflussen und besser koordinieren.

Darüber hinaus erhalten wir Informationen über unseren Gemütszustand, unsere psychische und geistige Verfassung.

Die häufige Wiederholung ein und derselben Bewegungsfolge gibt uns die Möglichkeit, Wahrnehmungen zu vergleichen, Veränderungen und Entwicklungen festzustellen.

Neben der Verbesserung und Verfeinerung der Selbstwahrnehmung bzw. Eigenwahrnehmung (der Wahrnehmung der eigenen Person), verändert sich durch das Üben von Qigong auch unser Körperschema, d. h. die Vorstellung, die wir von unserem Körper, seinen Grenzen und seiner Lage im Raum haben. Diese Vorstellung gibt uns Orientierung.

An dieser Stelle möchten wir erwähnen, dass die Körperwahrnehmung und die daraus abgeleitete Vorstellung von unserem Körper und seiner Bewegung im Raum ein fortlaufender Prozess sind. Erfahrungsgemäß weicht unsere Vorstellung von dem, was wir tun und dem, was wir tatsächlich tun, voneinander ab. Wir können und müssen unser Bild von dem, welche Körperhaltung wir einnehmen, wie wir Bewegungen durchführen usw. laufend mit unseren sinnlichen Wahrnehmungen abgleichen und uns so immer weiter der Realität annähern. Dabei ist es sehr hilfreich, wenn die Selbstbeobachtung durch Fremdbeobachtung, z. B. durch eine Lehrperson oder andere Übende ergänzt wird.

Durch die zunehmend bessere Wahrnehmung von uns selbst und die Veränderung von Haltungen und Gewohnheiten, die sich bei bewusstem Üben einstellen, verbessert sich auch unsere Präsenz.

2.5.2 Entspannte Aufmerksamkeit

Um beim Üben von Qigong gute Wirkungen zu erzielen, versetzen wir uns in einen Zustand von wacher, aber entspannter Aufmerksamkeit.

Mit entspannter Aufmerksamkeit zu üben, bedeutet ganz im Hier und Jetzt sein und ganz bei sich zu sein. Dabei schulen wir die Wahrnehmung, registrieren verschiedene Empfindungen und lassen Gedanken und Sorgen los. Eine Balance von Aufmerksamkeit nach innen (Yin) und Wahrnehmung des Außen (Yang) kann sich einstellen. Beim Üben in der Natur wird der positive Effekt noch verstärkt, wenn die Umgebung als ausgleichend und kraftspendend wahrgenommen wird.

Oft verwechseln wir Aufmerksamkeit mit Konzentration. Wie das Wort schon sagt, bedeutet Kon-Zentration die Sammlung in einem Punkt. Dies führt zu einer Verengung, oft in Verbindung mit körperlicher Anspannung und Stagnation des Qi. Für das Üben von Qigong brauchen wir aber in jeder Hinsicht einen „weiten Blick". Wir wollen ganz dabei sein, ohne uns dabei eng zu machen, alles wahrnehmen, ohne es zu bewerten.

2.5.2.1 Übung zur Entwicklung entspannter Aufmerksamkeit

Stelle dich in die Grundstellung. Die Füße sind in gutem Kontakt mit dem Boden, das Gewicht sinkt nach unten, der Kopf wird leicht. Richte deinen Blick in die Ferne, ohne einen Punkt zu fixieren, lasse deinen Blick vielmehr weit werden, sodass auch die Bilder vom Rand deines Sehfeldes wahrgenommen werden können.

Spüre, was sich links und rechts und hinter dir befindet. Nimm die Eindrücke aus deiner Umgebung, einen eventuellen Luftzug und die Geräusche wahr, aber hänge dich nicht daran, sondern lass diese Wahrnehmungen wieder in den Hintergrund treten.

Beobachte deinen Atem und finde einen guten Atemrhythmus. Der Brustkorb kann sich frei heben und senken. Richte deine Aufmerksamkeit auf das untere Dantian und lege eventuell die Hände auf diesen Bereich. Du kannst nun diesen Zustand der Gelassenheit und inneren Ruhe genießen und gleichzeitig wach deine Umgebung wahrnehmen.

Vor und zwischen den Qigong-Übungen wird diese Qualität der entspannten Aufmerksamkeit immer wieder kultiviert. Mit entsprechender Erfahrung wird es auch immer leichter, diesen Zustand auch während des Übens aufrecht zu halten, sodass sich die bestmögliche Wirkung entfalten kann.

2.6 Qi in den Übungen

» *Was bedeutet also Qigong? Mit Qigong bezeichnet man Übungsmethoden, durch die man lernt, das Qi zu fühlen, es zu vermehren, es zu stärken und zu leiten* (Zöller 2009, S. 17).

Das primäre Ziel im Qigong ist es, Qi zum Fließen zu bringen, also Stagnationen und Blockaden zu lösen, und Qi aufzubauen. In den Abschnitten über Qi (▶ Abschn. 1.4.1) und die Regulationen im Qigong (▶ Abschn. 2.2) haben wir bereits allgemein beschrieben, auf welchen Ebenen wir Qi beeinflussen und lenken können. Nun wollen wir genauer darauf eingehen, welche konkreten Möglichkeiten der Beeinflussung wir haben, um je nach Übung und Zielsetzung die gewünschte Wirkung zu erzielen.

2.6.1 Schwerpunkte der Arbeit mit Qi

2.6.1.1 Qi wahrnehmen

Wir können Qi unterschiedlich wahrnehmen, zum Beispiel als Wärmegefühl, feines Kribbeln, Zittern oder Pulsieren etwa in den Laogong. Es kann sich auch wie ein sanftes Fließen oder eine Welle anfühlen, die durch die Wirbelsäule oder andere Bereich strömt.

Wenn wir Qi durch den Körper fließen lassen, kann es sein, dass sich bestimmte Körperstellen wärmer oder kühler anfühlen. Diese Wahrnehmungen zeigen uns, wo zu wenig Qi vorhanden ist, wo es blockiert oder wo es besonders stark ist.

Fließt Qi ungehindert, kann sich der Körper ganz leicht anfühlen. Der Geist ist ruhig und klar. Dieser Zustand ermöglicht eine tiefe Verbundenheit mit sich und der Welt, ein Gefühl des Ganz-Eins-Seins mit den Kräften des Dao.

In den Händen kann Qi besonders leicht gespürt werden. Die folgende Übung unterstützt dich dabei, das Qi in den Händen zu spüren.

Übung: Einen Qi-Ball formen

Beginne, indem du deine Handflächen sanft aneinander reibst, bis sie warm werden. Massiere die Laogong-Zentren in den Handflächen, um dein Qi zu aktivieren. Nun halte deine Hände locker und entspannt mit den Handflächen zueinander. Spüre nun in den Raum zwischen deinen Händen hinein. Vielleicht nimmst du ein Kribbeln, Wärme oder eine sanfte Kraft wahr. Bewege deine Hände langsam aufeinander zu und wieder auseinander. Achte darauf, wie sich zwischen deinen Händen eine „unsichtbare Kraft" oder ein leichter Widerstand formt – fast wie ein Ball. Je nachdem, wie du deine Hände bewegst, kannst du diesen Qi-Ball beeinflussen und gestalten. Beobachte, wie er sich verdichtet und verändert. Atme ruhig und gleichmäßig. Führe schließlich deinen Qi-Ball mit der Intention des Speicherns in dein unteres Dantian. Lege dabei deine Hände auf deinen Unterbauch.

Diese Übung entwickelt deine Wahrnehmung für Qi. Sie hilft dir, dein Qi bewusst wahrzunehmen und zu sammeln. Hast du diese Erfahrung einmal gemacht, fällt es dir leichter, Qi im ganzen Körper zu spüren.

2.6.1.2 Qi bewegen und aktivieren

In jeder Qigong-Übung bewegen wir Qi auf die eine oder andere Art, es gibt jedoch Übungen, mit denen das rascher und leichter möglich ist. Beispiele dafür sind etwa die in ▶ Kapitel 3 beschriebene „Schüttelübung" (▶ Abschn. 3.3.3), Übungen zum Mobilisieren von Gelenken („Die Gelenke lockern und bewegen" (▶ Abschn. 3.3.2), die „Schwungübung" (▶ Abschn. 3.3.4), sowie generell schnelle Bewegungen, denn auch damit lässt sich der Qi-Fluss sehr gut anregen. Qigong-Gehen mit der Windatmung ist ebenfalls gut geeignet, um Stauungen zu lösen.

2.6.1.3 Qi leiten

Im Alltag brauchen wir uns darüber keine Gedanken zu machen, was mit dem Qi geschehen soll, denn:

> *Qi ist schlau – es findet seinen Weg.*

Gemäß dem Spruch „Yi Dao, Qi Dao" (übersetzt: Qi folgt Yi), können wir Qi aber auch bewusst lenken.

Qi effektiv zu leiten, ist eine Kunst. Sie erfordert die Synchronisierung der drei Regulationen. Erfahrungsgemäß braucht es einige Zeit und beständiges Üben, um nachhaltige Ergebnisse zu erreichen. Es folgen nun ein paar vertiefende Einblicke, wie wir das Qi lenken können:

Wir beginnen eine Übung in einem Zustand entspannter Aufmerksamkeit, zentriert und mit einem ruhigen Geist im Hier und Jetzt. Eine klare Vorstellung davon, was wir mit der Übung erreichen wollen oder wo unsere Qi hinfließen soll, setzt den Impuls. Die geistige Komponente Yi übernimmt dabei die Führung und leitet das Qi. Yi ist dabei immer an eine innere oder äußere Bewegung gekoppelt und das Qi folgt auf seinen natürlichen Bahnen. Der Atem verbindet Körper und Geist und nährt das Qi.

- **Beispiele, wie wir das Qi in verschiedene Richtungen lenken können**

Wollen wir Qi vom Dantian nach oben lenken, können wir so vorgehen: Wir richten unser Yi ins Dantian und von dort nach oben. Dementsprechend führen wir die Hände achtsam und entspannt nach oben über den Kopf. Das Qi folgt nun auf seinen von der Ganzkörperbewegung natürlich geöffneten Bahnen nach oben. Die Atmung gibt dem Qi dafür den notwendigen Antrieb. Anschließend können wir das Qi wieder von oben nach unten leiten. Wiederum achten wir darauf, dass wir mit unseren Bewegungen die Wege frei machen, sodass wir Qi zu Dantian zurückführen können. Die Entspannung und das bewusste Wahrnehmen des Körpers sind dabei wesentlich.

Genau so können wir mit einer beabsichtigten Bewegung Qi nach links und mit einer ebenso achtsamen Bewegung nach rechts lenken. Wir können Qi auch vom Dantian zu den Zehen- und Fingerspitzen oder zu den Qi-Zentren in Händen und Füßen leiten und von dort zurückführen.

Oder Qi gezielt von der Erde über die Füße in den Körper aufsteigen lassen.

Das Verweilen der Aufmerksamkeit in Qi-Zentren, Akupunkturpunkten, Organen, Gelenken und unterschiedlichen Körperbereichen kann den Qi-Fluss zu diesen Bereichen stimulieren und die Sensitivität erhöhen. (siehe auch die oben beschriebene Übung „Einen Qi-Ball formen" (▶ Abschn. 2.6.1.1).

Es gibt im Qigong auch Schulen, welche Yi gezielt entlang von Leitbahnen führen. Auch beim Kleinen Himmlischen Kreislauf wird Qi entlang der Gefäße von Du Mai und Ren Mai gelenkt.

Beim Leiten von Qi ist es wichtig, geduldig vorzugehen, nicht auf schnelle Ergebnisse fixiert zu sein, da zu starke Konzentration das natürliche Fließen des Qi blockiert und zu Stagnationen führen kann.

2.6.1.4 Qi ausgleichen und harmonisieren

Das oben beschriebene Lenken des Qi in verschiedene Richtungen aktiviert und stärkt den ganzen Körper und balanciert Ungleichgewichte aus. Es verteilt Qi harmonisch zwischen oben und unten, links und rechts. Dies geschieht vor allem, wenn wir die Yin- und Yang-Phasen in den Übungen deutlich differenzieren und zum Ausdruck bringen. Mit runden Bewegungen, fließenden Übergängen ohne Brüche im Bewegungsablauf gelingt das sehr gut. Übungen mit einer hohen Wiederholungszahl sind auch besonders gut geeignet, da wir so leichter in einen Flow kommen. Übungssysteme wie die Seidenfadenübungen (Chansi Gong), Taiji-Qigong und Spiral-Qigong seien hier beispielhaft erwähnt. Im Übungsteil dieses Buches finden sich auch Übungen mit Schritten (Harmonisierende Übungen im Gehen, ▶ Abschn. 3.7), bei denen die Harmonisierung im Vordergrund steht.

2.6.1.5 Qi abgeben

Das Motto hier ist: Altes loslassen, um Frisches aufzunehmen. Wenn du dich energielos fühlst, kann es sehr befreiend und erfrischend sein, Altes abzustreifen, um Raum für Neues zu schaffen. Wir machen das mit jeder Ausatmung, wenn wir Kohlendioxid abgeben, das für unseren Organismus ein Abfallprodukt ist, aber von den Pflanzen in der Photosynthese in etwas Wertvolles transformiert wird.

Mit der „reinigenden Atmung" (▶ Abschn. 2.4.6.1) in der Übung „Von oben nach unten Austreifen" (▶ Abschn. 3.5.1) lösen wir uns von Belastendem. Auch beim Übungssystem der Heilenden Laute (Liu Zi Jue) kann stickiges Qi mit speziellen Lauten aus den Organen ausgeleitet werden.

Bei Schmerzen können wir das Prinzip des Abgebens ebenfalls anwenden und mithilfe der Vorstellung ausleiten.

2.6.1.6 Qi aufnehmen

Qi ist im Überfluss vorhanden. Um diese Fülle des Lebens aufnehmen zu können, ist es wichtig, dass wir uns öffnen und innerlich bereit dafür sind. Das können wir überall und jederzeit tun, an schönen Plätzen oder in einer Gruppe, in der wir uns wohlfühlen, kann es intensiver sein. Dann entsteht eine Resonanz mit der pulsierenden und lebenssprühenden Qi-Qualität.

Bei Übungen, die das Ziel haben, Qi aufzunehmen und zu vermehren, wie bei den Übungen zur Aufnahme von Qi (▶ Abschn. 3.6), geschieht dies vornehmlich in der Einatmung. Die Möglichkeit Qi aufzunehmen ist natürlich bei jeder Qigong-Übung gegeben, steht aber nicht immer im Vordergrund.

2.6.1.7 Qi sammeln, speichern und konzentrieren

Um Qi zu sammeln und zu speichern, verweilen wir zum Abschluss einer Qigong-Stunde oder einer einzelnen Übung noch einige Atemzüge lang in Ruhe mit der Aufmerksamkeit im unteren Dantian. Auch während einer Übung kann Qi gesammelt werden. Dazu werden die Bewegung und die Intention auf das Sammeln ausgerichtet (siehe Qi aufnehmen, ▶ Abschn. 2.6.1.6) und Qi beispielsweise mit jeder Ausatmung zum unteren Dantian gelenkt.

Die Ausrichtung auf dieses Zentrum ist die erste Wahl, wenn es um die Sammlung bzw. Speicherung des Qi geht. Sollte dies unangenehm sein, zum Beispiel bei Bauchschmerzen, empfiehlt es sich, auf das Qi-Zentrum Mingmen auszuweichen. Für manche kann auch das mittlere Dantian infrage kommen. Beim Sammeln von Qi im mittleren Dantian ist jedoch Vorsicht geboten, da eine höhere Qi-Konzentration in diesem Bereich zu Unruhe führen kann.

In der TCM gibt es zwei weitere Ebenen, die im Zusammenhang mit der Speicherung von Qi betrachtet werden können:

Die acht Gefäße (Ba Mai): Diese gelten als Speicherbecken für das Qi und verteilen es zu den Leitbahnen und gleichen Überschüsse und Mängel aus.

Der Funktionskreis Niere/Blase, der für die Speicherung des vorgeburtlichen Qi zuständig ist.

Das gesammelte Qi wird dann vom Organismus dorthin verteilt, wo es gebraucht wird. Qi kann zum einen nach außen schützend wirken und als Wei Qi die Widerstandsfähigkeit gegen negative Einflüsse von außen wie Wind, Kälte, Hitze, Stress, Streit etc. erhöhen. Zum anderen kann es nach innen nährend wirken, die Organe und das nachgeburtliche Qi stärken.

2.6.1.8 Qi aufbauen und verfeinern

Ziel einer regelmäßigen Qigong-Praxis ist es, einen möglichen Qi-Mangel auszugleichen und den Qi-Level im Organismus nachhaltig zu heben. Dies gelingt uns durch bewusstes Üben über einen längeren Zeitraum.

Dabei geht es nicht nur um die Quantität des gesammelten Qi, sondern auch um eine positive und nährende Qualität, eine Verfeinerung. Eine ruhige Geisteshaltung und die klare Vorstellung, beim Üben Trübes loszulassen, Klares und Reines aufzunehmen und im Körper zu verteilen beziehungsweise zu sammeln, sowie Überschüsse und Defizite auszugleichen heben die Qualität. Die Freude am Üben, das bewusste Genießen der positiven Wirkungen und die Anerkennung der eigenen Erfolge tragen ebenfalls zur Verfeinerung bei.

2.6.1.9 Qi spontan fließen lassen

Nachdem Qi in Übungen angeregt wurde und besser zirkuliert, gibt es die Möglichkeit Qi frei fließen zu lassen, es einfach zu beobachten und der Qi-Bewegung absichtslos zu folgen. Diese Methode nennt sich Spontanes Qigong (▶ Abschn. 1.2.3.3). Als Abschluss lässt man das Qi zur Ruhe kommen und beendet die Übung mit einer bewussten Qi-Sammlung.

2.6.1.10 Qi aussenden

Dies ist eine spezielle Art, Qi zu lenken. Qi-Übertragungen zu therapeutischen Zwecken, das sogenannte Wai Qi Liao Fa, sind das Hauptanwendungsgebiet dieser Methode. Sie kann mit oder ohne direkten Körperkontakt erfolgen und nimmt Einfluss auf das Qi anderer Lebewesen.

Es ist aber auch möglich, diese Methode in der eigenen Übungspraxis zu verwenden. So können wir nach einer bewegten oder stillen Übung, während der sich viel Qi in unseren Händen angereichert hat, diese auf den unteren Rücken, die Knie oder die Augen legen und gezielt diesen Bereich mit Qi versorgen. Du kannst dich auch von deinem Körper leiten lassen bei der Entscheidung, wo du die Hände hinlegst.

2.6.1.11 Der Austausch von Qi mit dem Außen

Als Teil der Natur und des Kosmos stehen wir im ständigen Austausch mit unserer Umwelt, atmen Sauerstoff ein und Kohlendioxid aus, nehmen Nahrung auf und scheiden für uns Unbrauchbares aus. Ebenso verhält es sich mit Qi, welches ein Kontinuum in uns und in unserer Umgebung bildet und in unterschiedlichen Qualitäten in und um uns vorhanden ist. Wenn wir Qigong üben und auf die oben beschriebenen Arten Einfluss auf unser Qi-System nehmen, tauschen wir uns daher immer mit dem aus, was um uns ist. Besonders deutlich wird dies, wenn wir den Fokus beim Üben auf das Abgeben oder Aufnehmen von Qi lenken.

So wie wir die Aufmerksamkeit vermehrt nach innen, auf den freien Fluss des Qi durch die Herstellung innere Weite und Durchlässigkeit richten können, können wir uns auch verstärkt dem Austausch mit der Natur zuwenden und uns bewusst mit dem Qi der Erde und des Himmels oder von Pflanzen, Bäumen und besonderen Plätzen verbinden. Durch die Ausrichtung von Yi auf diese Kräfte können wir unser Qi verstärkt fließen lassen und erschließen uns eine weitere

Dimension, die unsere Selbstheilung, unsere persönliche wie spirituelle Entwicklung unterstützt.

> *Der Mensch lebt inmitten von Qi*
> *Und Qi erfüllt den Menschen.*
> *Angefangen bei Himmel und Erde*
> *Bis zu den zehntausend Wesen,*
> *Wer Qi zu führen weiß,*
> *Nährt im Inneren seinen Körper*
> *Und wehrt nach außen schädliche Einflüsse ab.*
> Ge Hong (Engelhardt 1997).

Literatur

Engelhardt U (1997) Die klassische Tradition der Qi-Übungen (Qigong). MLV, Uelzen
Huang J, Wurmbrand M (Hrsg) (1990) Primordial breath: an ancient Chinese way of prolonging life through breath control, Bd 1: Seven treaties from the Taoist Canon, the Tao Tsang. Cirencetser
Middendorf I (1995) Der Erfahrbare Atem: Eine Atemlehre. Junfermann, Paderborn
Nestor J (2020) Breath, Atem: Neues Wissen über die vergessene Kunst des Atems. Piper, München
Skuban R (2020) Die Buteyko-Methode: Wie wir unsere Atmung verbessern für mehr Gesundheit und Leistungsfähigkeit im Alltag, Beruf, Yoga und Sport. Crotona, Amerang
Salvesen C (2020) Leben wie Musik. Band 2: Melodie – Herz – Himmel. BoD, Norderstedt, S 20
Schwind P (2014) Faszien: Gewebe des Lebens. Irisiana, München
Ullenbrook J (1995) Tao-te-king: das Buch vom rechten Weg und von der rechten Gesinnung. Ullstein, Frankfurt, S 133, 207
Unverzagt C (2019) Klassische Schriften des Taijiquan. BoD, Nordstedt, S 16
Yang J (2006) Qigong meditation: small circulation. Boston, S 119
Zöller J (2009) Das Tao der Selbstheilung. Bacopa, Schiedlberg

Qigong-Basisübungen

Inhaltsverzeichnis

3.1 Empfehlungen für die Übungspraxis – 103
3.1.1 Praktische Hinweise – 103
3.1.2 Yin und Yang in der Übungspraxis – 106
3.1.3 Kontraindikationen im Qigong – 107

3.2 Häufig verwendete Schrittstellungen – 108
3.2.1 Qigong-Grundstellung – 108
3.2.2 Bogenschritt (Gongbu) – 109
3.2.3 Reiterstand (Mabu) – 110

3.3 Vorbereitende Übungen – 110
3.3.1 Die Körpermitte aufwärmen – 110
3.3.2 Die Gelenke bewegen und lockern – 111
3.3.3 Schüttelübung – 123
3.3.4 Schwungübung – links und rechts drehen – 124

3.4 Den Himmel mit beiden Händen stützen – 126
3.4.1 Bewegungsablauf – 126
3.4.2 Hinweise – 129
3.4.3 Wirkungen – 130

3.5 Reinigende Übungen – 130
3.5.1 Reinigen: Von oben nach unten Austreifen – 130
3.5.2 Reinigende Übung für die Beine: Kicks – 134

Ergänzende Information Die elektronische Version dieses Kapitels enthält Zusatzmaterial, auf das über folgenden Link zugegriffen werden kann ▶ https://doi.org/10.1007/978-3-662-71263-4_3. Die Videos lassen sich durch Anklicken des DOI-Links in der Legende einer entsprechenden Abbildung abspielen, oder indem Sie diesen Link mit der SN More Media App scannen.

© Der/die Autor(en), exklusiv lizenziert an Springer-Verlag GmbH, DE, ein Teil von Springer Nature 2026
A. Fischwenger et al., *Der Weg des Qigong*,
https://doi.org/10.1007/978-3-662-71263-4_3

3.6 **Übungen zur Aufnahme von Qi – 136**
3.6.1 Nach außen kreisend aufnehmen – 136
3.6.2 Yin- und Yang-Phasen in Qigong-Übungen – 139
3.6.3 Nach innen kreisend aufnehmen – 142

3.7 **Harmonisierende Übungen im Gehen – 144**
3.7.1 Vorwärtsgehend harmonisieren – 145
3.7.2 Seitwärtsgehend harmonisieren – 149
3.7.3 Rückwärtsgehend harmonisieren – 153
3.7.4 Qigong-Gehen – 157

3.8 **Übungen auf einem Bein stehend – 165**
3.8.1 Der Kranich prüft das Wasser – 165

3.9 **Standübungen (Zhan Zhuang) – 168**
3.9.1 Ausgangsposition – 168
3.9.2 Position Himmel – 169
3.9.3 Position Erde – 169
3.9.4 Position Mensch – 170

3.10 **Selbstmassage – 171**
3.10.1 Klopfmassage – 171
3.10.2 Nierenmassage – 172
3.10.3 Kniemassage – 172
3.10.4 Massage der Hände und Füße – 173
3.10.5 Gesichtsmassage – 173
3.10.6 Pflege der Sinnesorgane – 174
3.10.7 Bauch- und Dantian-Massage – 174
3.10.8 Massage der Qi-Zentren – 174

3.11 **Häufige Fragen – 174**

3.12 **Studien – 176**

Wir haben in diesem Buch eine Auswahl an Basisübungen des Qigong zusammengestellt. Die Bewegungen sind einfach zu erlernen und vermitteln die Tiefe und Vielschichtigkeit des Qigong. Du findest Übungen zur Kräftigung der Mitte, Mobilisierung der Wirbelsäule und Entlastung der Schultern. Schrittpositionen und Übungen im Gehen fördern die Lebendigkeit der Beine, das Gleichgewicht und die Stabilität. Der Atem wird ruhig und tief. Du lernst, Belastendes loszulassen, frisches Qi aufzunehmen und deinen Organismus zu harmonisieren. Dazu dienen Lockerungsübungen für Gelenke und verschiedene Massage-Methoden. Das Qi wird gleichmäßig verteilt und kann frei fließen. Das Leben und die Lebenskraft werden kultiviert, genährt und bewahrt, dein Geist kann zur Ruhe kommen.

In diesem Kapitel bekommst du fundierte Anleitungen und Unterstützung auf deinem Qigong-Weg. Deine regelmäßige Übungspraxis und dein Bewusstsein für Qi werden deutliche Anregungen erfahren.

3.1 Empfehlungen für die Übungspraxis

Damit die Übungen die volle Wirksamkeit entfalten und so Gesundheit, Kraft und Wohlbefinden spenden können, ist es sinnvoll ein paar wesentliche Punkte zu beachten.

3.1.1 Praktische Hinweise

3.1.1.1 Zeit, um Qigong zu üben

Wann und zu welcher Tageszeit geübt wird, ist abhängig von den eigenen Vorlieben und Bedürfnissen – sei es morgens vor dem Frühstück, abends oder einfach mal zwischendurch. Unmittelbar nach einer großen Mahlzeit zu üben ist nicht empfehlenswert.

Wenn das Hungergefühl zu groß ist, ist es besser, eine Kleinigkeit zu essen und dann ohne Ablenkung zu üben.

Es ist nicht so wichtig, wie lange du Zeit hast – achte nur darauf, dass du beim Üben nicht unter Zeitdruck stehst.

Eine Vorbereitung mit einfachen Lockerungsübungen ist günstig, aber nicht unbedingt notwendig. Sie kann jedoch helfen, nach intensiver gedanklicher Arbeit oder nach Aufregung schneller zur Ruhe zu kommen. Finde für dich einen Zustand entspannter Aufmerksamkeit (siehe „Entspannte Aufmerksamkeit" ▶ Abschn. 2.5.2) und lass dich auf die jeweilige Übung ein, ohne den Anspruch zu haben, gleich alles perfekt zu machen.

3.1.1.2 Ein guter Platz

Finde einen Ort, an dem du für die Dauer der Übung ungestört sein kannst, möglichst ohne größere Ablenkungen. Für die meisten Übungen ist der Platzbedarf sehr gering, und so lässt sich sicher ein Plätzchen dafür in jeder Wohnung finden.

Es ist angenehm, wenn man dabei einen schönen Blick hat. Egal ob bei offenem Fenster oder mit einer kurzen Lüftung vor Beginn, frische Luft hilft bei der Kultivierung der Lebenskraft.

In der freien Natur zu üben ist optimal, dann wird die positive Wirkung der Übungen noch verstärkt.

Grundsätzlich kannst du zu jeder Jahreszeit im Freien Qigong üben, pass einfach die Bekleidung an Temperatur und Witterung an. Im Winter mittags draußen zu üben, kann wunderbar sein. Im Sommer bei großer Hitze sind klarerweise die Morgen- oder Abendstunden vorzuziehen. Kalter Wind ist ungünstig, dann am besten unterbrechen und eine schützende Bekleidungsschicht holen.

3.1.1.3 Geeignete Bekleidung

Das Praktische an Qigong ist: Du benötigst keine spezielle Kleidung oder Trainingsgeräte. Bequeme Kleidung, die weder die Bauchatmung noch die Beweglichkeit einschränkt, ist ausreichend. Wenn du gerade unterwegs bist oder in der Arbeit eine Pause mit Qigong machen möchtest, geht das auch gut in Alltagskleidung.

Barfuß zu üben ist nur dann empfehlenswert, wenn du keine kalten Füße hast und der Boden keine Wärme entzieht. Warme Socken oder Schuhe mit flacher Sohle sind gut geeignet. Turn- oder Laufschuhe mit Fersendämpfung sind nicht zu empfehlen, da sie zu wackelig sind und einen stabilen Stand sowie den direkten Bezug zum Boden, zur Erde beeinträchtigen. Aus unserer Erfahrung haben sich Barfußschuhe sehr gut bewährt, da die Zehen ausreichend Platz haben, die Füße gut abrollen können und sich das Fußgewölbe natürlich strukturieren kann.

3.1.1.4 Die Übung beginnen

Die folgende Beschreibung bezieht sich auf den Beginn aller Übungen, die im Stehen oder Gehen ausgeführt werden. Bevor du mit einer der weiter hinten beschriebenen Übungen beginnst, kannst du hier noch einmal nachlesen.

Bevor wir eine Übung beginnen, nehmen wir die „Grundstellung" (▶ Abschn. 3.2.1) oder die bei der jeweiligen Übung beschriebene Ausgangsstellung ein und nehmen uns Zeit, zur Ruhe zu kommen und uns auf die Übung einzustimmen. Wir bringen unsere Füße in guten Kontakt mit dem Boden und nehmen die Kontaktstellen wahr.

Das Steißbein sinkt nach unten, der Kopf fühlt sich leicht an, der Rücken wird lang und weit. Eine natürliche Aufrichtung der Wirbelsäule stellt sich ein. Die Beine sind locker gestreckt, das Gewicht ist gleichmäßig auf beide Beine verteilt.

Die Schultern sind entspannt, die Arme hängen locker mit etwas Abstand an der Seite. Alle Gelenke sind möglichst durchlässig. Die Hände sind während der gesamten Übung locker gestreckt und die Handflächen (Laogong) sanft aktiviert.

Der Blick geht gelöst in die Ferne. Der höchste Punkt am Kopf (Baihui) ist zum Himmel, der tiefste Punkt am Rumpf (Huiyin) ist zur Erde ausgerichtet, die beiden Pole richten sich übereinander aus, wie bei der „Übung zur Ausrichtung in der Schwerkraft" aus Abschnitt „Die Regulation des Körpers" (▶ Abschn. 2.2.1).

Die Atmung ist gleichmäßig und fließend, wir spüren die Atembewegung und lassen die Luft aus- und einströmen. Der Geist Shen ist ruhig, ein Zustand entspannter Aufmerksamkeit stellt sich ein. Wir besinnen uns auf die jeweilige Übung und unsere Zielsetzung.

Aus diesem Zustand der körperlichen Entspannung und geistigen Sammlung heraus starten wir die Übung.

3.1.1.5 Beenden der Übung

Besondere Beachtung findet auch der Abschluss der Übungen: Verweile dafür entspannt für einige Atemzüge in der Grundstellung, fallweise kannst du die Hände auf das untere Dantian legen und bewusst die belebende und erfrischende Wirkung wahrnehmen. Das hilft dabei, sich zu sammeln und zu zentrieren. Erfreu dich am positiven Ergebnis und nimm die Gelassenheit und die aufgebaute Kraft mit in deinen Alltag.

Ein weiterer wichtiger Aspekt ist die Selbstwirksamkeit, die bewusste Wahrnehmung: Du kannst selbst positiv auf dein Befinden einwirken!

3.1.1.6 Wie üben, wie oft und wie lange

Beständigkeit zählt zu den wichtigsten Aspekten im Qigong. Ein regelmäßiger Kurs ist hilfreich, da man einen fixen Termin hat und sich damit selbst verpflichtet. Im Alltag ist nicht immer die Zeit da, um ein oder eineinhalb Stunden durchgehend zu üben. Deshalb sind kürzere, aber dafür regelmäßige Einheiten zu empfehlen. Am besten übst du täglich. Besser oft, dafür kürzer.

Wie oft eine Übung ausgeführt werden soll, hängt einerseits von der Übung selbst, andererseits von der vorhandenen Zeit ab. Es ist in jedem Fall besser, mit weniger Wiederholungen zu arbeiten als gar nicht zu üben. Bei den meisten Übungen empfiehlt es sich, mindestens 3 Wiederholungen zu machen und dann erst zu einer anderen Übung überzugehen. Wenn du noch nicht gut mit den Übungen vertraut bist, mach besser nur ein bis zwei Übungen und diese dafür mit mehr Wiederholungen. Harmonisierende und aufnehmende Übungen können beliebig oft wiederholt werden. Wichtig ist, dass du mit der Aufmerksamkeit dabeibleiben kannst.

▪▪ Bemerkung

Beim Auftreten von Schmerzen sollen die Größe und eventuell auch das Tempo zumindest vorübergehend verringert werden. Geht der Schmerz nicht zurück, ist es ratsam, die jeweilige Übung für dieses Mal abzubrechen. Bei wiederkehrenden Schmerzen sollte ärztlicher Rat eingeholt werden.

3.1.1.7 Wie du es schaffst, regelmäßig zu üben

Erfahrungsgemäß dauert es ein paar Wochen, bis sich eine neue Gewohnheit etabliert hat, daher fällt es manchen leichter, sich an fixe Zeiten zu halten. Ist eine Gewohnheit einmal verankert, macht man es, ohne lange nachzudenken, wie zum Beispiel das tägliche Zähneputzen.

Damit die guten Vorsätze und die Anfangseuphorie nicht gleich wieder verpuffen, braucht es einerseits Disziplin und andererseits Motivation durch positive Erlebnisse. Nach dem Üben eine gute Wirkung zu spüren, positive Veränderungen bewusst wahrzunehmen, ist wichtig, um dranzubleiben. Inspiration durch Lehrende oder andere Übende stellen eine wichtige Motivation dar. Teil einer Gruppe Gleichgesinnter zu sein, kann eine nachhaltige und erfolgreiche Entwicklung im Qigong fördern.

> **So schaffst du es, am Ball zu bleiben**
> - Starte mit kleinen, erreichbaren Zielen, mit einer Übung deiner Wahl.
> - Übe einmal am Tag für mindestens zwei Minuten.
> - Wähle eine fixe Tageszeit.
> - Verbinde es mit einer gewohnten Routine (z. B. Tee zubereiten).
> - Bleib deinem Entschluss treu.

Gesunde Gewohnheiten zu entwickeln, ist ein Prozess und erfordert Disziplin und Geduld.

> **Roswithas Geschichte – Qigong als unterstützendes Ritual**
>
> *Es war eine anstrenge Lebensphase. Meine über neunzigjährigen Eltern brauchten viel Unterstützung. Sie lebten vier Autostunden entfernt, was viele Stunden mit voller Konzentration hinter dem Lenkrad und viele Gedanken und Sorgen und Dasein für andere bedeutete. Wenn ich ein paar Tage bei ihnen verbracht hatte, machte ich es mir zur Gewohnheit, die Heimfahrt irgendwo zu unterbrechen, mir – egal ob Sommer oder Winter – einen schönen Platz in der Natur zu suchen und dort eine Weile Qigong zu üben. Das Üben in der Natur ließ alle Spannung rasch von mir abfallen, brachte mich wieder zu mir und baute die erschöpfte Energie wieder auf. Ich konnte leicht und zuversichtlich die Weiterfahrt antreten und in meinen eigenen Alltag zurückkehren. Ich kann sagen, dass ich diese Zeit ohne meine jahrzehntelange Qigong-Praxis nicht so gut überstanden hätte. Eines Tages lernte ich dann beim Üben im Wald auch „zufällig" meinen jetzigen Lebensgefährten kennen. Aber das ist eine andere Geschichte.*

3.1.2 Yin und Yang in der Übungspraxis

Durch die Beachtung von Yin- und Yang-Aspekten können wir für uns beim Üben verschiedene Möglichkeiten und sich ergänzende Strategien definieren. Unser Training kann aus Übungen des Stillen (Yin) und solchen des Bewegten Qigong (Yang) bestehen, kann Aspekte von Kraftaufbau (Yang) und solche von Entspannung (Yin) beinhalten. Sowohl Stabilisierung (Yin) als auch die Mobilisierung (Yang) bestimmter Körperareale können wichtige Ziele sein, wenn es etwa – wie oft zu beobachten – dem Zentrum an Stabilität fehlt und gleichzeitig der Oberkörper mit Brustkorb und Brustwirbelsäule zu steif ist.

Auch innerhalb einer einzelnen bewegten Qigong-Übung können wir Yin- und Yang-Phasen unterscheiden. So kann das Heben und nach außen Führen der Arme den Yang-Aspekt bilden, während das Senken und Zusammenführen den Yin-Aspekt repräsentiert. Öffnen wird dem Yang zugeordnet, Schließen dem Yin. Auch über das Strecken und Beugen der Beine, Anspannen und Entspannen, Belasten und Entlasten eines Beins sowie die Aus- und Einatmung ergeben sich weitere Zuordnungsmöglichkeiten. So können wir je nach Übungsphase oder nach erwünschter Wirkung den einen oder anderen Aspekt betonen und auf die fließenden Übergänge dazwischen achten.

Darüber hinaus können wir unsere Aufmerksamkeit auch darauf richten, dass immer beide Pole vorhanden sind und in Wechselwirkung miteinander stehen. Haben wir eine Bewegung nach oben, gibt es gleichzeitig auch ein Unten, das wir beachten. Dasselbe gilt für andere Polaritäten wie vorne und hinten, außen und innen usw. Beachten wir dieses Prinzip, so kommen wir allmählich in unsere Mitte.

Die bewusste Einbeziehung von Yin und Yang hebt die Übungspraxis auf ein neues Niveau und macht die Übungen noch wirksamer. Im Abschnitt „Yin- und Yang-Phasen in Qigong-Übungen" (▶ Abschn. 3.6.2) werden wir noch näher darauf eingehen.

3.1.3 Kontraindikationen im Qigong

Obwohl Qigong für viele Menschen gesundheitliche Vorteile bietet, ist unter bestimmen Umständen Vorsicht mit gewissen Übungen geboten. Wenn du dir unsicher bist, ob du ein gesundheitliches Risiko eingehst, frage nach, ob es von therapeutischer Seite konkrete Hinweise, Bedenken oder Warnungen gibt oder bestimmte Bewegungen nicht ausgeführt werden sollen.

- **Akute Erkrankungen und Infektionen**

Bei Fieber, starken Entzündungen oder akuten Infektionen können anstrengende Übungen den Körper zusätzlich belasten. In solchen Fällen sollte die akute Phase vorbei sein, bevor das Training wieder aufgenommen wird. In der Rekonvaleszenz können Qigong-Übungen den Heilungsprozess unterstützen.

- **Schwere Herz-Kreislauf-Erkrankungen, nach einem Herzinfarkt**

Menschen mit schwerem Bluthochdruck, Herzrhythmusstörungen oder anderen kardiovaskulären Erkrankungen sollten Qigong nur unter Anleitung erfahrener Lehrer ausüben. Bestimmte Atemtechniken und Bewegungen können den Blutdruck erhöhen oder das Herz belasten.

- **Niedriger Blutdruck**

Vermeide langes Stehen in einer Position.

- **Schwere psychische Erkrankungen**

Personen mit schweren psychischen Erkrankungen wie Schizophrenie oder schweren Angststörungen sollten Qigong nur unter ärztlicher Aufsicht praktizieren.

- **Schwangerschaft**

Frauen mit ausreichender Qigong-Erfahrung können im Allgemeinen gut einschätzen, welche Übungen ihnen auch in der Schwangerschaft guttun. Obwohl sanfte Qigong-Übungen in der Schwangerschaft unterstützend für Mutter und Kind wirken, sollten werdende Mütter auf intensive Praktiken, insbesondere solche mit stark reinigendem Charakter oder längeren stehenden Positionen, verzichten. Vorsicht ist zudem bei der Schüttelübung geboten.

- **Menstruation**

Es spricht nichts gegen das Üben während der Menstruation. Frauen mit ausreichender Qigong-Erfahrung können im Allgemeinen gut einschätzen, welche Übungen ihnen während der Regel und in unterschiedlichen Zyklus-Phasen guttun. Spür in dich hinein und beobachte deinen Körper.

- **Operationen und Verletzungen**

Nach Operationen oder schweren Verletzungen sollte Qigong erst nach ärztlicher Rücksprache ausgeübt werden. Besonders Übungen, die die betroffenen Bereiche beanspruchen, können den Heilungsprozess stören.

- **Wirbelgleiten, Bandscheibenverletzungen, Bandscheibenvorfall**

Qigong kann in diesen Fällen unterstützend sein, gerade durch die Bewegungen der Wirbelsäule. Allerdings sollten die Bewegungen dem Heilungsprozess angepasst oft kleiner und langsamer ausgeführt werden. Die Begleitung durch medizinisch gebildete Lehrerinnen oder Therapeuten ist unumgänglich.

- **Venenleiden, Krampfadern**

Die Beine sollten zwischendurch bewegt oder hochgelagert werden, insbesondere bei Übungssystemen ohne Schritte und Gewichtsverlagerungen.

> ▶ **Fazit**
>
> Qigong ist für die meisten Menschen gesundheitsfördernd, jedoch ist es wichtig, individuelle Einschränkungen zu berücksichtigen. Im Zweifel sollte therapeutischer Rat eingeholt und das Thema mit den Lehrenden abgesprochen werden. ◀

3.2 Häufig verwendete Schrittstellungen

3.2.1 Qigong-Grundstellung

Der Abstand der beiden Fußaußenkanten entspricht der Breite des Beckens. Die Füße stehen nebeneinander und die Innenkanten sind parallel.

Diese Grundstellung dient als Ausgansposition bei vielen Übungen. Eine Abbildung findest du zum Beispiel bei der Übung „Den Himmel mit beiden Händen stützen" ▶ Abschn. 3.4 – ◘ Abb. 3.12a.

3.2.2 Bogenschritt (Gongbu)

In der Grundstellung drehst du dein Zentrum ein wenig nach rechts und dadurch das rechte Bein 30 bis 45 Grad auswärts. Bringe dein Gewicht auf das rechte Bein und beuge es. Das linke Bein führst du nun gerade aus nach vorne. Stelle den Fuß beginnend mit der Ferse ab, sodass die ganze Fußsohle noch ohne Gewichtsbelastung den Boden berührt.

Verlagere nun das Gewicht nach vorne und drehe dein Becken nach vorne in Richtung des vorderen Beins. Die Schrittbreite entspricht immer noch – wie zu Beginn – deiner Beckenbreite. Das vordere Bein ist deutlich, das hintere ein wenig gebeugt. Das vordere Bein trägt mehr Gewicht als das hintere, etwa 70% – ◘ Abb. 3.1a. In manchen Übungen wird dann das Gewicht zwischen dem vorderen und hinteren Bein verschoben.

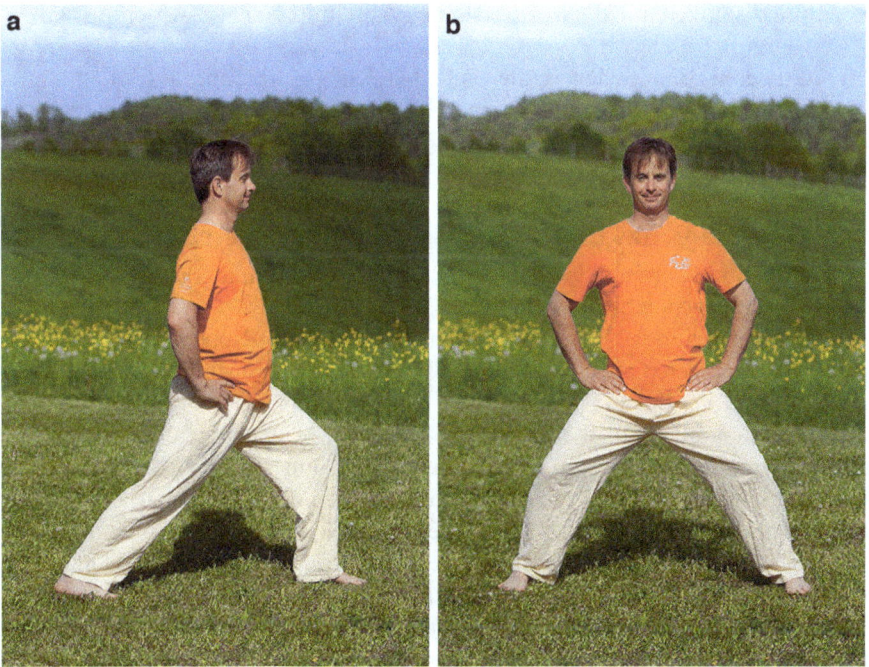

◘ Abb. 3.1   a Der Bogenschritt Gongbu b Der Reiterstand Mabu

3.2.3 Reiterstand (Mabu)

Beim Reiterstand beträgt der Abstand zwischen den Außenkanten der Füße etwa die doppelte Breite des Beckens. Die Beine sind gebeugt, wie ◘ Abb. 3.1b zeigt; ansonsten gilt die Beschreibung der Grundstellung.

Sollte es nicht angenehm sein, diese Position mit den Zehen nach vorne einzunehmen, können die Beine so gedreht werden, dass die Zehen leicht auswärts zeigen.

Neben den hier beschriebenen Schrittstellungen gibt es weitere, welche bei den dazugehörigen Übungen beschrieben werden.

3.3 Vorbereitende Übungen

3.3.1 Die Körpermitte aufwärmen

Eine gut koordinierte Bewegung entspringt der Körpermitte.
Zu diesem Zweck nutzen wir folgende vorbereitende Methoden:
- Massage des Unterbauchs
- Bewegung der Mitte – zum Beispiel Hüftkreisen und Beckenkreisen
- Bauchatmung – „Übung zur Bauchatmung" (▶ Abschn. 2.4.5.4.1)
- Aufmerksamkeit auf die Mitte richten – Abschnitt „Yi" (▶ Abschn. 1.4.6)

Wir aktivieren damit den Unterbauchbereich (▶ Abschn. 1.4.7.1, „Unteres Dantian") und fördern einen körperlich und geistig energievollen und entspannten Zustand, in welchem die nachfolgenden Qigong-Übungen ihre optimale Wirkung entfalten können.

3.3.1.1 Massage des Unterbauchs und des unteren Dantian

Leg die Hände übereinander auf die Bauchdecke. Die Laogong-Zentren in den Handflächen liegen dabei übereinander.

Wir beginnen den Bauch zwischen Becken und Rippenbogen in großen Kreisen zu massieren. Die Kreise steigen dabei auf der rechten Körperseite auf und gehen auf der linken Seite abwärts.

Wir starten mit einer oberflächlichen Massage. Nach einigen Wiederholungen lassen wir die Massage tiefer gehen – durch die Haut und die oberen Schichten. Auch wenn wir etwas mehr Druck ausüben, bleiben die Schultern und die Bauchdecke entspannt. Der ganze Körper bewegt sich leicht mit.

Diese Massage sollte sich immer angenehm anfühlen. Sollte dies nicht der Fall sein, verringern wir den Druck oder verzichten gänzlich darauf.

Nach ein bis drei Minuten lassen wir die Kreise kleiner werden, bis wir über dem Unteren Dantian ankommen. Dieses Dantian wird mit übereinander gelegten Fingern etwa eine Minute lang aktiviert, indem wir abwechselnd in beide Richtungen kreisen.

Zusätzlich können wir noch mit den Handflächen oder Handrücken den seitlichen und den hinteren Teil dieser Region massieren: von den unteren Rippen abwärts Richtung Becken (Darmbein) und am Rücken Richtung Kreuzbein.

3.3.2 Die Gelenke bewegen und lockern

Wenn unser Körper optimal ausgerichtet ist und sich die Gelenke in ihrer natürlichen Position befinden, können wir Bewegungen besonders schonend und effizient ausführen. Bereits kleine Optimierungen in der Körperhaltung zeigen spürbar positive Wirkungen und das Qi kann besser fließen.

Um das zu erreichen, haben wir hier eine Übungsreihe zusammengestellt, in der die wichtigsten Gelenke „von Fuß bis Kopf" durchbewegt werden. Dabei geht es einerseits darum, die umgebende Muskulatur zu aktivieren und zu entspannen. Verspannte, d. h. verkürzte Muskeln üben ständigen und eventuell einseitigen Druck aufs Gelenk aus. Durch die Aktivierung der Muskulatur und der Bewegung werden die Durchblutung des Gewebes und der Fluss des Qi angeregt, Verspannungen können sich lösen. Andererseits wird durch lockere Bewegung mit geringem Druck im Gelenk Gelenksschmiere produziert und so die Knorpel genährt und schonende Bewegung auch unter größerer Belastung ermöglicht (◘ Abb. 3.2).

Die hier folgenden Übungen stellen – bewusst ausgeführt – bereits kleine Qigong-Übungen dar. Dafür ist wichtig, dass du mit der Aufmerksamkeit bei der Bewegung, im jeweiligen Bereich verweilst, ruhig und tief atmest und den Atemrhythmus den Bewegungen anpasst. Nimm dir nach den einzelnen Übungen einen Moment Zeit, um den Effekt bewusst wahrzunehmen.

Wenn nicht anders beschrieben, werden die Lockerungsübungen in der Grundstellung ausgeführt. Wir begeben uns beim Üben nicht in eventuell mögliche Extrembereiche, sondern bleiben in einem Bereich, der vielleicht fordernd ist, aber keine Maximalauslenkungen beinhaltet (siehe „Gelenke im Qigong", ▶ Abschn. 2.3.5). Innerhalb dieses Rahmens können die Bewegungen größer oder kleiner, langsamer oder schneller ausgeführt werden.

3.3.2.1 Die Fußgelenke

Das Gewicht ruht auf einem Bein, die Zehen des anderen Beins berühren den Boden. Es empfiehlt sich, mit kleinen, langsamen Kreisen zu beginnen und Tempo und Auslenkung langsam zu steigern. Die Fußgelenke sollen sich dabei deutlich in alle Richtungen bewegen – ◘ Abb. 3.2a und ◘ Abb. 3.2b Die Bewegung entsteht aus dem Hüftgelenk und das Knie beugt und streckt sich. Ändere von Zeit zu Zeit die Drehrichtung.

3.3.2.2 Die Kniegelenke

Stelle die Füße direkt nebeneinander und lege die Handflächen auf die Kniescheiben, ohne das Gewicht darauf zu stützen. Lasse nun die Knie entspannt nach vorne gleiten. Die Beine beugen sich dabei in den Fuß-, Knie- und Hüft-

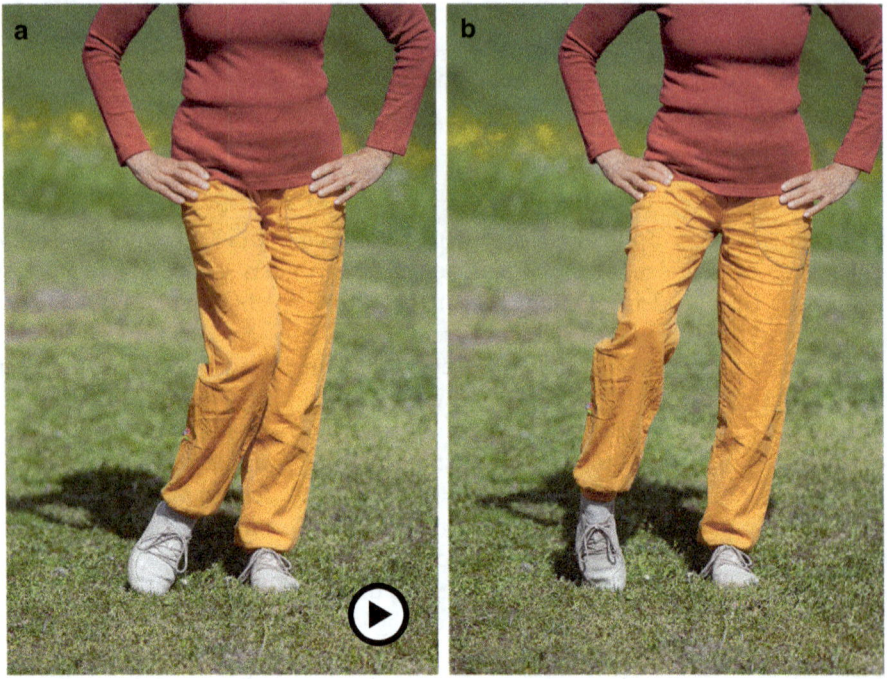

Abb. 3.2 **a** Fußgelenke kreisen – einwärts **b** Fußgelenk kreisen – auswärts
(▶ https://doi.org/10.1007/000-hwv)

gelenken – siehe ◘ Abb. 3.3a und ◘ Abb. 3.3b. Die gesamte Fußsohle bleibt mit dem Boden in Kontakt. Wir richten den Blick schräg nach vorne auf den Boden (nicht auf die Füße). Führe dann die Knie im Bogen zu einer Seite und wieder nach hinten. Dabei strecken sich die Knie und insgesamt die Beine wieder – Wir sind in der Ausgangsposition. Mehrmals in beide Richtungen ausführen. Die Hände führen und wärmen die Knie.

Für eine Variante dieser Übung begib dich in die Grundstellung. Jetzt werden die Knie abwechselnd auswärts und einwärts kreisend gegengleich bewegt.

3.3.2.3 Die Hüftgelenke

In der Grundstellung bringen wir die Hände auf Höhe der Hüftgelenke zu den Leistenbeugen. Wir schieben das Becken.

nach vorne – ◘ Abb. 3.4a
nach links – ◘ Abb. 3.4b
nach hinten – ◘ Abb. 3.4c
und schließlich nach rechts – ◘ Abb. 3.4d
und verbinden diese Richtungen zu einer fließenden, kreisförmigen Bewegung.

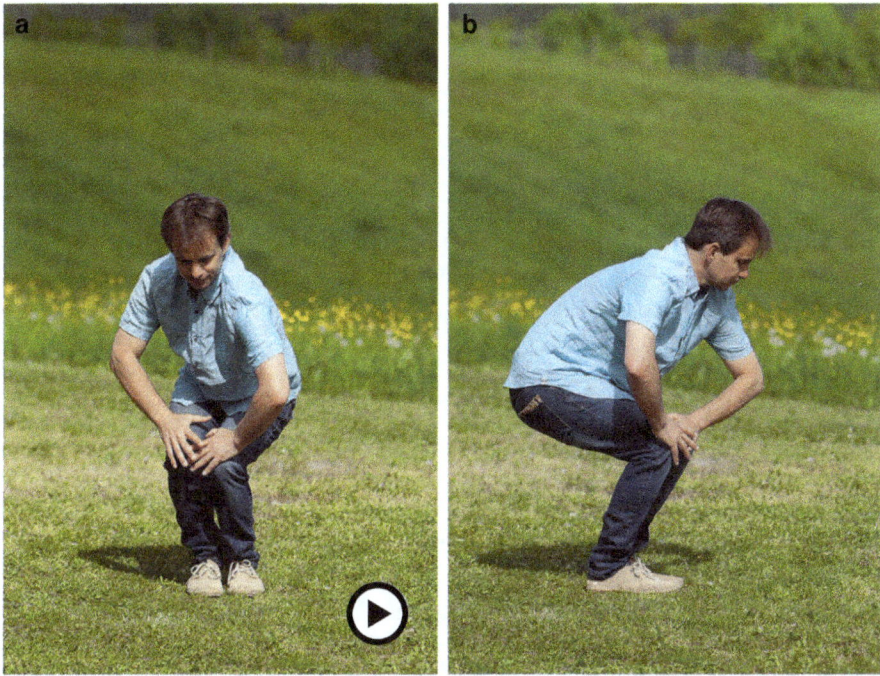

◘ **Abb. 3.3** a Die Kniegelenke kreisen – von vorne b Die Kniegelenke kreisen – von der Seite (▶ https://doi.org/10.1007/000-hw8)

Das Gewicht bleibt zwischen den Beinen, weitgehend auf beide Beine gleich verteilt. Die Gewichtsverteilung in der Fußsohle ändert sich nur wenig, die Fußsohlen haben gut spürbaren Bodenkontakt – wie in der Grundstellung. Ebenso bewegt sich der Kopf nur leicht mit. Der Rücken bleibt weitestgehend gerade – speziell im Vergleich zur nächsten Übung.

Wir beginnen mit kleinen Kreisen und können die Auslenkung, die Drehrichtung und das Tempo variieren. Ziel ist eine freie, geschmeidige und runde Bewegung im Hüftgelenk.

Wenn sich die Bewegung unrund anfühlt oder es zu hörbaren Geräuschen in den Hüftgelenken kommt, mach die Bewegung kleiner und langsamer.

3.3.2.4 Die Lendenwirbelsäule
- Das Becken vor und zurück kippen

Grundstellung. Wir kippen das Becken nach vorne – ◘ Abb. 3.5a. Dabei entspannen wir den Bauch und kommen in eine Hohlkreuzposition. Die Beine sind locker gestreckt, die Muskulatur im unteren Rücken ist leicht aktiviert. Dann kippen wir das Becken nach hinten, indem wir es mit der Muskulatur im Unterbauch vorne hochziehen – ◘ Abb. 3.5b. Gleichzeitig beugen wir die Beine etwas und entspannen den unteren Rücken. Die beiden Positionen abwechseln.

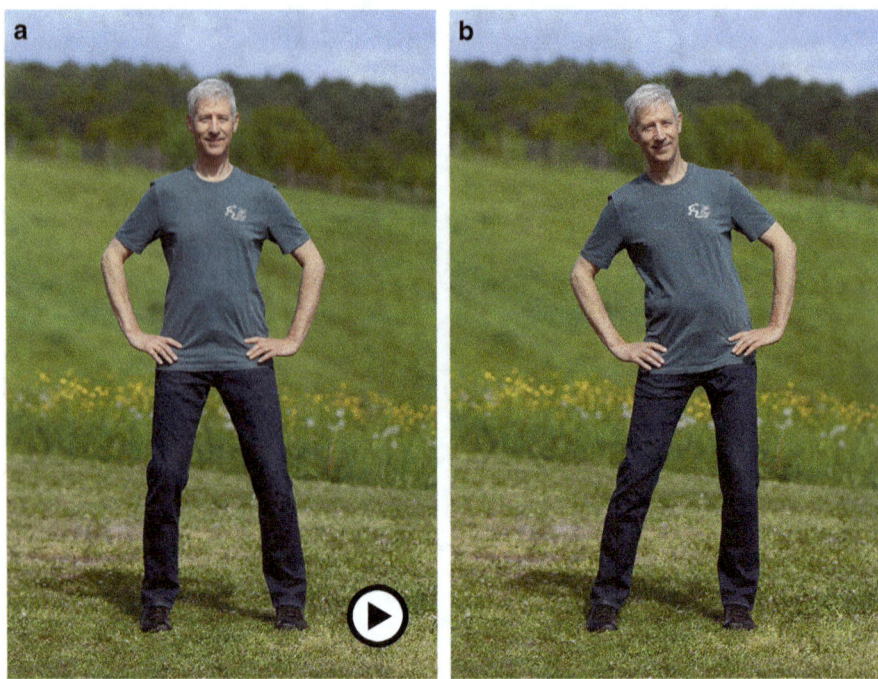

◘ **Abb. 3.4** a Das Becken nach vorne führen b Das Becken nach links führen
(▶ https://doi.org/10.1007/000-hw9)

- **Das Becken seitlich kippen**

Zunächst sind beide Beine locker gestreckt. Durch Beugen eines Beins ermöglichen wir ein seitliches Abwärtskippen des Beckens auf dieser Seite. Zusätzlich wird es auf der gegenüberliegenden Seite mit Muskelkraft etwas hochgezogen. Es steht nun schräg – ◘ Abb. 3.5c. Dann wird das Bein wieder gestreckt und das andere Bein gebeugt. Mehrmals abwechseln. Wir können eine Dehnung und Aktivierung in den Flanken wahrnehmen.

Zum Abschluss strecken wir beide Beine, kommen zurück in die Grundstellung und nehmen die waagrechte Position des Beckens wahr.

- **Das Becken kreisend kippen**

Die Kombination der beiden oben beschriebenen Bewegungen ergibt eine kreisende Bewegung. Beginne am besten mit dem Kippen nach vorne und gehe von dort schrittweise in die seitlich gekippte und weiter in die nach hinten gekippte Beckenposition und so weiter. Verbinde die Positionen zu einer runden, fließenden Bewegung. Das Becken bleibt in der Mitte zwischen den Beinen, nur die Richtung der Kippung verschiebt sich langsam.

Wenn wir in eine bestimmte Richtung kippen, spüren wir dort Dehnung im Gewebe, gegenüber nehmen wir Anspannung wahr. Dehnung und Anspannung verschieben sich Schritt für Schritt.

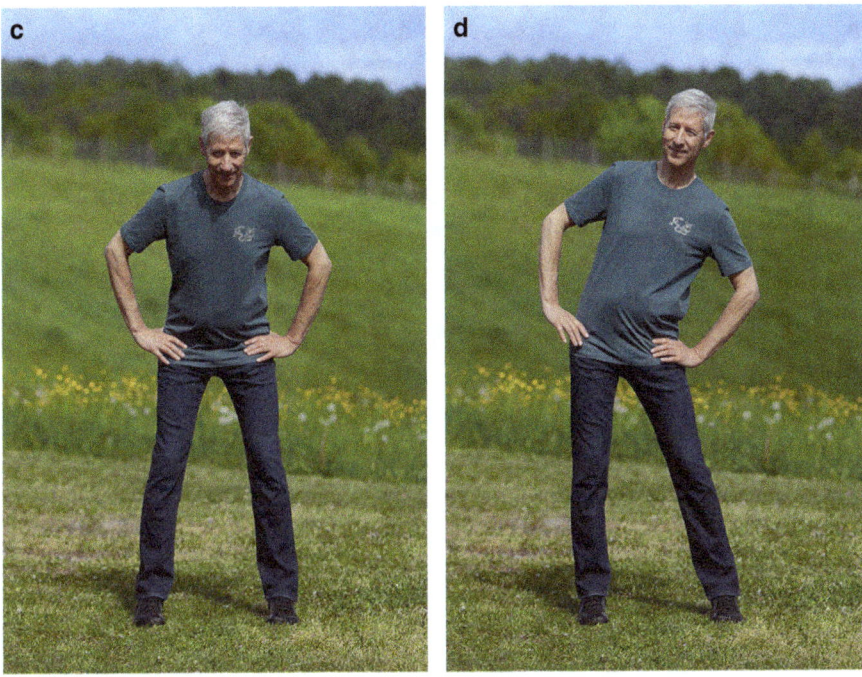

Abb. 3.4 c Das Becken nach hinten führen d Das Becken nach rechts führen

Wir aktivieren und entspannen mit dieser Übung den unteren Rücken, den Bauchbereich und die Flanken. Der Bauchraum und die darin befindlichen Organe werden massiert, die Hüftgelenke und die Gelenke der Lendenwirbelsäule werden beweglicher.

3.3.2.5 Die Brustwirbelsäule

- Die Brustwirbelsäule drehen

Grundstellung. Wir drehen den Oberkörper (von der Taille aufwärts) zur Seite. Das Becken zeigt dabei gerade nach vorne – Abb. 3.6a. Wir atmen dabei ein. Wir können wahrnehmen, wie der Oberkörper sich dreht und sich Spannung und Dehnung aufbauen. Durch das Lösen der Spannung dreht sich der Oberkörper wie von selbst zurück. Danach drehen wir in die andere Richtung. Mehrmals abwechselnd ausführen. Es kann hilfreich sein, sich beim Drehen auf die gegenüberliegende Ferse und deren Kontakt zum Boden zu konzentrieren. Dadurch bleibt das Becken nach vorne ausgerichtet.

- Die Brustwirbelsäule nach hinten und vorn wölben

Grundstellung. Wir runden den oberen Rücken und ziehen gleichzeitig den Brustbereich nach innen. Dabei entfernen sich die Schulterblätter voneinander und das Brustbein sinkt. Wir atmen dabei aus – siehe Abb. 3.6b.

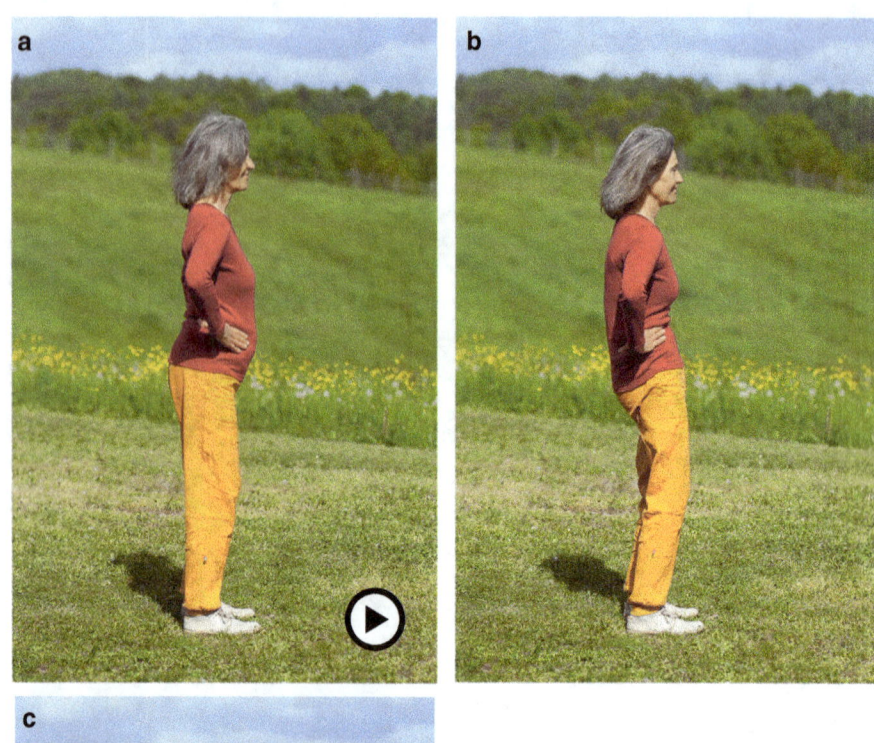
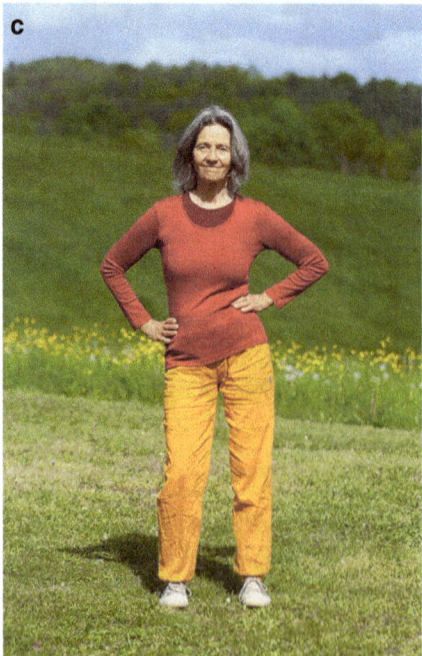

Abb. 3.5 a Becken nach vorne kippen b Becken nach hinten kippen c Becken seitlich kippen (▶ https://doi.org/10.1007/000-hwa)

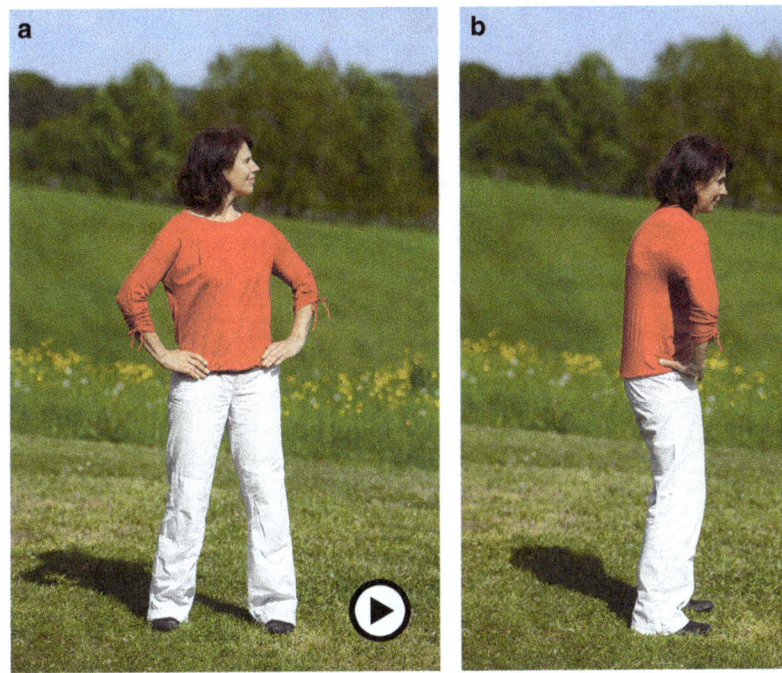

Abb. 3.6 **a** Die Brustwirbelsäule drehen **b** Die BWS nach hinten wölben
(► https://doi.org/10.1007/000-hwb)

Dann öffnen wir von innen heraus den Brustbereich. Dadurch bewegen sich die Schulterblätter Richtung Wirbelsäule. Die Brustwirbelsäule (BWS) wölbt sich nach vorne und leicht nach oben. Wir atmen dabei ein – Abb. 3.6c.

Wenn wir nun zwischen den beiden Positionen wechseln, führt das dazu, dass sich einmal die Vorderseite öffnet und dann wieder der obere Rücken. Die gegenüberliegende Seite schließt sich jeweils. Spannung und Entspannung (Dehnung) wechseln sich ab.

- **Den Oberkörper seitlich neigen**

Grundstellung. Becken, Oberkörper und Kopf zeigen nach vorne. Wir strecken beide Arme nach oben, fassen mit der linken Hand das rechte Handgelenk und ziehen sanft nach links oben – Abb. 3.6d. Das Becken bleibt waagrecht, das Gewicht bleibt weitestgehend in der Mitte, die Brustwirbelsäule wölbt sich seitlich. Die rechte Ferse sinkt in den Boden; die gesamte rechte Körperseite wird dadurch von innen heraus geweitet. Dann kommen wir wieder in die Mitte. Nun fassen wir das andere Handgelenk und dehnen uns nach rechts oben. Mehrmals wiederholen.

- **Den Oberkörper kreisen**

Diese Übung ist eine Kombination der beiden zuletzt beschriebenen, die Hände liegen an den Leistenbeugen. Die Brustwirbelsäule wird der Reihe nach in alle

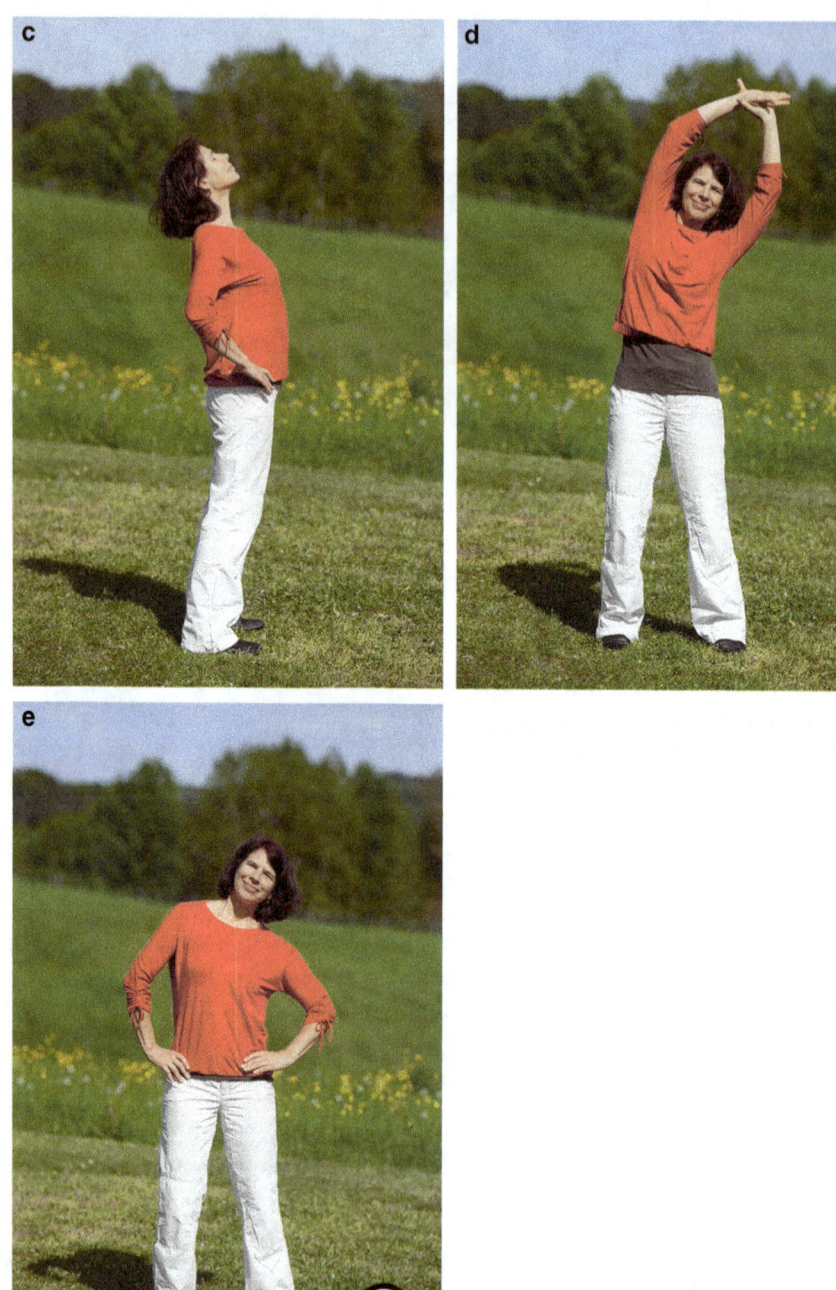

Abb. 3.6 **c** Die BWS nach vorne wölben **d** Den Oberkörper seitlich neigen **e** Den Oberkörper kreisen
(▶ https://doi.org/10.1007/000-hwc)

Richtungen gewölbt. Wir beginnen mit gerundetem Rücken (Öffnen hinten) und eingezogenem Brustbein (Schließen vorne).

Nun öffnen wir die Seite, anschließend den Brustbereich vorne und daraufhin die andere Körperseite – siehe ◘ Abb. 3.6e. Eine runde, fließende Bewegung entsteht.

Mehrmals wiederholen und dann die Drehrichtung ändern.

Die Aktivität erfasst die Brustwirbelsäule und den gesamten Brustkorbbereich. Die Schultern werden nur passiv mitbewegt, bleiben dabei entspannt und führen keine eigene Bewegung aus. Beim Kreisen wechseln sich Spannung und Entspannung ab – siehe „Öffnen und Schließen im Rumpf" (▶ Abschn. 2.3.4.1). Es fühlt sich an, als ob wir geschmeidig um eine Kugel kreisen.

3.3.2.6 Die Halswirbelsäule

- **Den Kopf nach links und rechts drehen**

Wir drehen den Kopf langsam zur Seite und richten den Blick nach hinten. Dabei achten wir darauf, die Nasenspitze auf derselben Höhe zu lassen (siehe ◘ Abb. 3.7a). Dann lösen wir die Spannung und der Kopf bewegt sich wie von allein wieder nach vorne. Anschließend drehen wir auf die andere Seite. Mehrmals wiederholen. Die gesamte Bewegung wird mit einem „Gefühl von leichtem Kopf und langem Nacken" ausgeführt. Wir kombinieren die Bewegung mit der Atmung. Du kannst bei der Drehung zur Seite ein- oder ausatmen.

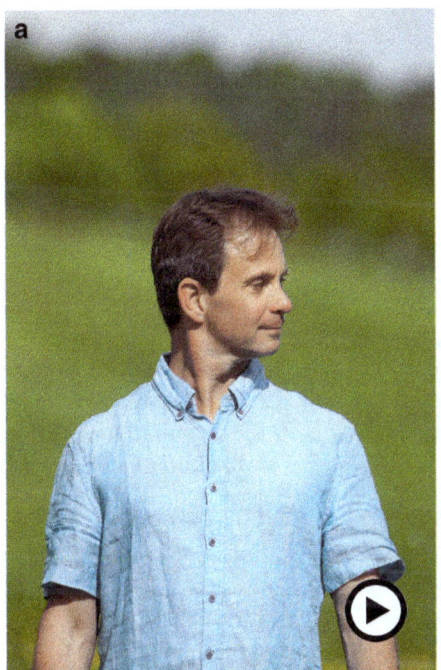 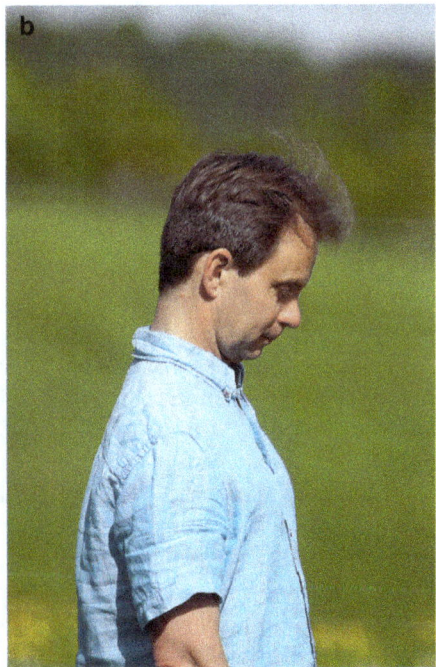

◘ **Abb. 3.7** a Den Kopf drehen b Mit dem Kopf nach vorne nicken
(▶ https://doi.org/10.1007/000-hwd)

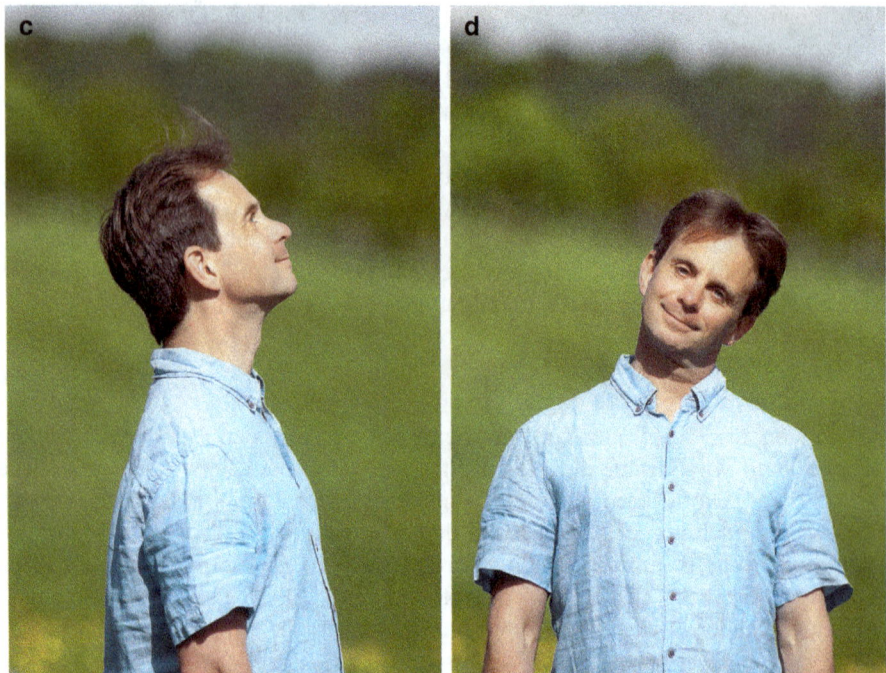

Abb. 3.7 c Mit dem Kopf nach hinten nicken d Den Kopf zur Seite neigen

- **Mit dem Kopf nicken**

Kleine Nickbewegungen mit dem Kopf ausführen. Die Bewegung erfolgt zunächst nur im obersten Bereich der Halswirbelsäule und kann mit fortlaufender Dauer auch größer werden – Abb. 3.7b. und Abb. 3.7c.

Die beiden Bewegungen können kombiniert werden, d. h. wir drehen den Kopf und nicken dabei leicht.

- **Den Kopf zur Seite neigen**

Wir lassen Baihui nach oben steigen und neigen den Kopf ein wenig zur Seite. Wir öffnen von innen heraus die gegenüberliegende Seite des Halses. Wir stellen uns vor, dass der Arm auf dieser Seite schwer ist und die Schulter nach unten sinkt. Wir verweilen einige Atemzüge lang in dieser Position, dann neigen wir den Kopf auf die andere Seite – Abb. 3.7d.

Variante: Wir neigen den Kopf nur leicht zur Seite und wechseln laufend zwischen links und rechts. Die Ausschläge sind klein, das Lockern steht im Vordergrund.

- **Mit dem Kopf kreisen**

Bei dieser Übung ist es besonders wichtig, auf die Rückmeldungen unseres Körpers zu achten. Wir lassen uns Zeit, bleiben in einem angenehmen Bereich und stellen uns vor, dass die Halswirbelsäule die ganze Zeit hindurch lang und der Kopf leicht bleibt. Lass den Kopf nicht hängen. Beginne mit kleinen, langsamen Bewegungen.

Wir ziehen das Kinn nach vorne unten heran und spüren dabei die Längung im Nacken und im hinteren Bereich der Halswirbelsäule. Dann neigen wir den Kopf langsam immer mehr zur Seite. Danach heben wir das Kinn etwas an und kippen den Kopf leicht nach hinten. Dann bewegen wir uns weiter zur anderen Seite und schließlich kommt das Kinn wieder oberhalb des Brustbeins an. Nach einigen Wiederholungen die Drehrichtung ändern. Wir enden mit dem Kinn Richtung Brust und richten die Halswirbelsäule von unten her Wirbel für Wirbel wieder auf.

Wir können in jeder dieser Positionen ein wenig verweilen und dabei ruhig weiteratmen, bis das Gewebe durchlässig ist und das Spannungsgefühl etwas nachlässt.

3.3.2.7 Die Schultergelenke
- Die Schultern kreisen

Grundstellung. Wir beugen die Beine. Dann strecken wir die Beine und heben gleichzeitig beide Schultern nach vorne oben und dann nach hinten. Wir atmen dabei ein – ◘ Abb. 3.8a. Nun lassen wir die Schultern entspannt nach unten und vorne gleiten und beugen dabei die Beine und atmen aus – ◘ Abb. 3.8b. Nach

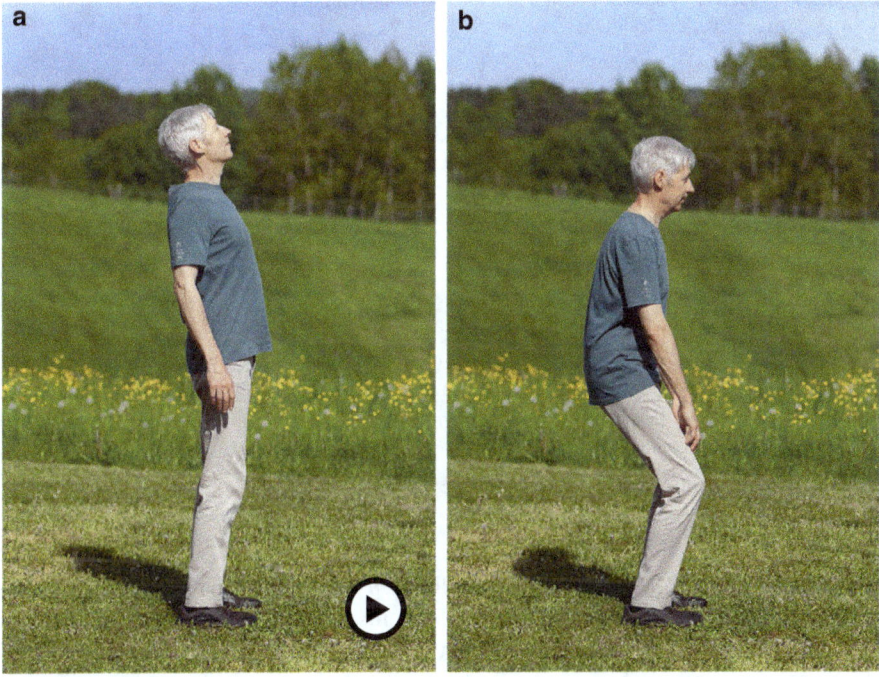

◘ Abb. 3.8 a Die Schultern heben und zurückziehen b Die Schultern nach vorne unten sinken lassen (▶ https://doi.org/10.1007/000-hwe)

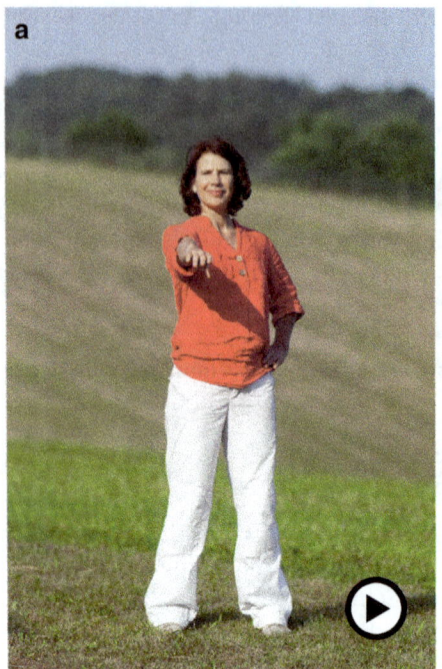
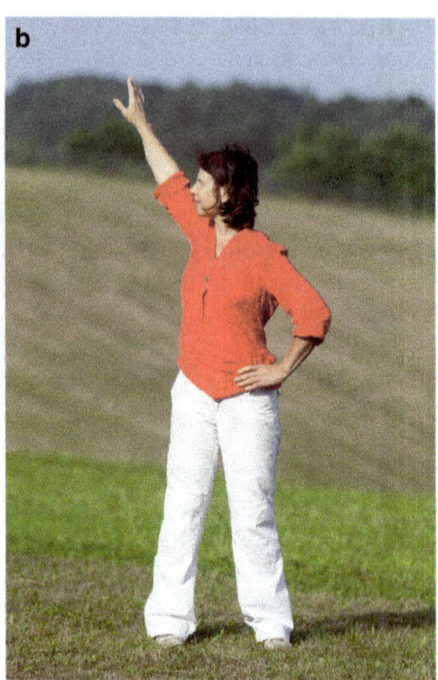

 Abb. 3.9 **a** Den Arm nach vorne führen **b** Den Arm nach hinten führen
(▶ https://doi.org/10.1007/000-hwf)

einigen Wiederholungen ändern wir die Drehrichtung, heben die Schultern nun nach hinten oben und lassen sie nach vorne unten sinken.

- **Den Arm nach hinten kreisen – Große Windmühle**

Grundstellung. Die Hände seitlich des Körpers, die Handflächen weisen zum Körper.

Einatmen: Den Oberkörper leicht nach links drehen und den rechten Arm natürlich und locker durchgestreckt nach vorne oben steigen lassen. ◘ Abb. 3.9a

Ausatmen: Den Oberkörper leicht nach rechts drehen und den Arm in einem großen Bogen nach hinten unten und wieder zurück zur Seite des Körpers sinken lassen (◘ Abb. 3.9b). Dabei Schultern und Brustkorb entspannen. Die Finger bleiben während der Armkreise locker gestreckt.

3.3.2.8 Die Handgelenke

Die Arme sind mit locker gestreckten Ellbogen nach vorne gerichtet. Wir kreisen die entspannten Hände in den Handgelenken, dabei bewegen sich die Ellbogen und Schultern mit. Die Kreise können auswärts oder einwärts gerichtet sein. Nach einigen Wiederholungen die Richtung wechseln.

3.3.3 Schüttelübung

Die Schüttelübung ist eine einfache und sehr wirkungsvolle Übung, um den gesamten Organismus in Schwung zu bringen und Qi-Stagnationen zu lösen. In der Grundstellung wird der ganze Körper mit Impulsen aus den Beinen in Schwingung gebracht. Rhythmisches und akzentuiertes Beugen und Strecken der Beine erzeugt diese Impulse. Achte darauf, dass die Füße, Knie und Hüftgelenke weich nachgeben. Die Beine sind aktiv, der Oberkörper bleibt aufrecht, die Arme schwingen natürlich mit und werden nur durch die Impulse aus den Beinen passiv mitbewegt. Der Unterkiefer ist entspannt. Auch der Kopf darf sanft mitnicken. Wir können das Tempo und die Größe der Auf- und Abwärtsbewegung variieren. Ebenso die Gewichtsverteilung in den Beinen und die Drehung des Körpers.

Richte deine entspannte Aufmerksamkeit in den Körper und spüre die Schwingungen, die das Schütteln erzeugt. Du kannst sie auch bewusst nach innen zu den Organen bzw. zu bestimmten Regionen des Körpers lenken, um die wohltuenden Vibrationen dort zu spüren – ◘ Abb. 3.10.

Bei bestimmten gesundheitlichen Problemen, z. B. bei Bandscheibenvorfällen oder auch in der Schwangerschaft, ist Vorsicht geboten.

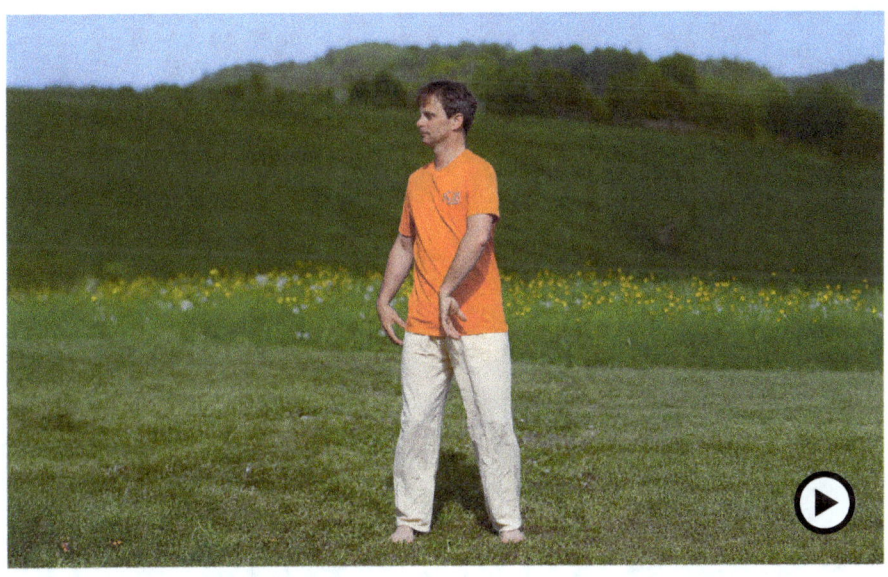

◘ **Abb. 3.10** Schütteln
(▶ https://doi.org/10.1007/000-hwg)

3.3.4 Schwungübung – links und rechts drehen

3.3.4.1 Bewegungsablauf

Grundstellung. Wir beginnen zunächst langsam aus der zentralen Achse nach links und rechts zu drehen. Diese Bewegung machen wir während der gesamten Übung nur so groß, dass unser Kontakt über die Fußsohlen zum Boden stabil bleibt. Die Knie zeigen nach vorne.

Die Brustwirbelsäule dreht nach links und rechts. Ein Gefühl von Weite und Lockerheit entsteht. Nabel und Brustbein weisen in (leicht) unterschiedliche Richtungen. Der Oberkörper und die Wirbelsäule bleiben aufrecht.

Die Halswirbelsäule und damit der Kopf drehen mit, der Blick geht entspannt in die Ferne – siehe ◘ Abb. 3.11a.

Durch den Drehimpuls aus der Körpermitte bewegen sich die Arme vom Körper weg, sie tragen nichts zur Bewegung bei und halten auch in keiner Form dagegen – siehe ◘ Abb. 3.11b. Die Armbewegung ist also nicht geführt, wie in den meisten anderen Qigong-Übungen.

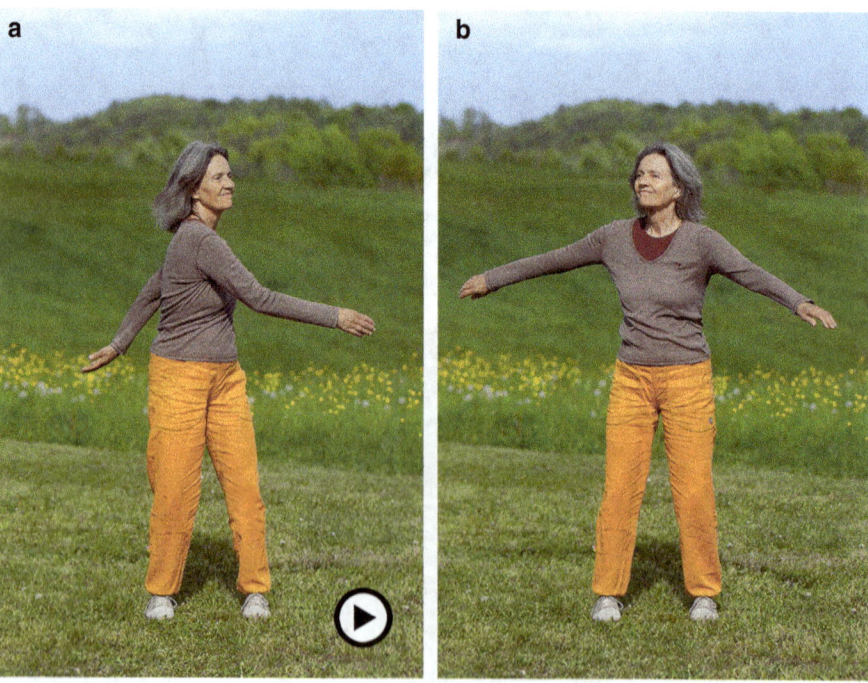

◘ Abb. 3.11   a Nach links drehen   b Nach rechts drehen
(▶ https://doi.org/10.1007/000-hwh)

Wirkungen bei unterschiedlicher Geschwindigkeit

Beginne die Übung langsam und steigere sukzessive das Tempo. Nimm dabei die unterschiedlichen Auswirkungen der verschiedenen Geschwindigkeiten wahr.

Durch regelmäßiges Üben erzielen wir in jedem Fall eine deutliche Stabilisierung im Bereich der Lendenwirbelsäule und gleichzeitig eine Mobilisierung im Bereich der Brustwirbelsäule.

- Langsam

Das langsame Tempo wirkt beruhigend auf uns. Die Aktivität des Sympathikus nimmt ab, wir kommen leichter auch innerlich zur Ruhe, können abschalten. Der Oberkörper wird frei und durchlässig. Die Arme schwingen nahe am Körper.

- Mittel

Dieses Tempo wirkt harmonisierend. Die Arme schwingen weiter weg vom Körper und landen mit einem leichten Impuls auf Beckenhöhe wieder am Körper. Dieses Klopfen am Zentrum aktiviert zusätzlich und macht uns die Körpermitte bewusst. Der Drehimpuls ist nicht größer als beim langsamen Tempo aber erfolgt aber rascherer.

Um eine aufrechte Körperhaltung bei höherem Tempo zu stabilisieren, ist ein klein wenig mehr Körperspannung notwendig.

- Schnell

Wir wählen ein Tempo, das uns aktiviert, aber nicht überfordert. Die Aktivität des Sympathikus nimmt zu. Auch diese Bewegung ist von Zentrum oder der Brustwirbelsäule aus gesehen nicht größer als zuvor aber wesentlich impulsiver. Wir lernen, uns auf gesunde Art zu aktivieren und gleichzeitig im Oberkörper leicht und durchlässig zu bleiben. Das schnelle Tempo weckt unsere Lebensgeister – es bringt Qi nach außen. Um eine gute Verbindung zur Erde und zum Himmel aufrechtzuerhalten ist noch einmal ein wenig mehr Körperspannung notwendig. Die Arme dürfen gerne etwas höher schwingen und noch etwas weiter weg vom Körper als beim mittleren Tempo. Sie landen mit etwas mehr Impuls am Körper, was wiederum die grundsätzliche Aktivierung unterstützt.

3.3.4.2 Atmung

Die Atmung ist in dieser Übung frei. Auch bei rascheren Bewegungen erfolgt die Atmung ruhig, tief und geräuschlos.

3.3.4.3 Intention und Vorstellung

Die Intention variiert je nach Bewegungstempo. Bei langsamen Bewegungen steht der beruhigende Aspekt im Vordergrund, bei schnellen der aktivierende. Beim mittleren Tempo achten wir besonders auf Struktur und Durchlässigkeit.

Während der Übung können wir unsere Aufmerksamkeit bewusst auf folgendes ausrichten:

Wir spüren den Kontakt über die Fußsohlen zur Erde, die Beingelenke bleiben locker und beweglich.

Der Kopf strebt nach oben zum Himmel, unsere Haltung ist aufrecht.

Wir nehmen die Beweglichkeit des Oberkörpers und der Brustwirbelsäule wahr.

Der Blick weitet sich, wir öffnen uns für neue Perspektiven.

Qi kann beim Drehen bis in die Fingerspitzen fließen und wieder zurück zum Zentrum.

3.3.4.4 Hinweise

Während der gesamten Übung sind die Beine leicht gebeugt.

Achte darauf, in der Brustwirbelsäule zu drehen.

Versuche in jedem Bewegungstempo nur so viel Körperspannung einzusetzen, wie notwendig ist, um eine weite, durchlässige Struktur aufzubauen, in der sich der Dreh-Impuls optimal entfalten kann.

Der Oberkörper bleibt aufrecht – jedes Zurücklehnen oder Vorbeugen erschwert die Drehbewegung.

Die Armbewegung ist die Folge der Körperdrehung.

Der Blick ist immer auf Augenhöhe in die Ferne gerichtet.

Wenn bei höherem Tempo Schwindelgefühle auftreten oder es schwer fällt im Gleichgewicht zu bleiben, kann der Blick bei der Drehung vorne bleiben.

Als Variation können die Hände auf bestimmte Stellen am Körper klopfen: etwa auf Mingmen und Dantian oder unter dem Schlüsselbein auf der Brust zur Stimulation der Lungen und des Immunsystems. Wenn es angenehm ist, können dabei auch lockere Fäuste gemacht werden.

3.4 Den Himmel mit beiden Händen stützen

Diese Übung entstammt dem Übungssatz „Die Acht Brokatübungen" (Baduan Jin), der im Westen seit Jahrzehnten sehr beliebt ist und zu den bekanntesten Übungen des Qigong zählen. Die Bewegungen weiten und dehnen den Rumpf und zielen auf die Gesundung und Harmonisierung von Organen ab.

Alle acht Übungen sind im Buch „Ba Duan Jin – Die Acht Brokatübungen" der Autor*innen ausführlich beschrieben (siehe Literaturverzeichnis).

3.4.1 Bewegungsablauf

Grundstellung ◘ Abb. 3.12a

Diese Übung besteht aus drei Teilen, die nacheinander ausgeführt werden.

3.4 · Den Himmel mit beiden Händen stützen

- **Teil 1**

Einatmung: Die Hände vor dem Körper verschränken, die Handflächen zeigen nach oben – Abb. 3.12b.

Die Hände knapp vor dem Körper bis auf Brusthöhe anheben und dort beginnen die Handflächen nach oben zu drehen.

Ausatmung: Die verschränkten Hände drehen kontinuierlich und werden weiter nach oben bis über den Kopf geführt. Die Fersen vom Boden heben und gleichzeitig die Ellbogen strecken. Den gesamten Rumpf längen, dabei sinken Becken und Steißbein nach unten, der Nacken ist lang und Baihui steigt Richtung Himmel. Die Hände sind direkt oberhalb des Kopfes, die Handflächen zeigen nach oben, die Ballen sinken nach unten – Abb. 3.12c.

Einatmung: Die Fersen wieder auf den Boden bringen, die Beine leicht beugen, die Ellbogen beugen und die Schultern entspannen, die Hände bis knapp oberhalb des Kopfes sinken lassen – Abb. 3.12d.

- **Teil 2**

Ausatmung: Aus der letzten Position von Teil 1 die verschränkten Hände wieder mit den Handflächen zum Himmel nach oben führen. Gleichzeitig den Ober-

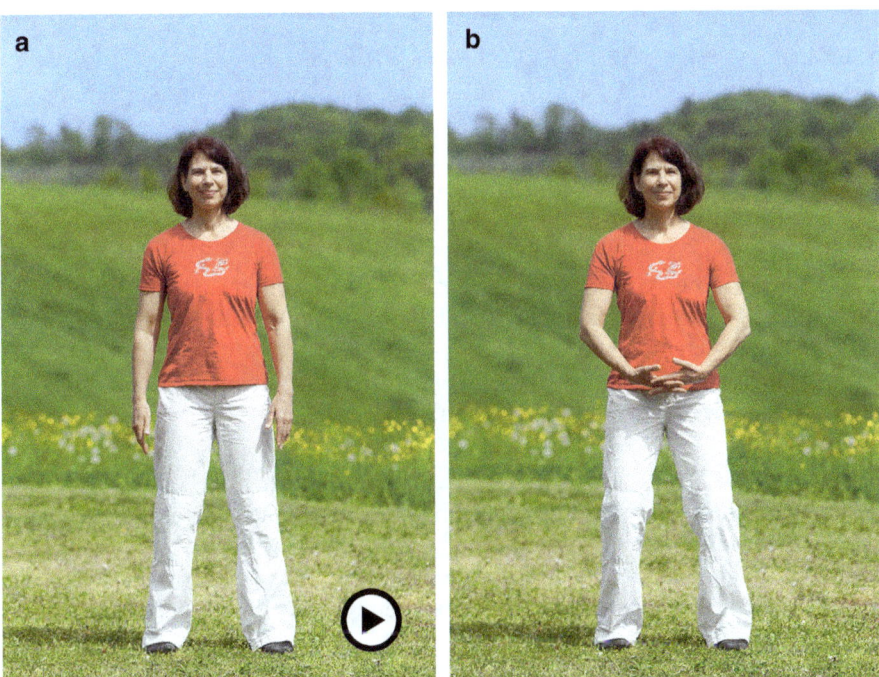

Abb. 3.12 a Beginn in der Grundstellung b Hände vor Dantian verschränken
(▶ https://doi.org/10.1007/000-hwj)

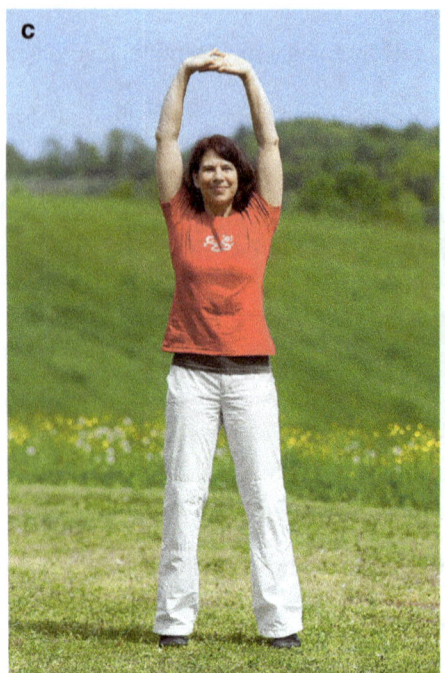 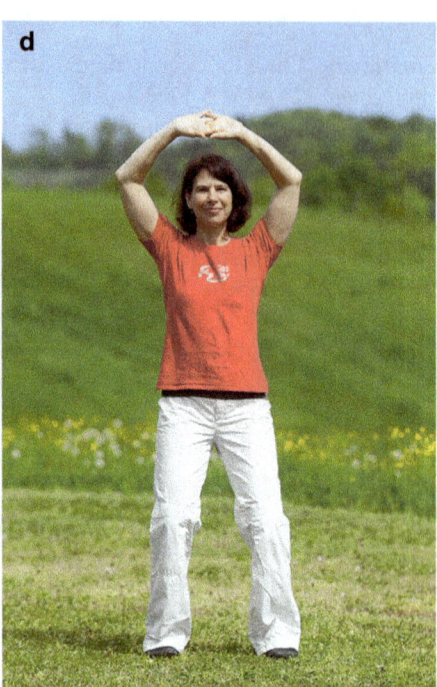

Abb. 3.12 **c** Gerade nach oben strecken **d** Fersen und Hände sinken lassen

körper von der Taille aufwärts (Brustwirbelsäule, Schultergürtel) nach links drehen und die Arme strecken. Becken und Knie zeigen nach vorne. Die Fersen bleiben diesmal am Boden. Die rechte Ferse gut in den Boden sinken lassen – Abb. 3.12e.

Einatmung: Die Arme wieder beugen, die Schultern entspannen und gleichzeitig den Oberkörper wieder nach vorne drehen. Die Hände bis knapp über den Kopf sinken lassen – Abb. 3.12d.

Ausatmung: Dieselbe Bewegung mit einer Drehung nach rechts ausführen. Mit der **Einatmung** wieder nach vorne drehen.

Teil 3

Ausatmung: Die verschränkten Hände mit den Handflächen nach oben (wie in Teil 1) Richtung Himmel führen. Der gesamte Körper zeigt dabei gerade nach vorne, wird aber aus der Senkrechten leicht nach links geneigt, die rechte Seite weitet sich. Die Beine strecken sich. Dabei den rechten Fuß in den Boden sinken lassen – Abb. 3.12f.

Einatmung: Die Arme wieder beugen, den Oberkörper zurück in die Senkrechte bringen – Abb. 3.12d.

Ausatmung: Dieselbe Bewegung nach rechts ausführen.

3.4 · Den Himmel mit beiden Händen stützen

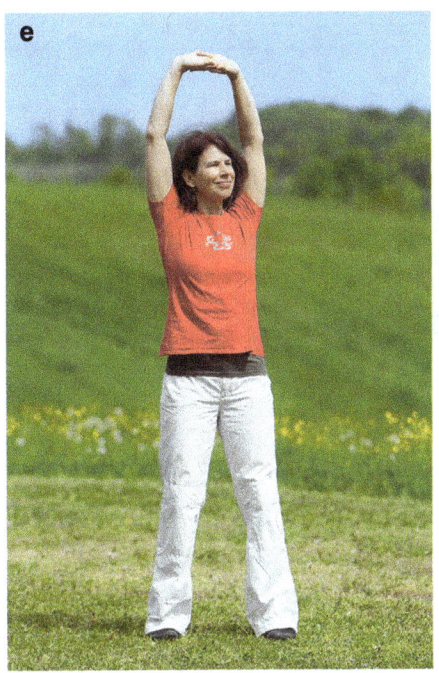 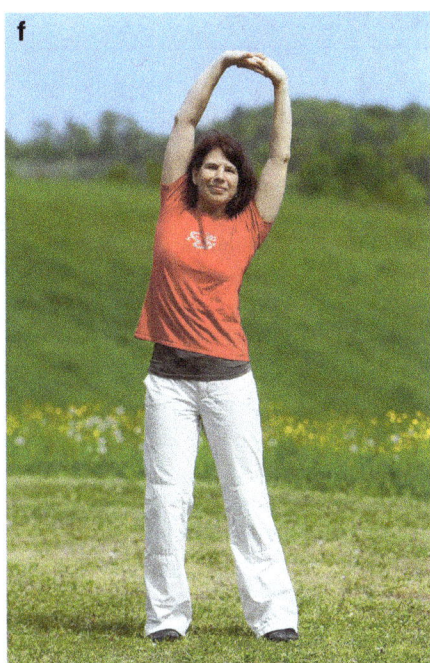

Abb. 3.12 e Oberkörper nach links drehen f Oberkörper nach links neigen

Mit der **Einatmung** wieder zurück in die Mitte kommen.

Ausatmung: Die verschränkten Hände vor dem Körper sinken lassen, die Verschränkung der Hände lösen.

Wieder mit Teil 1 beginnen.

3.4.2 Hinweise

Bei der Einatmung jeweils darauf achten, dass die Schultern gut nach unten sinken und sich entspannen können. Die Handflächen zeigen oberhalb des Kopfes tendenziell immer nach oben.

Um in den Ballenstand zu kommen (Teil 1), zunächst das Gewicht zu den Ballen verlagern, dann erst die Fersen langsam vom Boden heben. Dabei Zeit lassen. Nach dem Absenken der Fersen verteilt sich das Gewicht wieder über die gesamte Fußsohle. So dehnt sich der gesamte Körper von der Mitte her nach unten und oben aus und zieht sich wieder zusammen.

In den Ausatemphasen spüren wir jeweils diese Dehnung und damit verbundene Dehnspannung. Durch Loslassen dieser Aktivierung gelangen wir mühelos in die mittlere Position – Abb. 3.12d zurück.

3.4.3 Wirkungen

- Stärkung der Himmel-Erd-Achse, Verbesserung des Gefühls für Mitte und Zentrierung
- Dehnung des gesamten Körpers, besonders des Rumpfes, Streckung der Wirbelsäule, der zentralen Achse (Chong Mai), Dehnung der Seiten
- Innere Weite und entspannte Aufrichtung
- Öffnen und Verbinden der drei Erwärmer-Bereiche, Durchlässigkeit zwischen diesen Bereichen. Dehnung im Bereich der Gallenblasen-Leitbahn, Öffnen der Dreifachen-Erwärmer-Leitbahn
- Gute Verteilung des Qi im gesamten Körper
- Der Stoffwechsel wird aktiviert

3.5 Reinigende Übungen

Reinigende Übungen zählen zu den ältesten Übungen im Qigong. Tu Gu Na Xin, eine daoistische Methode die schon bei Zhuangzi Erwähnung findet– bedeutet sinngemäß, Altes bzw. Verbrauchtes ausblasen und Frisches aufnehmen.

In der hier vorgestellten reinigenden Übung verbinden wir die Bewegung, die reinigende Atmung und die Intention zu einem Ganzen und erzielen auf diese Art tiefgreifende Wirkungen. Die Befreiung von Altem, also Verbrauchtem, hängt weniger vom Tun ab, sondern hat vielmehr mit dem Prinzip des Loslassens zu tun.

Damit wir gut loslassen können, brauchen wir die innere Bereitschaft dafür und das Vertrauen, dass das Abgegebene durch frisches, belebendes Neues ersetzt wird.

3.5.1 Reinigen: Von oben nach unten Austreifen

Diese Übung wird mit der im Abschnitt „Reinigende Atmung" (▶ Abschn. 2.4.6.1) erklärten Atmung ausgeführt.

3.5.1.1 Ausgangsposition

Mabu Die Arme sind entspannt und haben etwas Abstand zu den Oberschenkeln. Die Beine sind etwas gebeugt und über die Füße ist ein guter Kontakt zum Boden wahrnehmbar, sodass eine gute Verwurzelung die Folge ist. Locker aufrichten, für einige Atemzüge verweilen, bis sich eine entspannte Aufmerksamkeit einstellt – ◘ Abb. 3.13a.

3.5.1.2 Bewegungsablauf

Einatmung (durch die Nase): Beide Arme leicht gestreckt vor dem Körper anheben, die Handflächen weisen nach oben und die Finger nach vorne – ◘ Abb. 3.13b. Die Hände bis über Kopfhöhe heben, dabei strecken sich die Beine – ◘ Abb. 3.13c.

Ausatmung (durch den Mund): Die Schultern entspannen sich und die Ellbogen gehen zur Seite. Die Arme beugen und die Hände nach unten sinken lassen. Dabei weisen die Handflächen nach unten und die Finger zueinander – ◘ Abb. 3.13d. Die Hände weiter knapp am Körper vor der Körpermitte sinken lassen, bis die Hände auf Unterbauch-Höhe sind. Währenddessen die Beine beugen, der Rumpf bleibt aufrecht – ◘ Abb. 3.13e

Nun in den Hüftgelenken beugen und den Rumpf etwas nach vorne neigen. Dabei die Arme strecken und die Hände schräg seitlich nach vorne wegführen. Die Handflächen haben dabei einen Bezug nach unten und die Finger weisen vom Körper weg – ◘ Abb. 3.13f

Einatmung: Langsam wieder aufrichten und die Beine strecken. Die Ausgangsposition ist erreicht.

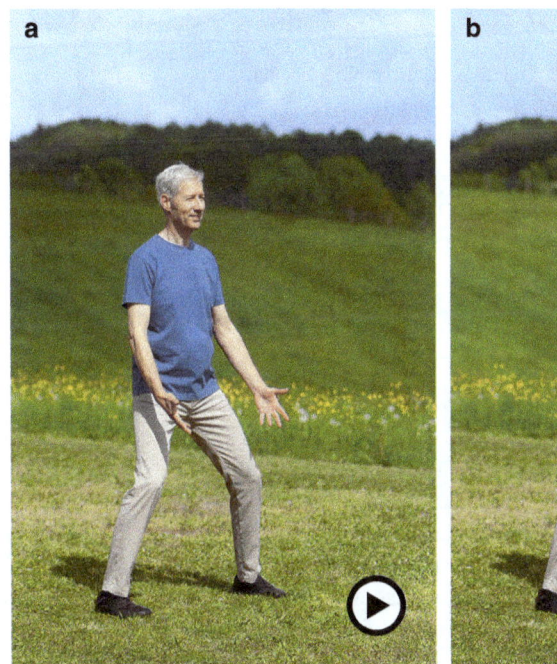
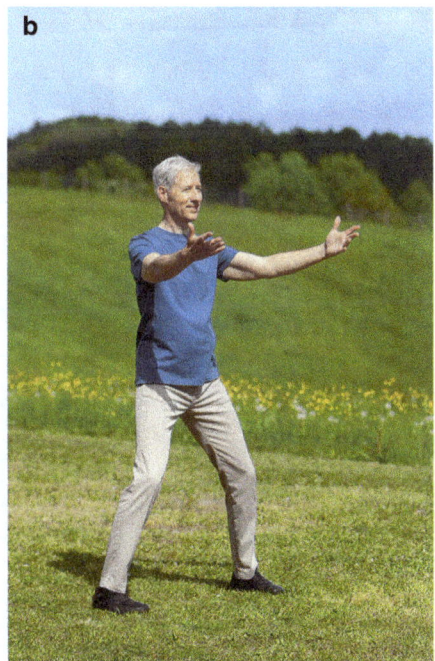

◘ **Abb. 3.13** **a** Ausgangsposition **b** Beginn der Einatmung
(▶ https://doi.org/10.1007/000-hwk)

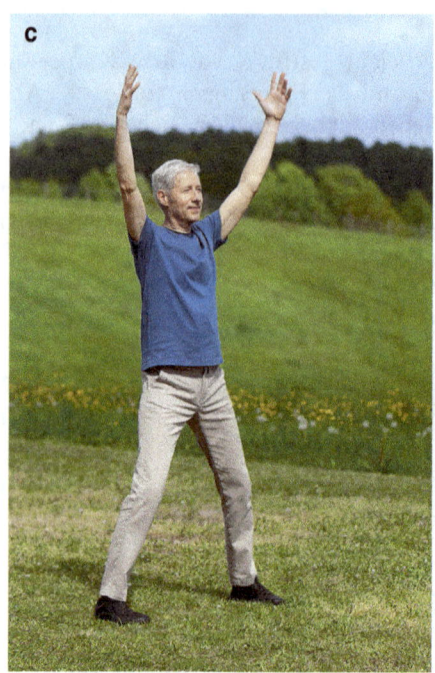 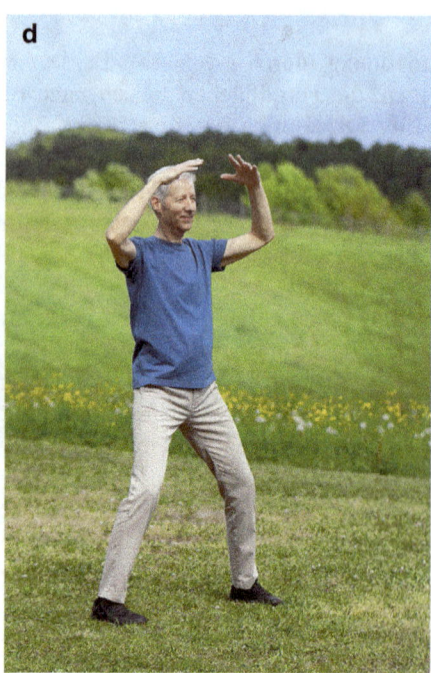

Abb. 3.13 c Ende der Einatmung d Arme sinken, Ausatmung Beginn

Nach jeder Wiederholung kurz innehalten, den Atem kommen und gehen lassen und die Schultern und den Oberkörper etwas lockern.

Zu empfehlen sind 3–6 Wiederholungen. Zum Abschluss in die Grundstellung wechseln und die Hände auf Dantian legen, um die Wirkung der Übung wahrzunehmen.

3.5.1.3 Intention

Der Organismus wird von Belastendem befreit. Die Hände streifen von oben nach unten den ganzen Körper aus, das Negative und Verbrauchte wird mit der Armbewegung nach unten gestreift, löst sich und wird an die Erde abgegeben. Mit klarer Entschlossenheit lassen wir das Verbrauchte los und sind bereit für die Aufnahme von Frischem und Belebendem. Die Reinigung, die Abgabe von Verbrauchtem erfolgt einerseits über die Hände, andrerseits über die Ausatmung.

In der Einatmung wird mit der Aufwärtsbewegung der Hände Frisches und Klares aufgenommen. Die Betonung in der Reinigenden Übung liegt jedoch auf der Abgabe.

3.5.1.4 Hinweise

Gut anwendbar bei Aufgeregtheit, Unruhe, Anspannung und Stress.

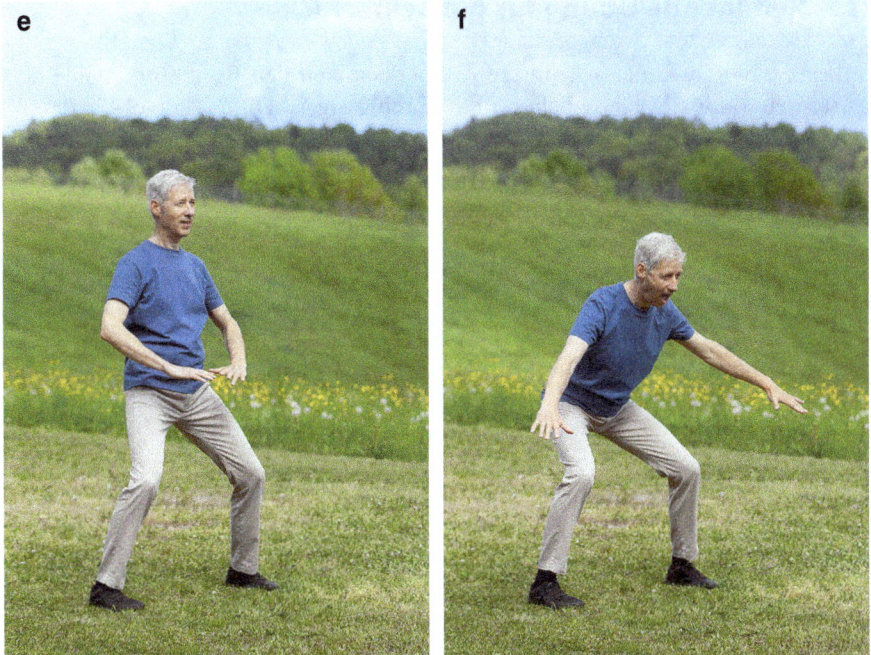

Abb. 3.13 e Weiter ausatmen f Ende der Ausatmung

Bei langsamer Ausführung dauert die Ausatmung etwas länger als die Einatmung. In einer Ausführung mit forscher, schneller Ausatmung und Bewegung ist die Ausatmung zwar kürzer, aber deutlich akzentuierter. Die Hände sind im ersten Teil der Ausatmung möglichst nahe am Körper. Am Ende der Ausatmung sind wir gut im Gleichgewicht.

Diese Übung sollte in der Schwangerschaft nicht gemacht werden, ausgenommen sind geübte Praktizierende, sie sollte dabei langsam und sanft ausgeführt werden.

3.5.1.5 Wirkungen

- Befreit von ständigem Denken, Stress, Druck, Anspannung, Schwere und störenden Emotionen.
- Ein Gefühl von Erleichterung und Befreiung, Durchlässigkeit, Leichtigkeit, Gelassenheit und Stärke stellt sich ein.
- Der Kopf wird klar.
- Die Atmung wird tiefer und leichter.
- Eine bessere Aufnahme von frischem Qi wird gefördert und kann als ein Gefühl von Wärme wahrgenommen werden.

3.5.2 Reinigende Übung für die Beine: Kicks

In dieser Übung widmen wir unsere Aufmerksamkeit den Beinen und den Füßen, sie werden dadurch beweglicher und durchlässiger. Durch langes Sitzen und mangelnde Bewegung, aber auch durch Überanstrengung kann es zu Stagnationen in den Beinen kommen. Belastendes wird über den Kick nach unten abgegeben.

3.5.2.1 Ausgangsposition

Grundstellung: Das Gewicht ist auf dem rechten Bein und der linke Fuß hat mit dem Fußballen Kontakt am Boden. Die Hände sind seitlich an den Leisten abgestützt. Locker aufrichten.

Die Übung wird mit der reinigenden Atmung ausgeführt. „Reinigende Atmung" (▶ Abschn. 2.4.6.1).

3.5.2.2 Bewegungsablauf

Einatmung (durch die Nase): Das linke Knie heben, der Fuß löst sich vom Boden und die Zehen zeigen schräg nach unten – ◘ Abb. 3.14a.

Ausatmung (durch den Mund): Das linke Bein mit der Ferse voraus nach vorne unten strecken, sodass die Beinrückseite gelängt wird – ◘ Abb. 3.14b.

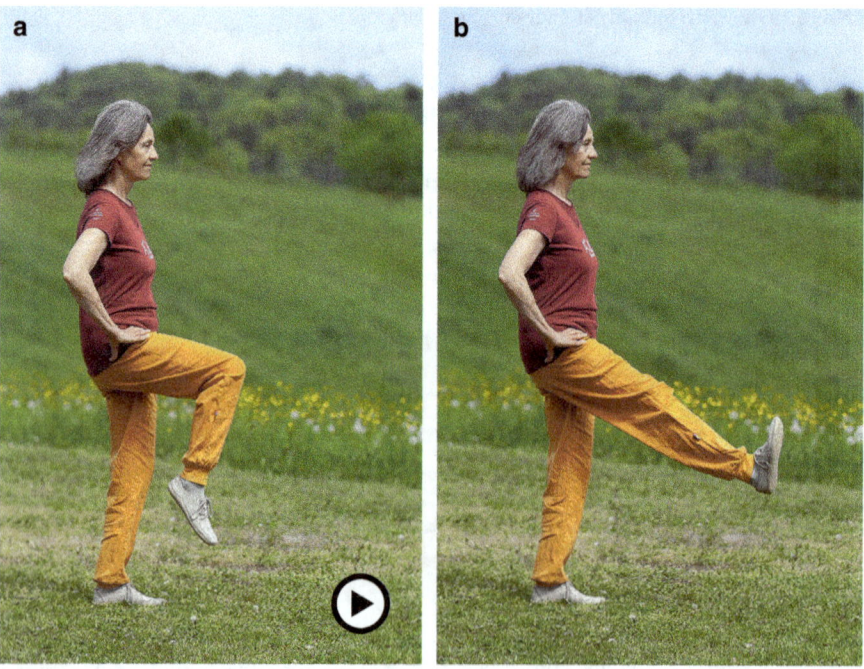

◘ **Abb. 3.14** a Knie beugen, Rist strecken b Knie strecken, Rist beugen
(▶ https://doi.org/10.1007/000-hwm)

Diesen Vorgang einige Male wiederholen, danach den Fuß hinstellen und die Übung mit dem anderen Bein durchführen.

Diese Übung kann auch schneller ausgeführt werden, als würde man einen Kick machen. Das Bein, welches den Kick macht, wird sogleich wieder entspannt. Das Standbein bleibt beweglich und federt mit.

Variante

Der Kick kann mit den Zehen voraus, anstelle mit der Ferse voraus ausgeführt werden. Dafür beginnen wir damit, das linke Knie zu heben bei hochgezogenen Zehen. **Einatmung** – ◘ Abb. 3.14c

Ausatmung (durch den Mund): Das linke Bein mit den Zehen voraus nach vorne unten strecken, sodass die Beinvorderseite gelängt wird – ◘ Abb. 3.14d.

Nach Beendigung in die Grundstellung wechseln und die Wirkung wahrnehmen.

3.5.2.3 Intention

Stell dir vor, dass du Belastendes und Verbrauchtes nach unten abgibst. Der untere Teil des Körpers, das Becken und die Beine sind im Fokus.

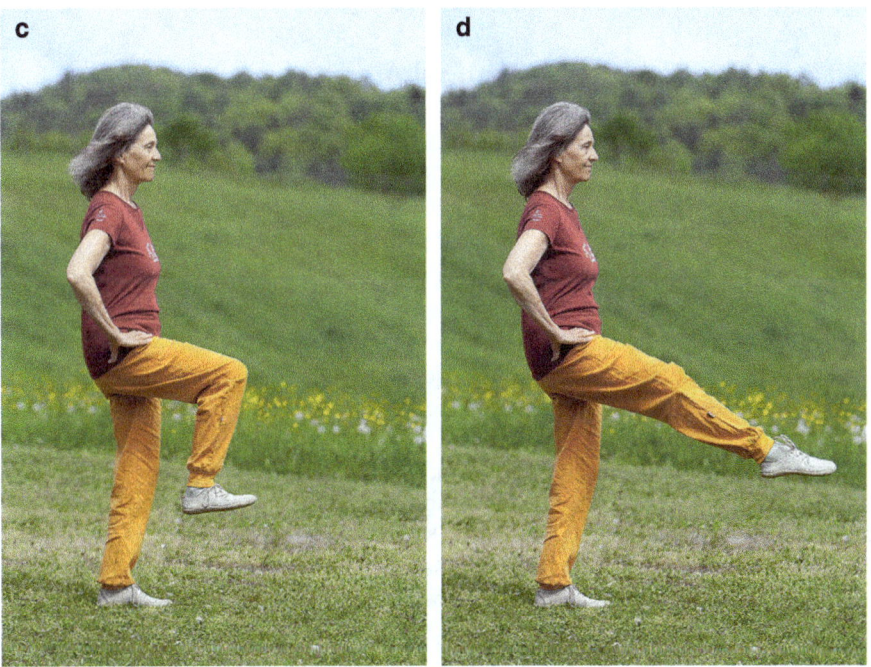

◘ **Abb. 3.14** c Knie und Rist beugen d Knie und Rist strecken

3.5.2.4 Hinweise

Beim Strecken des Beins bleibt das Standbein stets ein wenig gebeugt. Wenn man unsicher auf einem Bein steht, die Übung am besten nahe an der Wand machen und mit einer Hand abstützen. Der Fokus liegt auf der Ausatmung. Bei langsamer Ausführung dauert die Ausatmung etwas länger als die Einatmung. In der schnellen Ausführung mit dem Kick ist die Ausatmung zwar kürzer, aber akzentuierter.

3.5.2.5 Wirkungen

— Macht munter und aktiviert.
— Das ganze Bein wird gelockert und die Zirkulation wird angeregt.
— Die Beine werden durchlässiger, ein Gefühl von Befreiung und Leichtigkeit stellt sich ein.
— Die Füße fühlen sich lebendiger an, man fühlt sich geerdeter.
— Eine bessere Aufnahme von frischem Qi wird gefördert und kann als ein Gefühl von innerer Wärme wahrgenommen werden.

3.6 Übungen zur Aufnahme von Qi

3.6.1 Nach außen kreisend aufnehmen

3.6.1.1 Ausgangsposition

Grundstellung. Die Beine sind deutlich gebeugt. Die Arme sind vor dem Bauch überkreuzt, die Handflächen weisen nach oben – ◘ Abb. 3.15a.

3.6.1.2 Bewegungsablauf

- Einatmung

Phase 1: Bewegung der Hände nach oben – Qi Aufnehmen

Aus der Ausgangsposition heraus die Beine langsam strecken und die überkreuzten Arme bis auf Schulterhöhe anheben. Die Handflächen weisen dabei zum Körper – ◘ Abb. 3.15b.

Phase 2: Bewegung der Hände auseinander – Qi Aufnehmen

Die Beine weiter strecken. Die Hände weiter bis auf Stirnhöhe führen und dabei die Handflächen allmählich vom Körper wegdrehen. Die Hände nun voneinander weg im Bogen nach oben und nach außen führen und die Körpervorderseite gut öffnen. Die Arme sind nun locker gestreckt. Die Handflächen weisen nach vorne – ◘ Abb. 3.15c.

- Ausatmung

Phase 3: Bewegung der Hände nach unten – Qi nach unten führen

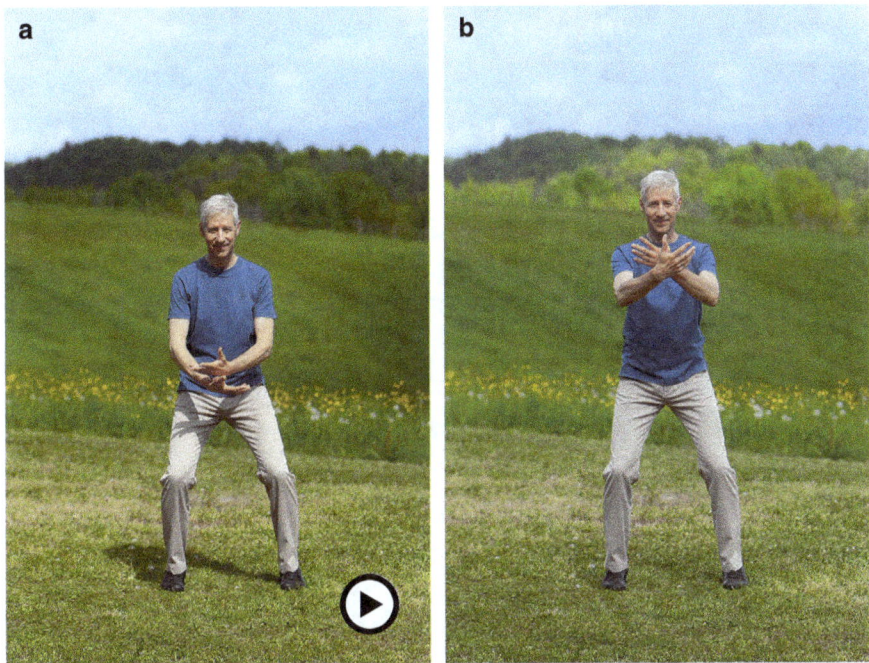

Abb. 3.15 a Ausgangsposition b Arme gekreuzt auf Brusthöhe
(▶ https://doi.org/10.1007/000-hwn)

Die Beine beginnen zu beugen. Der Brustkorb sinkt. Die Schultern entspannen sich. Die Arme sinken auf Höhe der unteren Rippen – Abb. 3.15d. Die Ellbogen beugen sich leicht und die Handflächen zeigen nun nach unten.

Phase 4: Bewegung der Hände zueinander – Qi sammeln und speichern

Die Beine weiter beugen. Den unteren Rücken weiten und öffnen. Die Ellbogen beugen und die Hände zueinander vor den Unterbauch führen – Abb. 3.15e.

In die Ausgangsposition zurückkehren. Die Arme wieder überkreuzen. Der Rücken ist nun deutlich gerundet und Mingmen geöffnet. Die Übung mehrmals wiederholen.

- **Zum Abschluss**

Wahrnehmen der Wirkung – Abb. 3.15f

3.6.1.3 Hinweise

Der Oberkörper bleibt aufrecht. Das Beugen und Strecken der Beine ist auf das Heben und Sinkenlassen der Arme abgestimmt. Die Beine sind am Ende der Phase 2 locker gestreckt, aber nicht steif.

Die Wirbelsäule schwingt in der Übung mit. Das Öffnen der Körpervorderseite in Phase 1 und 2 (Yang-Phase) erfolgt in Übereinstimmung mit der Einatmung, und zwar so, dass sich die drei Atemräume (Bauch, Flanken, Brust) von unten nach oben weiten und füllen. Dabei entspannt der Beckenboden.

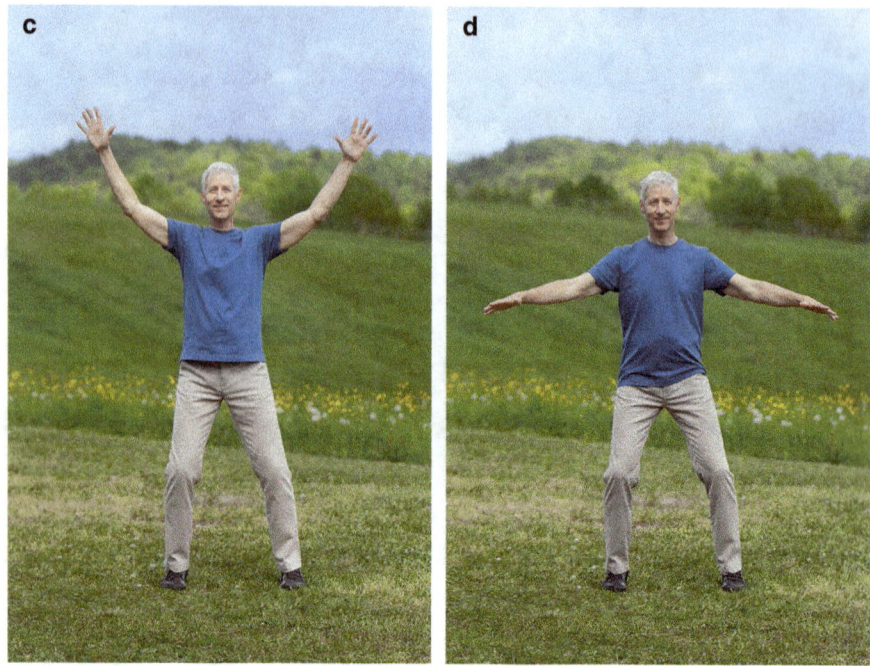

Abb. 3.15 c Arme auseinanderführen d Arme seitlich sinken lassen

Das Weiten des Rückens in Phase 3 und 4 (Yin-Phase) erfolgt in Übereinstimmung mit der Ausatmung, und zwar so, dass sich die drei Atemräume von oben nach unten leeren.

In Phase 3 – zu Beginn der Ausatmung – ist es wichtig, zunächst die oberen Rippen und das Brustbein sinken zu lassen. Dadurch entspannen die Schultern, die unteren Rippen (Flanken) sinken. Zu Beginn von Phase 4 die Bauchdecke einziehen und den Beckenboden (Huiyin) nach oben ziehen.

Im Verlauf der Bewegung rotieren die Unterarme auf natürliche Weise mit. Auch in der Yin-Phase bleibt der Bereich unter den Achseln geöffnet, die Ellbogen haben weiterhin Abstand zum Oberkörper. Die Arme beschreiben die kreisende Bewegung vor dem Körper. Die Ellbogen werden auch am Ende der Yang-Phase nicht durchgestreckt.

Am Ende der Phase 4 kann abwechselnd die linke und die rechte Hand oben sein.

3.6.1.4 Intention und Vorstellung

Wir öffnen uns und dehnen uns in alle Richtungen aus und schaffen somit Raum.

In Phase 1 und 2 nehmen wir frisches, klares und belebendes Qi aus der Natur auf. In Phase 3 führen wir es nach unten, in Phase 4 Richtung Dantian und speichern es dort ein.

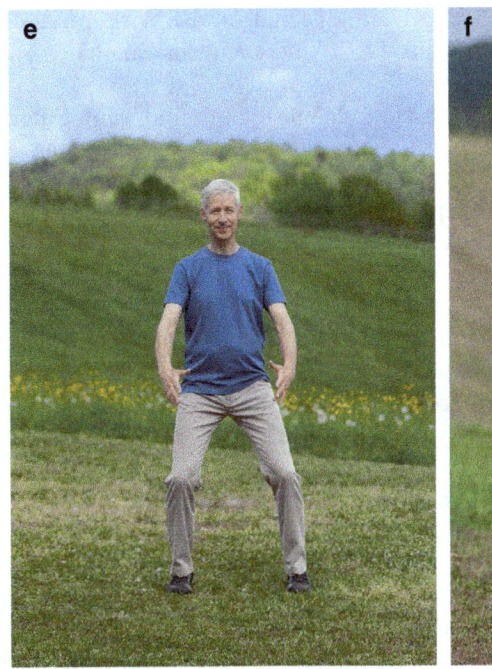 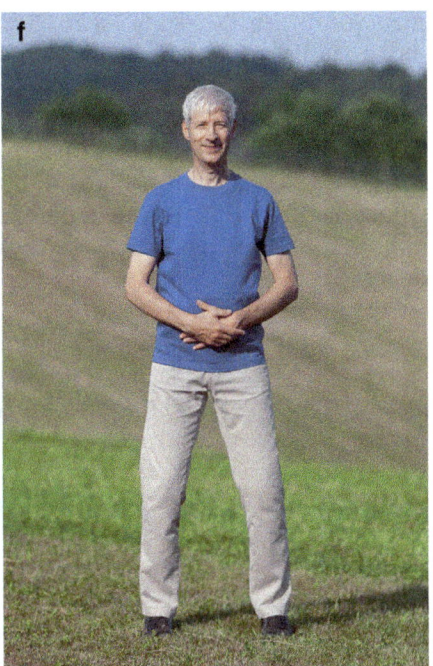

Abb. 3.15 e Qi sammeln und speichern f Die Wirkung wahrnehmen

Das Aufnehmen geschieht mit Leichtigkeit und einem Lächeln, ohne Druck und Anstrengung. Das bewusste Spüren der Bewegung, die mit entspannter Aufmerksamkeit ausgeführt wird, sowie die klare Vorstellung unterstützen das Aufnehmen und Speichern des Qi. Ein übermäßiges Bemühen kann zu Stagnation führen und hilft nicht, mehr Qi aufzunehmen.

3.6.1.5 Wirkungen

- Belebt, erfrischt und stärkt Körper und Geist.
- Hilft bei Müdigkeit und Erschöpfung.
- Wirkt stimmungsaufhellend und weckt ein Gefühl der Freude.
- Stärkt unser Gefühl dafür, dass wir aus der Fülle der Natur neue Kraft für uns schöpfen können.

3.6.2 Yin- und Yang-Phasen in Qigong-Übungen

Yin und Yang ergänzen einander, gebären und bedingen einander, wie bei „Yin und Yang" (▶ Abschn. 1.6.2) beschrieben. Durch das Herausarbeiten dieser unterschiedlichen Phasen in einer Qigong-Übung gelingt es, die Wirkung dieser Übung deutlich zu verbessern. In jeder Yang-Phase sind auch Yin-Qualitäten enthalten und umgekehrt.

In den meisten Qigong-Übungen wechseln sich Yin-Phasen und Yang-Phasen harmonisch ab und fördern dadurch den ungestörten Fluss des Qi im Organismus. Neben dem Atemrhythmus ist „Zusammenziehen und Ausdehnung" (siehe „Öffnen und Schließen als Grundprinzip der Bewegung" (▶ Abschn. 2.3.4)) ein wesentliches Yin-Yang-Paar, welches wir in allen lebendigen Systemen finden können. Jede Zelle schwingt, jedes Organ hat einen bestimmten Rhythmus und selbst Sterne pulsieren.

Um dieses Lebensprinzip im Qigong erfolgreich umzusetzen, kommen die Ideen von Öffnen und Schließen, Fülle und Leere und harmonische Verbindung von oben und unten, links und rechts sowie vorne und hinten zum Einsatz. Ungleichgewichte im Organismus werden so ausgeglichen.

Einerseits werden Rumpf und Wirbelsäule in Schwingung versetzt, andererseits breitet sich ein Impuls vom Zentrum Richtung Extremitäten aus und schwingt wieder zurück.

3.6.2.1 Übergänge zwischen Yin und Yang

Wenn Yin oder Yang zunehmen und sich ihrer maximalen Entwicklungsstufe annähern, so wächst bereits die jeweils entgegengesetzte Kraft und ist zur Entfaltung bereit. So gebären diese zwei Kräfte einander.

Du kannst dies einfach mit der Atmung versuchen. Atme so lange aus, bis du dich spürbar anstrengen musst, um weiter auszuatmen. Die Atmung fühlt sich nicht mehr leicht, sondern verkrampft und unnatürlich an. Du hast den Umlenkpunkt Richtung Einatmung versäumt.

Mit Gefühl und ein wenig Übung kannst du diesen Umlenkpunkt finden, den Moment, in dem sich die Ausatmung fast von allein Richtung Einatmung wandelt. Diesen Moment gibt es auch im Übergang von der Ein- zur Ausatmung. So erfolgen die Übergänge mühelos und fließend.

Versuche diese Qualität in die bewegten Übungen einfließen zu lassen. Die Übungen „Den Himmel mit beiden Händen stützen" (▶ Abschn. 3.4) und „Nach außen kreisend aufnehmen" (▶ Abschn. 3.6.1) eignen sich anfangs dafür besonders gut.:

3.6.2.2 Übergänge zwischen Yin- und Yang-Phasen in der Übung „Nach außen kreisend aufnehmen"

Beginne mit der Übung wie beschrieben „Nach außen kreisend aufnehmen" (▶ Abschn. 3.6.1).

Solange wir die Arme nach oben und vom Zentrum nach außen bewegen, sprechen wir von der Yang-Phase der Übung. Wenn die Arme sinken und die Handgelenke sich vor dem Unterbauch kreuzen, von der Yin-Phase.

Mache diese Übung einige Male und beobachte, was am Übergang von der Yang-Phase zur Yin-Phase geschieht. Auch hier gibt es diesen natürlichen Umlenkpunkt, in der die Phase des „Steigens und Ausbreitens" ihren Höhenpunkt erreicht und sich mühelos zu einem „Sinken und Sammeln" wandelt. An diesem Umlenkpunkt gilt es langsam und kontrolliert loszulassen: Die Arme und Schultern sinken, der Brustkorb ebenso. Da die Bewegung mit der Atmung verbunden ist, geht an diesem Punkt die Ein- zur Ausatmung über. Achte darauf, die Verbindung mit dem Himmel zu bewahren – dies ist ein wichtiger Gegenpol und bildet den Yang-Aspekt in dieser Yin-Phase.

Wie zeigen sich Yin und Yang in den Aufnehmenden Übungen?

Phase 1 und 2 bilden zusammen eine Yang-Phase, wobei Phase 1 dem jungen Yang und Phase 2 dem alten Yang entspricht. Siehe ▶ Abschn. 1.6.4 – „Die vier Bilder".

Phase 3 und 4 bilden zusammen eine Yin-Phase, wobei Phase 3 dem jungen Yin und Phase 4 dem alten Yin entsprechen.

Die Yang- und Yin-Phasen gehen harmonisch ineinander über. Das Öffnen und Ausdehnen in alle Richtungen beim Aufnehmen geht über in das nachfolgende Schließen und Zusammenführen beim Sammeln und Speichern. Aus dieser Yin-Phase entsteht wiederum eine neue Yang-Phase.

In der Yin-Phase (Sinken und Sammeln) werden die Beine gebeugt, dadurch wird elastische Kraft in den Beinen eingespeichert.

Nun gibt es auch am Ende der Yin-Phase eine Umlenkung, welche durch Loslassen eingeleitet wird: Die in den Beinen eingespeicherte Kraft kann sich langsam entfalten und die Yang-Phase beginnt.

In Bezug auf die aufnehmende Übung nach außen kreisend ergibt sich folgende Zuordnung:

Yang	Yin
Nach oben	Nach unten
Nach außen	Nach innen
Ausbreiten	Sammeln/speichern
Öffnen	Schließen
Einatmen	Ausatmen
Beine strecken	Beine beugen
Vorderseite weitet sich	Rückseite weitet sich

Durch dieses Herausarbeiten der Übergänge zwischen den einzelnen Phasen wird die Bewegung fließend und weich.

Der Unterschied zwischen den beiden Phasen wird klar und deutlich spürbar, der Qi-Fluss im Organismus zwischen Zentrum und Extremitäten, tiefen Körperschichten und der Körperoberfläche und auch zwischen dir selbst und deiner Umgebung wird erhöht.

3.6.3 Nach innen kreisend aufnehmen

3.6.3.1 Bewegungsablauf

Grundstellung. Die Beine sind deutlich gebeugt. Die Arme sind leicht gebeugt. Die Hände sind auf Höhe des Unterbauchs, die Handflächen weisen nach oben, die Finger zeigen nach vorne – ◌ Abb. 3.16a.

- **Einatmung**

Phase 1: Heben der Hände bis auf Schulterhöhe – Qi aufnehmen

Aus der Ausgangsposition heraus die Beine langsam zu strecken beginnen. Die Arme seitlich des Körpers im Bogen nach oben bis auf Schulterhöhe führen und die Körpervorderseite öffnen – ◌ Abb. 3.16b.

Phase 2: Heben der Hände über Kopfhöhe – Qi aufnehmen.

Die Beine weiter strecken, die Hände im Bogen deutlich über Kopfhöhe steigen lassen. Arme locker strecken – ◌ Abb. 3.16c.

- **Ausatmung:**

Phase 3: Qi nach unten fließen lassen

Die Beine beginnen zu beugen. Die Schultern entspannen und die Ellbogen beugen. Auch den Rücken entspannen und weit werden lassen. Die Handflächen

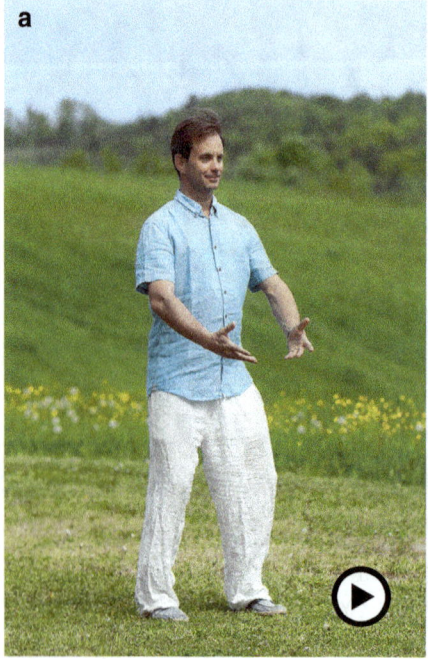 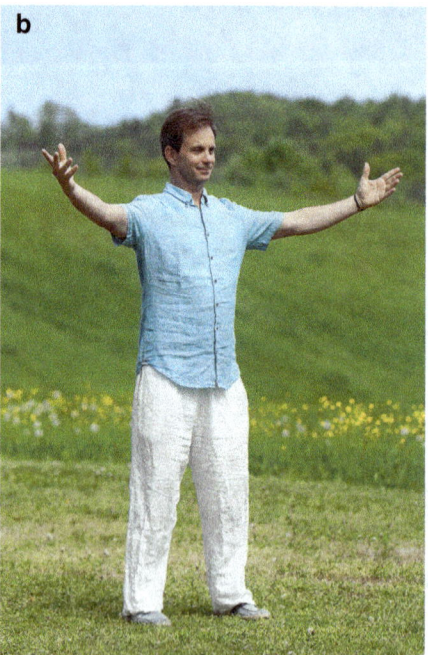

◌ **Abb. 3.16** a Ausgangsposition b Öffnen und Qi aufnehmen
(▶ https://doi.org/10.1007/000-hwp)

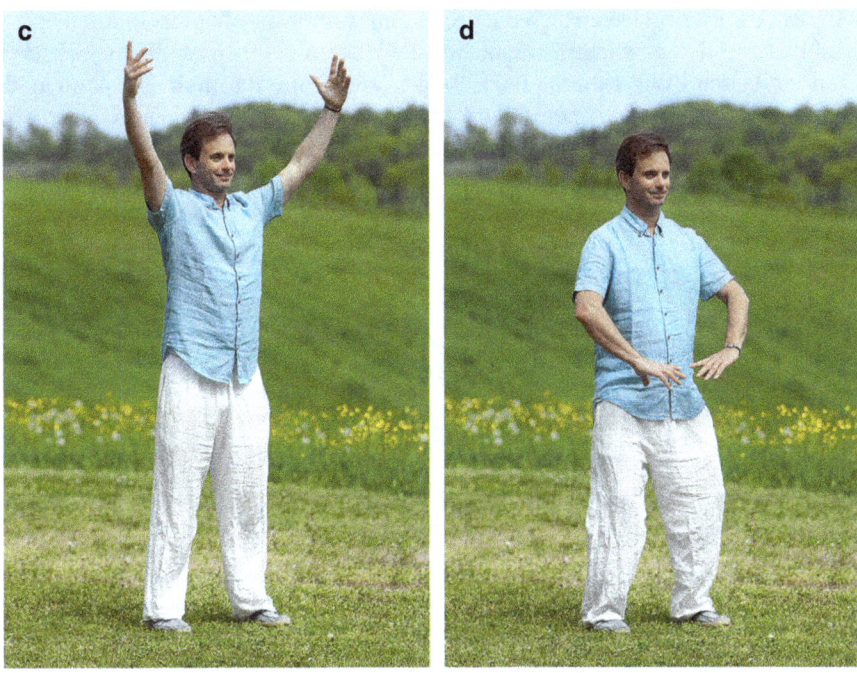

Abb. 3.16 c Ende Einatmung, Qi aufnehmen d Qi nach unten lenken

nach unten drehen, die Fingerspitzen zeigen zueinander, berühren sich aber nicht. Die Hände nach unten bis auf Höhe des Dantian führen, dabei die Beine weiter beugen – Abb. 3.16d.

Phase 4: Qi Einspeichern

Den unteren Rücken und Mingmen weiten und öffnen. Die Hände nach vorne führen, dabei die Handflächen nach oben drehen und in die Ausgangsposition zurückkehren – Abb. 3.16a. Die Übung mehrmals wiederholen und zum Abschluss die Wirkung wahrnehmen.

3.6.3.2 Hinweise

Der Oberkörper bleibt aufrecht. Die Wirbelsäule schwingt in der Übung mit. Dadurch weitet sich in der Yang-Phase (Phasen 1 und 2) die Körpervorderseite, in der Yin-Phase (Phasen 3 und 4) öffnet sich der Rücken.

Das Beugen und Strecken der Beine ist auf das Heben und Sinkenlassen der Arme abgestimmt.

Die Arme beschreiben eine kreisende Bewegung vor dem Körper. Die Ellbogen werden auch am Ende der Yang-Phase nicht durchgestreckt. Die Beine bleiben am Ende der Phase 2 locker durchgestreckt, die Knie sind nicht durchgedrückt.

Die Einatmung geschieht so, dass sich die drei Atemräume (Bauch, Flanken, Brust) von unten nach oben weiten und füllen.

In der Ausatmung leeren sich die drei Atemräume von oben nach unten.

In Phase 3 ist es wichtig, zunächst die oberen Rippen und das Brustbein sinken zu lassen. Wir führen die Ellbogen zur Seite, dadurch entspannen die Schultern, die unteren Rippen (Flanken) sinken, der Weg nach unten wird frei und Qi kann so in Phase 4 ungehindert von oben nach unten und zu Dantian geführt werden.

In Phase 4 die Bauchdecke sanft einziehen und den Beckenboden (Huiyin) leicht nach oben ziehen. Dies unterstützt das Einspeichern von Qi.

3.6.3.3 Intention und Vorstellung

Wir öffnen uns, dehnen uns in alle Richtungen aus und schaffen somit Raum im Inneren.

In Phase 1 und 2 nehmen wir frisches, klares und belebendes Qi aus der Natur und der Umgebung auf. In Phase 3 führen wir es nach unten, in Phase 4 Richtung Dantian und speichern es ein.

Das Aufnehmen geschieht mit Leichtigkeit und einem Lächeln, ohne Druck und Anstrengung. Das bewusste Spüren der Bewegung, die mit entspannter Aufmerksamkeit ausgeführt wird, sowie die klare Vorstellung unterstützen das Aufnehmen bis zum Speichern des Qi. Ein übermäßiges Bemühen kann zu Stagnationen führt und nicht dazu, dass mehr Qi aufgenommen wird.

3.6.3.4 Wirkungen

- Belebt, erfrischt und stärkt Körper und Geist.
- Hilft bei Müdigkeit und Erschöpfung.
- Wirkt stimmungsaufhellend und weckt ein Gefühl der Freude.
- Zentriert und beruhigt.
- Unterstützt bei der Sammlung von Qi.
- Stärkt unser Gefühl dafür, dass wir aus der Fülle der Natur neue Kraft für uns schöpfen können.

▪▪ Bemerkung

Die beiden aufnehmenden Übungen können sehr gut hintereinander ausgeführt werden.

3.7 Harmonisierende Übungen im Gehen

Da die meisten Qigong-Übungen im Stehen ausgeführt werden, stellen Übungen mit Schritten eine wertvolle und bereichernde Ergänzung dar. Sie bringen mehr Bewegung und Lebendigkeit in die Beine. Mit jedem Schritt nehmen wir bewusst Kontakt zu verschiedenen Richtungen auf und verteilen so das Qi harmonisch im ganzen Körper. Das fördert die Balance und innere Ausgeglichenheit.

Die Beine sind der Wandlungsphase Wasser, dem Funktionskreis Niere-Blase zugeordnet. Dieser ist der Hüter des Jing, der vorgeburtlichen Essenz. Somit ist die stärkere Beanspruchung und die damit einhergehende Kräftigung der Beine in den Gehübungen eine wichtige Maßnahme, um die Grundvitalität zu stärken.

Schrittübungen schulen zudem die Koordination vor allem auch von Armen und Beinen, das sichere Stehen auf einem Bein und machen die Beingelenke beweglicher und geschmeidiger. Sie verbessern unsere Standfestigkeit und Stabilität, ein Gewinn für den Alltag und eine wertvolle Vorsorge, um Stürzen im Alter vorzubeugen.

Interessanterweise hat das Qigong-Gehen von Frau Guo Lin wesentlich zur Popularität und Verbreitung von Qigong beigetragen. Ihr Ansinnen war es, durch flotte Bewegung Qi stärker zu mobilisieren und die Atmung zu intensivieren, um so vor allem Krebs-Patienten bei der Genesung zu unterstützen.

3.7.1 Vorwärtsgehend harmonisieren

In dieser Übung schreiten wir langsam und bewusst voran. Wir nehmen Kontakt zu den sechs Raumrichtungen auf, dehnen uns aus und sammeln uns wieder. Über die Ausdehnung und das Zusammenführen in der Bewegung verbinden wir uns mit dem Puls des Lebens.

3.7.1.1 Ausgangsposition
Grundstellung: Die Arme hängen locker an den Seiten. **Ausatmung**.

3.7.1.2 Bewegungsablauf
Phase 1. **Einatmung**: Das Gewicht zum rechten Fuß verlagern und dabei beginnen, das rechte Bein zu beugen. Gleichzeitig die Handflächen vor dem Bauch nach oben und die Finger zueinander drehen. Die Ellbogen weisen jetzt zur Seite. Das rechte Bein weiter beugen und die Hände vor dem Körper bis auf Brusthöhe heben – Abb. 3.17a.

Nun mit dem linken Fuß einen Schritt gerade nach vorne machen, den Fuß aufsetzen und die Handflächen nach vorne drehen. Die Ellbogen sinken dabei – Abb. 3.17b.

Phase 2. **Ausatmung**: Das Gewicht zum vorderen Fuß verlagern (ca. 70 bis 80%) und die Hände mit den Handflächen voraus nach vorne führen. Die Ellbogen strecken sich dabei. Am Ende der Ausatmung bleibt die hintere Ferse noch in gutem Kontakt zum Boden – Abb. 3.17c und Abb. 3.17d

Phase 3. **Einatmung**: Das restliche Gewicht auf den vorderen Fuß verlagern, das hintere Bein beugt sich und die Ferse löst sich vom Boden. Gleichzeitig werden die Handflächen zum Körper gedreht. Das hintere Bein wird herangeführt und der Fuß setzt in hüftbreiter Position entspannt auf – Abb. 3.17e. Gleichzeitig beugen sich die Arme, die Fingerspitzen richten sich zueinander und die Hände kommen nahe an den Brustkorb heran. Die Handflächen weisen zum Körper.

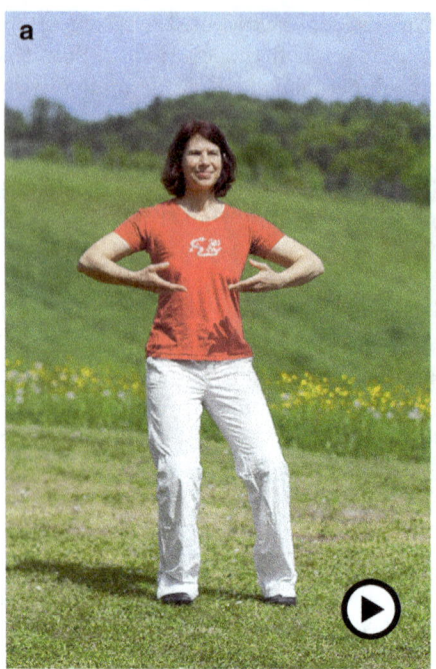 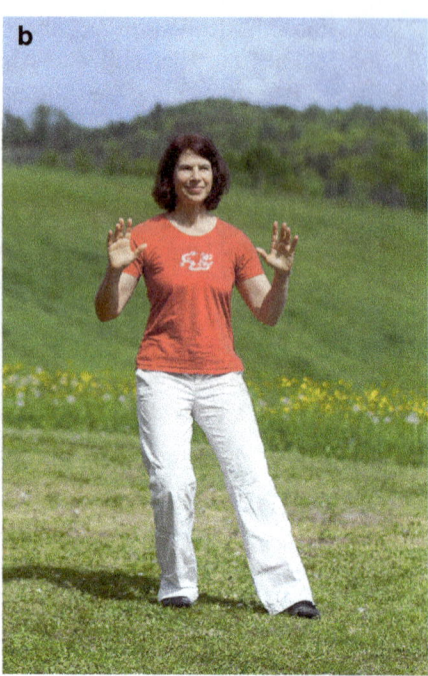

Abb. 3.17 a Gewicht auf rechts b linken Fuß unbelastet aufsetzen
(▶ https://doi.org/10.1007/000-hwq)

Phase 4. **Ausatmung**: Die Fingerspitzen nach vorne und die Handflächen Richtung Boden drehen. Die Ellbogen zeigen nach hinten. Den Schwerpunkt in die Mitte verlagern und die Beine allmählich strecken. Währenddessen die Hände mit den Handflächen zum Boden gerichtet sinken lassen. Die Schultern sind entspannt und die Arme locker gestreckt – ◘ Abb. 3.17f

Damit ist ein Zyklus beendet.

Phase 1 **Einatmung**: Nun das Gewicht auf den linken Fuß verlagern und mit dem rechten Fuß einen Schritt nach vorne setzen. Die Bewegung der Arme bleibt gleich. Den gesamten Ablauf wie oben beschrieben wiederholen.

Weitere Schritte folgen, abwechselnd links und rechts.

3.7.1.3 Hinweise

Beim Beugen der Beine darauf achten, dass sich die Spannung im unteren Rücken löst und der Oberkörper senkrecht bleibt. Wichtig ist das Beugen in den Hüftgelenken. Das Becken und das Steißbein sinken nach unten, gleichzeitig „steigt" Baihui nach oben.

Beim Strecken der Beine die Knie nicht ganz durchstrecken, die Füße „sinken in den Boden".

Beim Stehen auf einem Bein wird das Becken horizontal stabilisiert, um zu vermeiden, dass es seitlich nach unten kippt – siehe ▶ Abschn. 2.3.8.

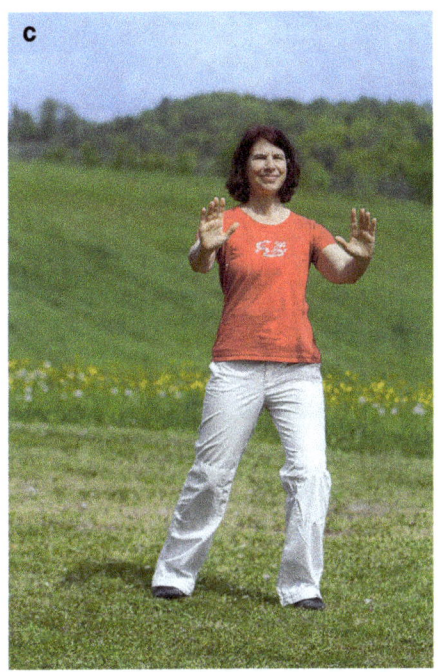 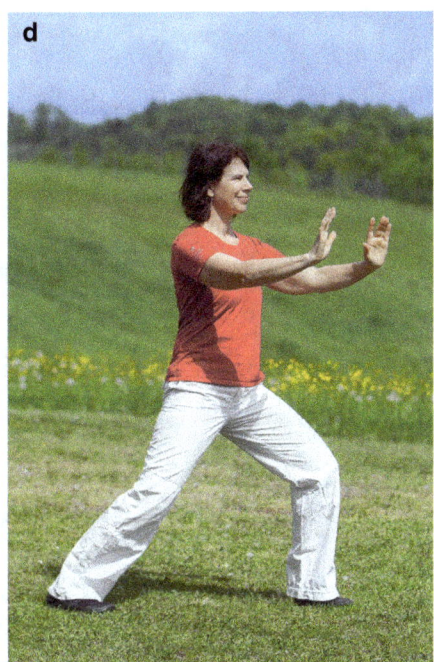

Abb. 3.17 **c** Gewichtsverlagerung **d** Seitansicht

Die Ellbogen werden in keiner Phase ganz durchgestreckt. Das gute Zusammenspiel von Ellbogen und Fingerspitzen ermöglicht eine harmonische Bewegung der Arme: Heben sich die Fingerspitzen, so sinken die Ellbogen nach unten (Ende von Phase 1), wenn die Fingerspitzen zueinander gerichtet werden, richten sich die Ellbogen nach außen, drehen sich die Fingerspitzen nach vorne, so richten sich die Ellbogen nach hinten.

Das Bein, zu dem das Gewicht hin verlagert wird, beugt sich allmählich, während sich das Bein, von dem das Gewicht weg verlagert wird, im gleichen Maß streckt. Dieses abgestimmte Beugen und Strecken ermöglicht eine geschmeidige, fließende, von der Mitte koordinierte Bewegung.

3.7.1.4 Intention und Vorstellung

Im Verlauf der Übung nehmen wir bewusst ein Wechselspiel von Steigen und Sinken, von Ausdehnen und Zusammenziehen im Körper wahr. Dies überträgt sich auch auf den Qi-Fluss. Mit jeder Gewichtsverlagerung entsteht so ein rhythmisches Pulsieren von Fülle und Leere. Eine Seite wird voll, während sich die andere leert und entspannt. Gleichzeitig werden in jeder Bewegung auch die gegensätzlichen Pole von vorne und hinten, oben und unten, links und rechts sowie innen und außen spürbar. In den Übergangsphasen kommt es zu einer Zentrierung.

Wenn du den Bewegungsablauf sicher beherrschst, kannst du Qi auch mit Yi in die einzelnen Körperbereiche lenken. Während sich das Gewicht nach rechts

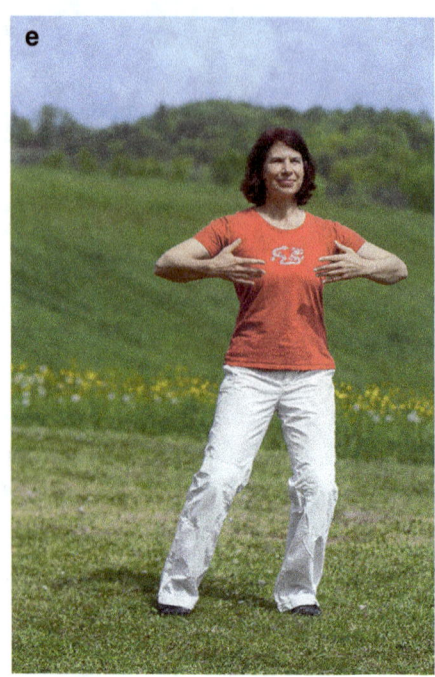
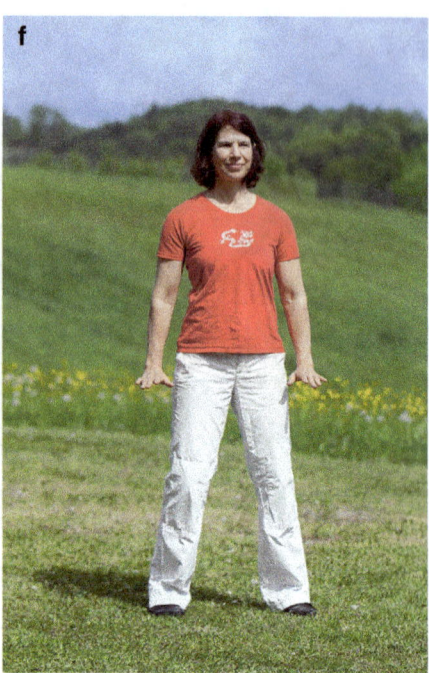

Abb. 3.17 **e** Das hintere Bein heranholen **f** Gewicht in die Mitte verlagern

verlagert und die Hände auf Brusthöhe steigen, kann das Qi aus den Füßen und den Yongquan-Zentren nach oben geführt werden.

Bei der Gewichtsverlagerung sowie der Bewegung der Hände nach vorne kann sich das Qi nach außen entfalten oder über die Laogong-Zentren hinaus geleitet werden. Gleichzeitig fließt ein Teil des Qi über die Beine nach unten zurück in die Erde und sorgt für eine gute Verwurzelung bzw. Ausgleich.

Beim Heranführen des hinteren Beins und der Hände zum Körper wird das Qi wieder ins Zentrum zurückgeführt. Schließlich kann mit der Bewegung der Hände nach unten und dem Strecken der Beine das Qi seitlich des Körpers bis in die Füße und die Yongquan-Zentren geleitet werden. Ein Teil des Qi steigt dabei zentral nach oben.

3.7.1.5 Wirkungen

- Durch die Betonung der Polaritäten von oben und unten, vorne und hinten, sowie links und rechts wird die Mitte gestärkt. Insgesamt bewirkt die Übung durch Ausdehnen und Zusammenziehen (Pulsieren) und das Betonen der Pole Steigen und Sinken, Fülle und Leere, eine ausgewogene Qi-Verteilung und allgemeine Harmonisierung.

- Regt die Durchblutung an und unterstützt das Herz-Kreislauf-System.
- Fördert die Fähigkeit zur Selbstregulation und aktiviert die Selbstheilungskräfte.
- Macht oben leicht, unten stabil.
- Fördert die ganzheitliche Wahrnehmung und lässt Gegensätze als Einheit erleben.
- Schenkt innere Ruhe und geistige Klarheit.

3.7.2 Seitwärtsgehend harmonisieren

Wir dehnen uns nach links und rechts aus, verbinden die beiden Seiten, spüren die diagonale Verbindung und kommen wieder ins Zentrum zurück.

3.7.2.1 Bewegungsablauf

Ausgangsposition: Grundstellung. Die Hände befinden sich vor dem Unterbauch, die Arme sind gebeugt. ◘ Abb. 3.18a. Die Handflächen schauen zum Boden. Zeigefinger und Daumen formen ein Dreieck – ◘ Abb. 3.18b. **Ausatmung**.

Einatmung: Das Gewicht zum rechten Bein verlagern und dieses beugen. Das linke Bein zur Seite bewegen und den Fuß in etwa doppelter Entfernung vom Standbein parallel dazu auf den Boden aufsetzen (Mabu). Während wir das

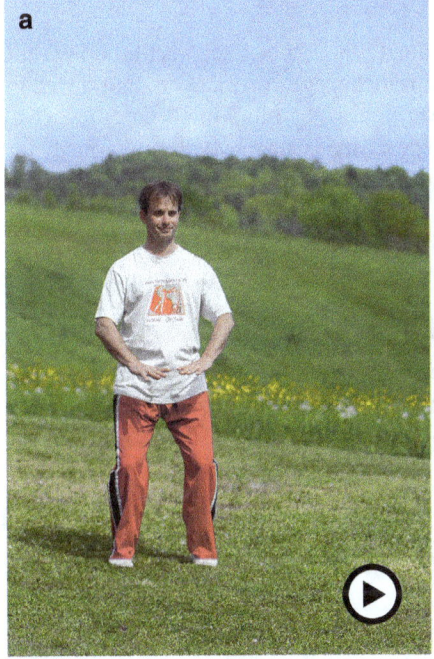 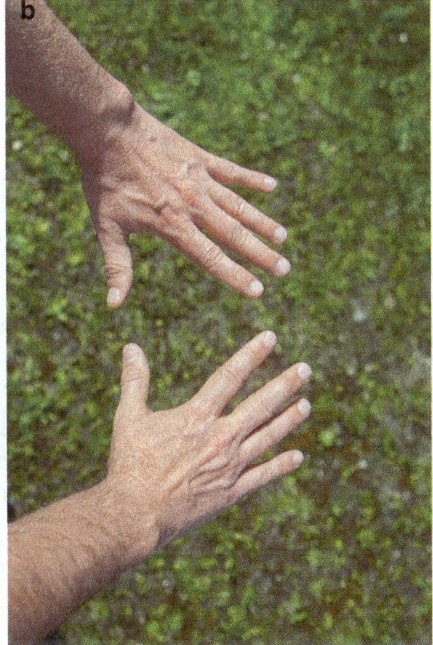

◘ Abb. 3.18 **a** Ausgangsposition **b** Die Handhaltung
(▶ https://doi.org/10.1007/000-hwr)

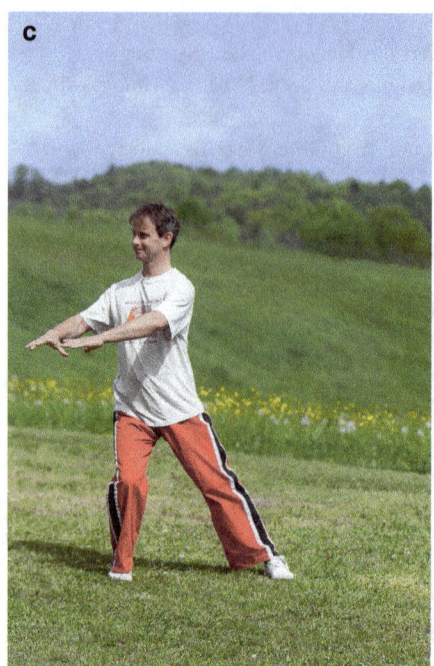 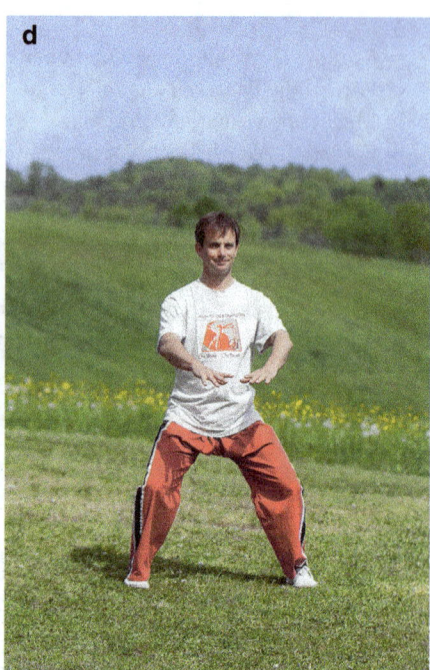

Abb. 3.18 c Diagonal ausbreiten d Mittelposition

linke Bein zur Seite strecken, dreht sich der Oberkörper nach rechts. Die Hände weg vom Zentrum, die Ellbogen werden locker gestreckt. Die Hände zeigen in die Diagonale – Abb. 3.18c. Nun verlagern wir allmählich das Gewicht in die Mitte. Dabei dreht sich der Oberkörper wieder nach vorne und die Hände kommen in einem Bogen ebenfalls in die Mitte. Die Ellbogen bleiben dabei gestreckt – Abb. 3.18d und Abb. 3.18e.

Ausatmung: Wir verlagern das Gewicht weiter nach links und drehen dabei auch den Oberkörper weiter in diese Richtung – Abb. 3.18f. Wenn das Gewicht vollständig verlagert wurde und die Hände schräg zur Seite zeigen, heben wir den frei gewordenen Fuß vom Boden ab. Wir bringen ihn wieder näher heran und stellen ihn in Hüftbreite ab. Nun verlagern wir das Gewicht wieder in die Mitte. Gleichzeitig kommen die Hände im Bogen knapp vor den Unterbauch. Wir haben die Ausgangsposition erreicht und beginnen wieder mit Phase 1.

Die Übung wird in beide Richtungen ausgeführt. Nach einer bestimmten Anzahl von Schritten in eine Richtung (diese kann sich nach dem vorhandenen Platz oder der Übungsdauer richten) starten wir mit dem rechten Bein in die Gegenrichtung.

3.7.2.2 Hinweise

Die Handhaltung bleibt während der gesamten Übung gleich. Die Beine bleiben die ganze Übung hindurch deutlich gebeugt, außer beim Schrittansatz. Der Kopf bleibt somit immer auf derselben Höhe.

3.7 · Harmonisierende Übungen im Gehen

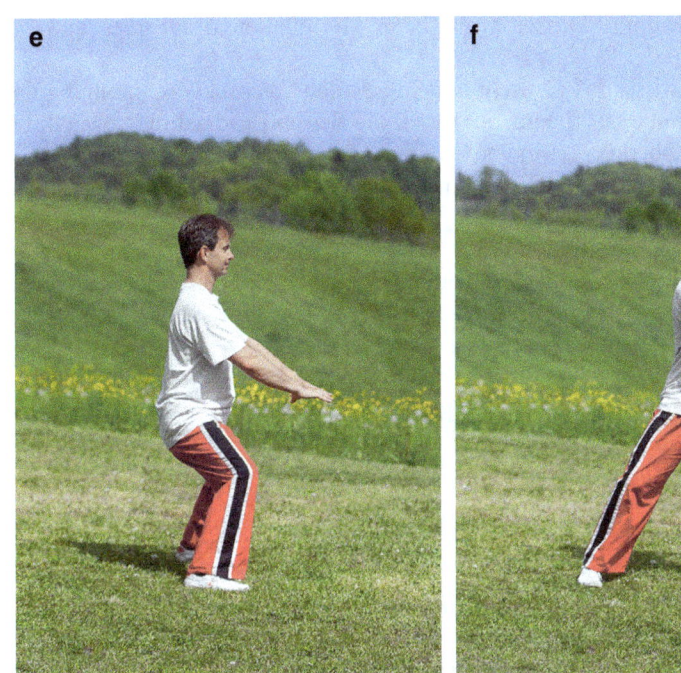

◘ **Abb. 3.18** e Seitansicht der Mittelposition f Gewicht links, nach links drehen

Je stärker die Beine gebeugt sind, umso breiter kann der Schritt sein und umso mehr Kraft muss aufgewendet, kann aber auch dadurch aufgebaut werden. Das kann an die individuellen Möglichkeiten angepasst werden.

Der Oberkörper und somit die zentrale Körperachse bleiben senkrecht. Das bedeutet, dass wir die Hände nur so weit zur Seite und nach vorne führen, wie dies mit aufrechtem Oberkörper möglich ist.

Bei Schritten zur Seite streckt sich das Spielbein, während das Standbein gebeugt bleibt. Dieses abgestimmte Beugen und Strecken ermöglicht eine fließende, von der Mitte koordinierte Bewegung.

Die Ellbogen sind entspannt, beugen und strecken sich kontinuierlich und ermöglichen so ein geschmeidiges Heran- und Wegführen der Hände. Die Ellbogen bleiben auch in den weiten Positionen immer leicht gebeugt.

Es ist sehr wichtig, die Hüftgelenke zu aktivieren. Wenn wir die Hände in die Leistenbeugen legen, so können wir wahrnehmen, wie sich dieser Bereich abwechselnd am linken und rechten Bein öffnet und schließt. Strecken wir das entlastete Bein zur Seite, so weitet sich die Leistenbeuge dieses Beins. Mit zunehmender Verlagerung des Gewichts schließt sie sich wieder, während sich nun die Leistenbeuge des anderen Beins öffnet.

Das Becken bleibt dabei in waagrechter Position, kippt nicht zur Seite.

Wenn der Fuß auf dem Boden aufsetzt, erreichen die Hände ihre maximale seitliche Auslenkung. Fuß und Hände agieren gut aufeinander abgestimmt, sie folgen demselben Impuls. Dasselbe gilt beim Heranholen des Fußes und der Hände.

Wir verlagern bewusst das Gewicht und spüren den Wechsel von Spannung und Entspannung, von Fülle und Leere, der durch die Be- und Entlastung sowie durch die Verdrehung des Oberkörpers in der jeweiligen Körperhälfte vor sich geht.

Die Bewegung des Beins und der Arme wird durch die Atmung koordiniert und in Einklang gebracht.

Wir behalten die gesamte Übung hindurch die beschriebene Handhaltung bei und nehmen wahr, dass zwischen den beiden Händen eine Verbindung besteht.

3.7.2.3 Intention und Vorstellung

Wir verbinden die linke und rechte Körperseite. In der weitesten Position nehmen wir die Verbindung zwischen unseren Händen und dem zur anderen Seite gestreckten Fuß wahr.

Die Einatmung bringt den Fuß und die Hände nach außen, die Ausatmung holt sie wieder heran. Der gesamte Organismus pulsiert.

Mithilfe von Yi können wir Qi mit der Einatmung vom Zentrum nach außen führen und beim Ausatmen wieder ins Zentrum zurückleiten.

Darüber hinaus können wir Qi auch von einer Körperhälfte in die andere fließen lassen. Dabei spielt das Prinzip von Fülle und Leere eine zentrale Rolle. Während das Gewicht auf eine Seite verlagert wird, entsteht dort Fülle. Die entlastete Seite ist leer und kann mit der nächsten Bewegung gefüllt werden. Die Wahrnehmung dieses Wechselspiels unterstützt die harmonische Verteilung des Qi zwischen den beiden Körperhälften.

3.7.2.4 Wirkungen

- Die linke und die rechte Körperseite werden harmonisiert. Das Qi kann besser fließen und wird verteilt.
- Die linke und rechte Gehirnhälfte werden besser miteinander verschaltet.
- Die Beine werden durch den Seitwärtsschritt auf eine besondere Art gekräftigt.
- Die Hüftgelenke werden beweglicher.
- Die Beweglichkeit im Oberkörper, v. a. auch in der Brustwirbelsäule nimmt zu und somit vertieft sich auch die Atmung.
- Dai Mai (Gürtelgefäß) wird aktiviert.
- Die Verbindung zur Erde wird gestärkt.

Romanas Geschichte – Blockade im rechten Hüftgelenk

Wir waren gerade dabei unser Haus umzuräumen. Ich hob ein Bett an und plötzlich schoss ein stechender Schmerz in meine rechte Leiste. Ein Schmerz, der mich zusammenzucken ließ. Oje, dachte ich, morgen startet mein neuer Qigong-Kurs. Wie wird das wohl werden? Was werden die Teilnehmer:innen denken? Ich beruhigte mich, versuchte ein paar Übungen zu machen, die aber leider nichts änderten und legte mich

schließlich hin. Im Liegen konnte ich entspannen. Ich atmete bewusst, massierte die Leiste. Als ich aufstand, war der Schmerz weniger, aber unter Belastung wieder da.
Nicht gerade ideal, wenn man bedenkt, dass am nächsten Tag der neue Kurs beginnt. Am nächsten Tag zuckte ich bei Belastung noch immer zusammen.
Trotzdem entschloss ich mich, den Kurs am Abend zu halten. Ich hinkte leicht, als ich mich unserem Übungsraum näherte. Die Teilnehmer:innen waren sehr mitfühlend und fragten, was passiert war. Ich erzählte ihnen von dem Vorfall und bat um Verständnis, dass ich die Übungen nicht so gut, wie gewohnt, vorzeigen konnte.
Die Übungen, bei denen das Gewicht gleichmäßig auf beiden Beinen verteilt wird, gingen gut. Dann kam die harmonisierende Übung mit Schritten zur Seite. Ich beschloss, einen Mini-Mini-Schritt zur Seite zu machen. Zu meiner Freude ging das erstaunlich gut. Ich jubelte innerlich, dass diese Mini-Schritte meine Rettung waren.
Ich wurde mutiger und entschloss mich, einen "größeren Schritt" von etwa 30 cm zu machen. Anfangs hatte ich große Angst vor dem Schmerz. Doch das ruhige Atmen half mir und es fühlte sich zunehmend leichter an. Ich konnte auch die sanfte Drehbewegung integrieren. Mit jeder Bewegung kam ich mehr in den Flow. Der Schmerz schien sich plötzlich aufzulösen. Fast so, als wäre er nie da gewesen. Wie konnte das sein?
Die Teilnehmer:innen bemerkten, was gerade passierte, und waren ebenso erstaunt wie ich.
Mit der harmonisierenden Übung seitlich löste sich wie durch ein Wunder die Blockade im Hüftgelenk. Das Qi konnte wieder fließen, und der Schmerz verschwand. Am Ende der Stunde ging ich viel leichter nach Hause, als ich gekommen war. Es dauerte noch eine Zeit, bis der Schmerz ganz aus meinem Gedächtnis verschwand. Diese Erfahrung hat mich sehr berührt und mir gezeigt, was möglich ist, wenn wir dem Körper vertrauen und ihn in seinem natürlichen Bestreben, wieder in Balance zu kommen unterstützen.

3.7.3 Rückwärtsgehend harmonisieren

Unsere natürliche Bewegungsrichtung ist nach vorne – wir blicken nach vorne und gehen meist vorwärts. Rückwärtsgehen ist ungewohnt, weil wir nicht sehen, was hinter uns liegt, und wir uns mehr auf unser Gespür verlassen müssen.

Bewusst rückwärts zu gehen, verbessert unsere Wahrnehmung und stärkt unser Vertrauen. Wir erfahren, dass ein Rückzug kein Zeichen von Schwäche ist, sondern eine sinnvolle und wertvolle Ergänzung zu einer Vorwärtsbewegung sein kann. Er kann neue Möglichkeiten eröffnen.

3.7.3.1 Bewegungsablauf

Ausgangsposition: Schulterbreiter Stand, diagonal im Raum. Das Gewicht ist fast vollständig auf dem hinteren rechten Fuß. Das rechte Bein ist stärker gebeugt als das linke.

Die Arme sind gerundet auf Brusthöhe. Die Ellbogen weisen nach außen, die Handflächen nach vorne. Ein Gefühl von Weite stellt sich zwischen Schultern, Ellbogen und Händen ein – ◘ Abb. 3.19a. **Ausatmung**.

Phase 1. **Einatmung**: Das Gewicht ganz auf den hinteren rechten Fuß verlagern und den linken Fuß vom Boden lösen und heranführen. Gleichzeitig die Arme sinken lassen und die Hände vor den Unterbauch bringen. Die Ellbogen weisen zur Seite und die Handflächen zum Körper – ◘ Abb. 3.19b.

Phase 2. **Ausatmung**: Den linken Fuß schräg nach hinten führen, dabei das Bein locker strecken und den Zehenballen auf den Boden aufsetzen, sodass die Zehen nach außen weisen. Das Gewicht ist noch auf dem vorderen Bein. Die Hände vor dem Körper bis auf Brusthöhe anheben. Die Ellbogen gehen zu den Seiten und die Handflächen sind nach oben gedreht – ◘ Abb. 3.19c.

Phase 3. **Einatmung**: Nun die Ferse des linken Fußes aufsetzen, sodass dieser in einem 90°-Winkel zum vorderen Fuß steht. Das Gewicht bleibt aber noch auf dem vorderen rechten Bein. Die Handflächen nach unten und weiter leicht nach vorne drehen. Der Schulterbereich entspannt sich und der Brustkorb kann sich weiten – ◘ Abb. 3.19d.

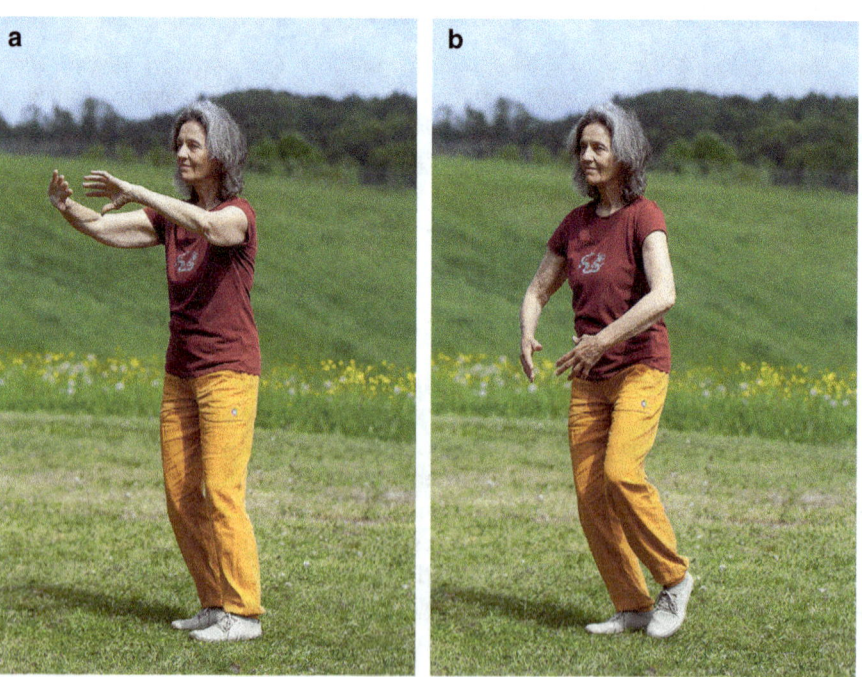

◘ **Abb. 3.19**   a Ausgangsposition b Gewicht ganz auf rechts
(► https://doi.org/10.1007/000-hws)

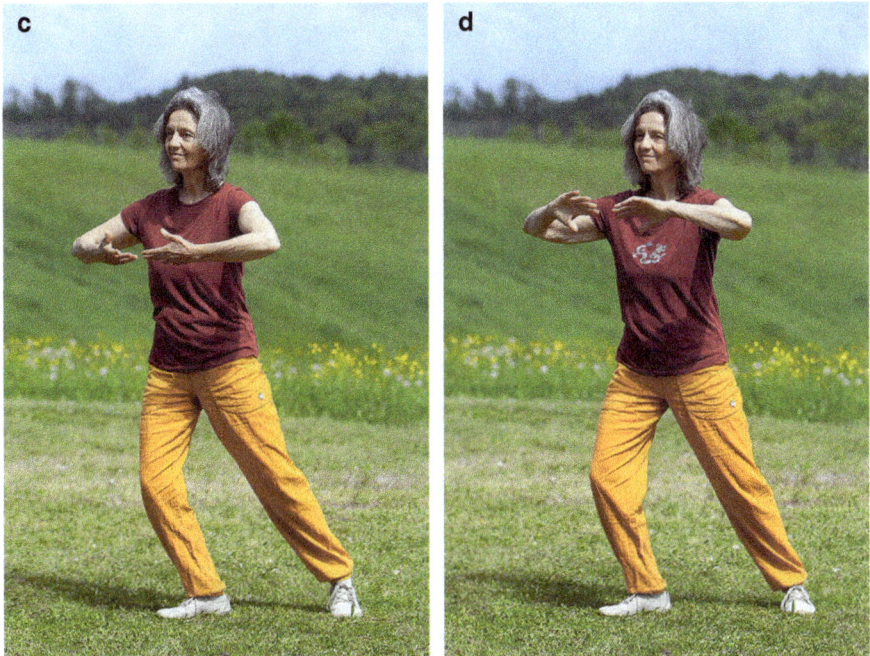

Abb. 3.19 c Kontakt mit den Ballen **d** Die gesamte Fußsohle aufsetzen

Phase 4. **Ausatmung**: Den unteren Rücken entspannen und das Gewicht allmählich auf das linke, nun hintere Bein verlagern, dabei beugt es sich und das rechte Bein streckt sich – Abb. 3.19e. Der Körper dreht nun nach links und das rechte Bein auf der Ferse einwärts, sodass die Zehen beider Füße in dieselbe Richtung weisen. Wir befinden uns nun in der Ausgangsstellung auf der anderen Seite und sind um 90° im Raum gedreht – Abb. 3.19f.

Den gesamten Ablauf wie oben beschrieben wiederholen, aber mit dem rechten Fuß nach schräg hinten beginnen. Die Bewegung der Arme bleibt gleich. Schritt für Schritt weiter machen, sodass sich daraus eine fließende Bewegungsabfolge ergibt

3.7.3.2 Hinweise

Der Oberkörper bleibt aufrecht.

Der Kopf bleibt in der Vorstellung leicht, die Füße „sinken in den Boden".

Das Bein, zu dem das Gewicht verlagert wird, beugt sich allmählich, während sich das Bein, von dem das Gewicht weg verlagert wird, im gleichen Maß streckt. Dieses abgestimmte Beugen und Strecken ermöglicht eine geschmeidige, fließende, von der Mitte koordinierte Bewegung.

Phase 1: Wenn das Gewicht ganz auf das rechte Standbein verlagert wird, wird das Becken horizontal stabilisiert.

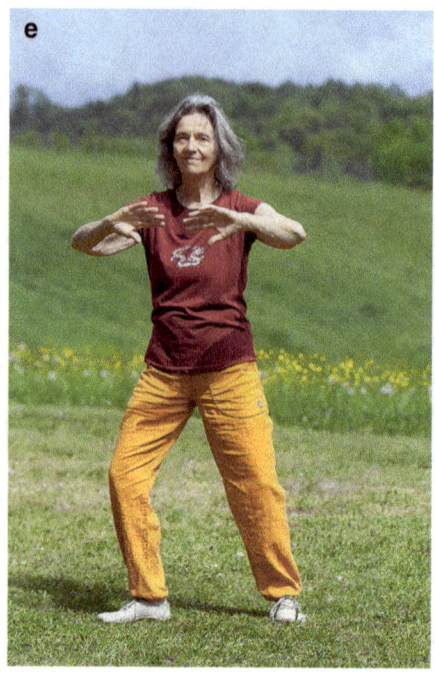 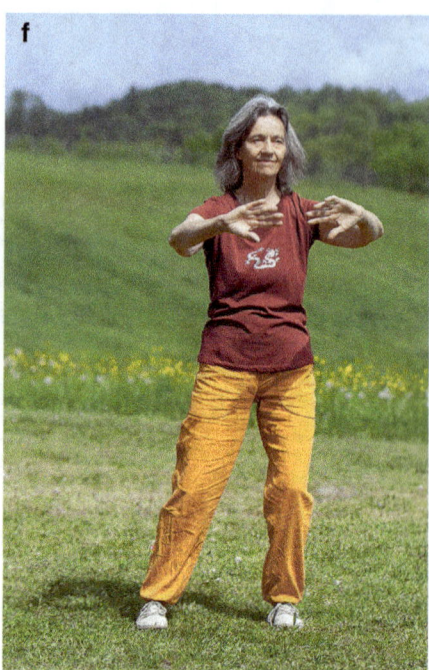

Abb. 3.19 e Beginn der Gewichtsverlagerung f Ausgangsposition, andere Seite

Der linke Fuß ist enspannt, sodass die Zehen Richtung Boden zeigen. Das Sinken der Arme wird mit einem Entspannen der Schultern eingeleitet.

Phase 2: Das Standbein bleibt gebeugt. Den linken Fuß schräg nach hinten außen führen. Für diesen Schrittansatz das linke Hüftgelenk öffnen, sodass sich das Bein nach außen dreht.

Die Schultern bleiben entspannt, mit einem Gefühl des Sinkens, während die Hände auf Brusthöhe kommen.

Phase 3: Das Gewicht ruht noch weitestgehend auf dem vorderen Standbein. Wenn der hintere Fuß Kontakt mit dem Boden hat, entspannt sich das Bein kurz. Achte darauf, dir für diese Phase ausreichend Zeit zu lassen.

Phase 4: Um das Gewicht zu verlagern, das linke Bein beugen und den unteren Rücken entspannen.

3.7.3.3 Intention und Vorstellung

Das rückwärtsgehende Harmonisieren lebt von einem rhythmischen Ausbreiten und Zusammenführen. Vorne-oben und hinten-unten wirken als Pole zusammen, ebenso wie links und rechts.

Wenn du den Bewegungsablauf bereits gut verinnerlicht hast, kannst du mit deinem Yi das Qi leiten. Es gibt wie immer verschiedene Möglichkeiten. Hier ist eine davon:

Beim Heranführen des Fußes und der Arme lenke das Qi zum Zentrum. Während der Schrittansatz nach hinten erfolgt, breitet sich Qi aus in Richtung der Füße und Hände.

3.7.3.4 Wirkungen

- Verbessert Stabilität, Gleichgewicht und Koordination.
- Kräftigt die Beine und unterstützt den Aufbau von Jing.
- Macht die Hüftgelenke geschmeidig und durchlässig.
- Harmonisiert vorne und hinten, oben und unten.
- Fördert Ausgeglichenheit und psychische Stabilität.
- Fördert die ganzheitliche Wahrnehmung und lässt Gegensätze als Einheit erleben.
- Schenkt Sicherheit und Vertrauen.

3.7.4 Qigong-Gehen

Qigong-Gehen stellt eine einfache Übung der Energieaktivierung und Harmonisierung dar. Lockeres, achtsames Gehen kombiniert mit rhythmischem Atmen bewirkt einen vermehrten körperlichen und geistigen Antrieb: Wir gehen voran und unser Qi kommt in Schwung. Durch das Gehen wird das vorgeburtliche Qi gestärkt und Kraft sowie Ausdauer nehmen insgesamt zu. Es führt zu innerer Ausgeglichenheit und Ruhe. Der Organismus erfährt Rhythmus und Ordnung. Die Selbstheilungskräfte werden aktiviert.

Die Schritt- und Atemtechnik dient der Kräftigung und dem Aufbau von Qi, sie fördert die Durchblutung der Beine und die Funktion der inneren Organe. Für einen deutlich spürbaren Effekt empfehlen wir eine Übungszeit von 10–20 min. Nach einiger Zeit fühlt sich das Gehen wie Meditation an – aber eben in Bewegung.

> **Inspiration zum Gehen**
>
> Das Gehen aktiviert in unserem Geist die Botschaft „es geht". Wenn wir im Leben feststecken, hilft uns das Gehen weiter. Wir setzen bewusst Schritte und erfahren, dass wir dadurch vorankommen. Schritt für Schritt geht es weiter. Stagnationen lösen sich. Wir schöpfen Mut und Vertrauen und unser Leben kommt wieder in Fluss.
> Die entspannt geführten, schwingenden Armbewegungen des Qigong-Gehens machen uns den Weg frei. Oftmals stehen wir uns selbst im Weg mit unseren Selbstzweifeln: Kann ich das, darf ich das, soll ich noch warten? Statt uns in diesen kleinen Ausreden zu verlieren, sagt uns die Übung: „Komm, gehen wir los".

3.7.4.1 Qigong-Gehen im Stand

Qigong-Gehen im Stand kann als eigene Übung ausgeführt werden, es ist aber auch ein guter Einstieg für das Qigong-Gehen.

Bewegungsablauf

Aus der Grundstellung das rechte Bein beugen, das linke Bein nach vorne bringen und unbelastet auf der Ferse aufsetzen; die Zehen und Knie weisen während der Übung nach vorne.

Das Becken ist frontal nach vorne gedreht, die Brustwirbelsäule ist nach links gedreht, der Kopf dreht mit, der Blick geht entspannt in die Ferne.

Die Arme werden seitlich auf Brusthöhe gehoben: Durch die rotierte Körperposition ist automatisch die rechte Hand näher am Körper – mit dem Handgelenk vor der Brustmitte; die linke Hand weiter entfernt seitlich der linken Schulter – ◘ Abb. 3.20a. und ◘ Abb. 3.20b.

In dieser Position **ausatmen**.

- Einatmung

Das Gewicht langsam nach vorne verlagern, die Fußsohle auf den Boden rollen, dabei löst sich die hintere Ferse vom Boden.

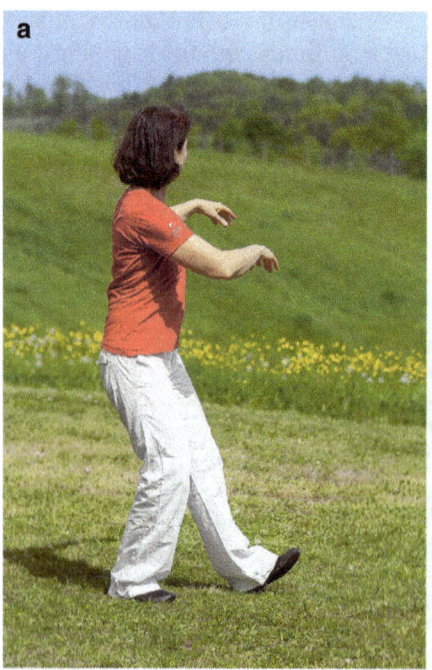 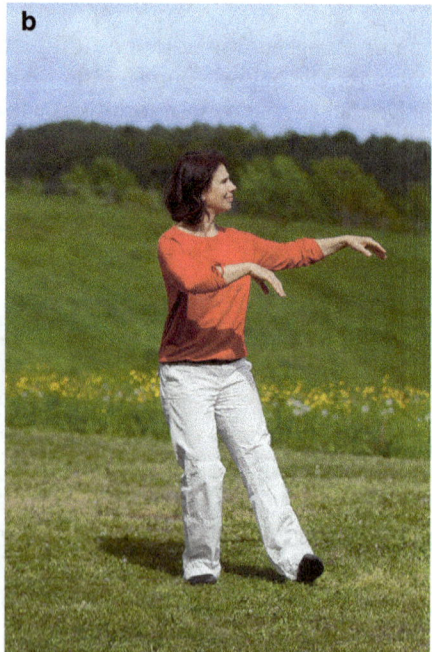

◘ **Abb. 3.20** a Ausgangsposition, Seitansicht b Ausgangsposition von vorne

3.7 · Harmonisierende Übungen im Gehen

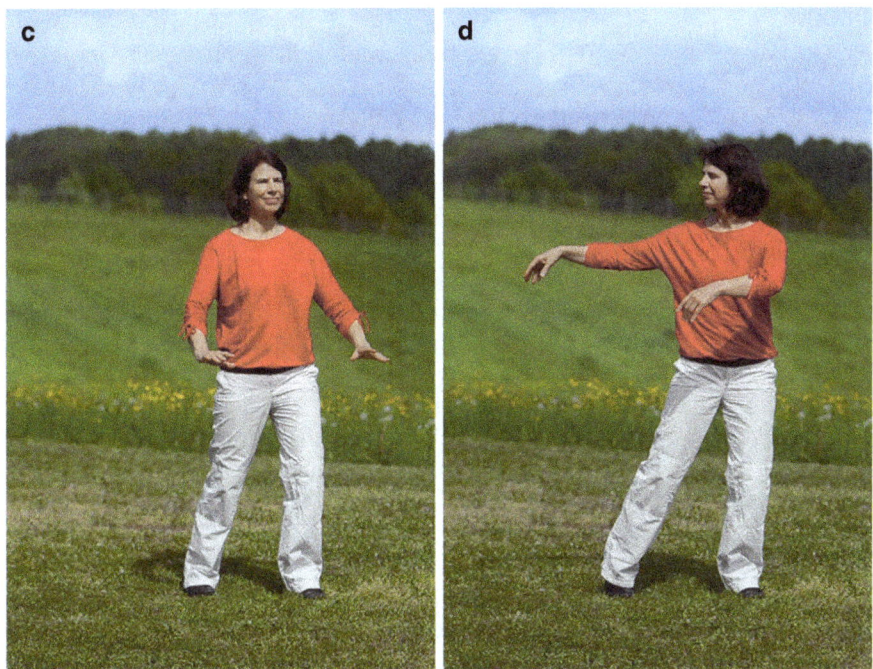

Abb. 3.20 c Die Hände sinken nach unten d Gewicht vorne, rechts gedreht

Das Becken und die Knie weisen weiterhin nach vorne. Die Brustwirbelsäule wird leicht nach rechts gedreht.

Die Arme schwingen in einer Bewegung am Unterbauch vorbei zur Seite – Abb. 3.20c. Die Hände sinken dabei nach unten und steigen an der rechten Seite wieder auf. Die rechte Hand hat einen deutlichen Abstand zum Körper. Der linke Ellbogen ist etwa rechtwinkelig gebeugt, das linke Handgelenk vor der Brustmitte, der rechte Ellbogen ist leicht gebeugt – Abb. 3.20d.

Ausatmung

Das Gewicht nach hinten verlagern und dabei über die Fußsohle abrollen bis die hintere Ferse am Boden ist und die Zehen des vorderen Fußes anheben und so in die Ausgangsposition zurückkehren.

Nun drehen wir von einer Seite zur anderen und die Arme schwingen mit.

Nach etwa zwei Minuten auf die andere Seite wechseln: Das rechte Bein ist nun vorne und alle Bewegungen werden gegengleich ausgeführt. Eventuell mehrmals wechseln.

Hinweise

Der Oberkörper und die Wirbelsäule bleiben aufrecht – mit einem Gefühl von Groß-Werden und Weite.

Achte darauf in der Brustwirbelsäule zu drehen.

Der Kopf dreht mit, der Blick geht entspannt in die Ferne.

Die beiden Achselhöhlen bleiben in jeder Phase geöffnet und haben Raum. Die Hände werden weniger gehoben als vielmehr zur Seite entfaltet – der seitliche Brustraum öffnet sich.

Die Armbewegung ist die Folge der Körperdrehung.

Wenn die Hände in der oberen Position sind, befindet sich jeweils ein Handgelenk vor der Mittellinie, die zweite Hand ist vor der Schulterlinie (Frontalebene). Die körpernähere Hand ist etwas tiefer.

Wenn die Hände steigen, kommt es zu einer Yin-Aktivierung in beiden Handgelenken. Wenn die Hände vor das Dantian sinken, kommt es zu einer Yang-Aktivierung in den Handgelenken (siehe ▶ Abschn. 2.3.10). Die Armbewegung erfolgt ohne Pause.

Die Ellbogen sind nie vollständig durchgestreckt.

Die Abrollbewegung der Füße geschieht von der Fersen-Außenkante in Richtung des Großzehenballens. Bei Gewichtsverlagerung wird das Bein gebeugt.

Die Ballen des vorderen Fußes werden in der Rückwärtsbewegung, die Ferse des hinteren Beins wird in der Vorwärtsbewegung deutlich vom Boden gehoben.

Sollten während der Übung Schwindelgefühle auftreten, kann der Blick vorne bleiben – der Kopf bewegt sich trotzdem leicht mit.

Das Tempo kann variieren von langsam bis schwungvoll. Dadurch ergeben sich sehr deutlich unterschiedliche Wirkungen.

3.7.4.2 Qigong-Gehen in Vorwärtsbewegung

Ausgangsposition

Aus der Grundstellung das rechte Bein beugen, das linke Bein nach vorne bringen und mit der Ferse aufsetzen.

Das Becken ist frontal nach vorne gedreht – die Brustwirbelsäule ist nach links gedreht, der Kopf und damit die Halswirbelsäule drehen mit, der Blick geht entspannt in die Ferne. Der Oberkörper und die Wirbelsäule bleiben aufrecht.

Die Arme befinden sich seitlich: Durch die rotierte Körperposition ist automatisch die rechte Hand näher am Körper – mit dem Handgelenk vor der Brustmitte; die linke Hand weiter entfernt seitlich der linken Schulter. Die Hände sind beide in einer Yin-Aktivierung – ◘ Abb. 3.21a.

Bewegungsablauf

Das Gewicht auf das vordere linke Bein verlagern, dazu weich über die Fußsohle abrollen. Die Hände sinken nach vorne unten und kommen in eine Yang-Aktivierung. Die Handflächen weisen zur Erde. Becken, Oberkörper und Kopf werden in die Gehrichtung gedreht. Das Gewicht ist zur Gänze am linken Bein,

3.7 · Harmonisierende Übungen im Gehen

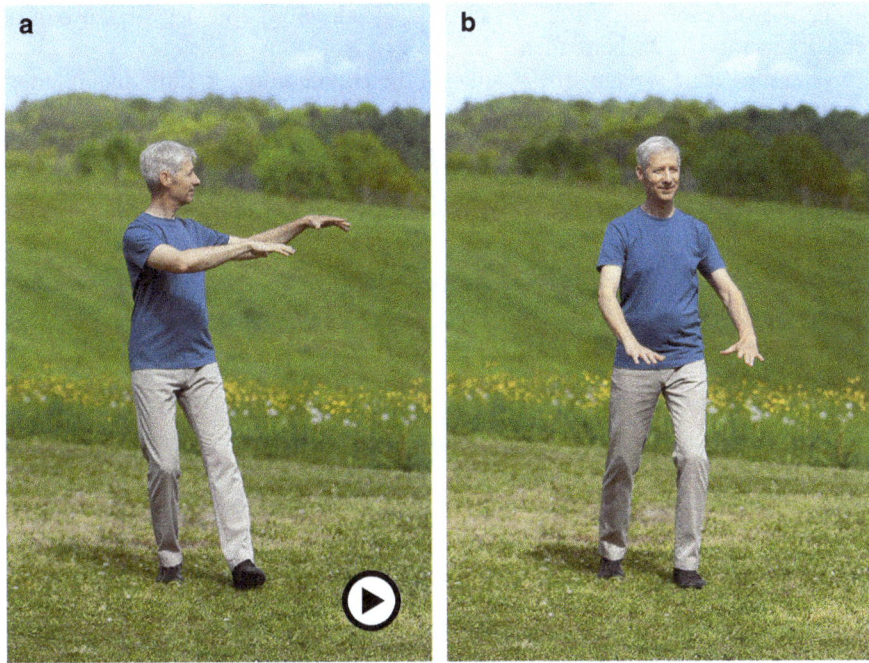

Abb. 3.21 a Ausgangsposition b Die Arme sinken
(▶ https://doi.org/10.1007/000-hwt)

das rechte Bein hat lockeren Bodenkontakt mit den Ballen, die Ferse löst sich vom Boden. Beide Beine sind gebeugt – Abb. 3.21b.

Das rechte Bein beugt sich, schwingt unbelastet vor und wird auf der Ferse aufgesetzt. Das rechte Bein streckt dabei, das linke bleibt gebeugt.

Damit haben wir die Ausgangsposition auf der anderen Seite (spiegelverkehrt) erreicht – Abb. 3.21c.

Wir gehen nun voran und die Arme schwingen locker und leicht von einer Seite zur anderen. Die Handgelenke sind ebenfalls stetig in Bewegung. Der Atem ist gleichmäßig und stetig.

So entsteht ein Schritt- und Atem-Rhythmus, welcher in unterschiedlichen Varianten ausgeführt werden kann – siehe unten.

Hinweise

Es gelten dieselben Hinweise wie beim Qigong-Gehen im Stand, was den Kopf, den Blick, den Oberkörper, die Arme, die Ellbogen und die Handgelenke betrifft. Zusätzlich beachten wir:

Die Bewegung ist insgesamt fließend und vorwärtsgerichtet.
Die Abrollbewegung der Füße fördert die Entspannung im unteren Rücken.

Die Abrollbewegung erfolgt weich und gleichmäßig von der Außenseite der Ferse Richtung Großzehenballen.

Wenn die Arme steigen, entfernen sich die Hände und der Fuß voneinander – es kommt zu einer Längung entlang einer spiralförmigen Verbindung.

Diese aufgebaute Längung lösen wir langsam, um die Arme entspannt wieder zur Mitte zu bewegen – es kommt zu einer Annäherung von Armen und Bein.

Kopf und Brustwirbelsäule drehen mit, daher bewegt sich jeweils eine Schulter vor und eine zurück.

3.7.4.3 Die Atmung beim Qigong-Gehen

Es gibt mehrere Möglichkeiten, Atmung und Bewegung in Einklang zu bringen.

Ein Schritt, zwei Atemphasen

Wenn die Arme steigen, atmen wir ein – ◘ Abb. 3.21a und 3.21c. Wenn die Arme sinken, atmen wir aus – ◘ Abb. 3.21b und 3.21d.

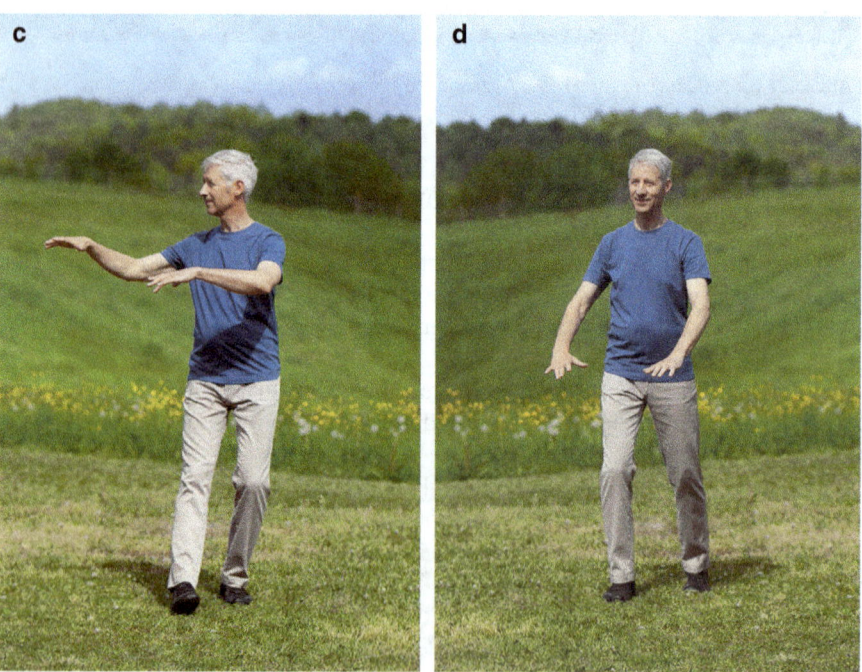

◘ Abb. 3.21 c Die Arme steigen d Die Arme sinken

Ein Schritt, eine Atemphase

Eine weitere Möglichkeit, Atmung und Bewegung zu kombinieren, ist einfach bei jedem Schritt ein- bzw. auszuatmen. Wenn das linke Bein vor schwingt, atmen wir aus (◯ Abb. 3.21a und b); wenn das rechte Bein vorschwingt, atmen wir ein (◯ Abb. 3.21c und d).

Nach einigen Minuten verändern wir dies: Wir atmen aus, wenn das rechte Bein vorschwingt.

Diese Variante eignet sich gut für ein rascheres Gehtempo.

Gehen im 4er-Takt

Bei dieser dritten Variante verwenden wir die „Windatmung" (▶ Abschn. 2.4.6.5).

$$|\ \text{ein}\ |\ \text{ein}\ |\ \text{aus}\ |\!\longrightarrow\!|$$

Diese vier Phasen sind gleich lang mit einer Betonung auf den ersten drei Phasen. In der vierten Phase fließt die Ausatmung weiter; diese Phase fühlt sich ruhiger an

Diese Atmung üben wir einige Zeit, ohne zu gehen, bis sie uns mühelos gelingt. Die doppelt gezählte Einatmung bleibt leicht und mühelos.

Nun beginnen wir zu gehen und kombinieren jeweils einen Schritt mit einer Phase:
- Beim ersten Schritt beginnen wir mit der Einatmung.
- Beim zweiten Schritt beenden wir die Einatmung.
- Beim dritten Schritt atmen wir gut aus.
- Beim vierten Schritt fließt die Ausatmung leicht weiter.

Der erste Schritt wird zunächst mit dem linken Bein gemacht. Nach einiger Zeit wechseln wir und machen den ersten Schritt mit dem rechten Bein.

Diese Variante kann in unterschiedlichem Tempo ausgeführt werden mit bereits erwähnten unterschiedlichen Wirkungen. Die Arme schwingen bei langsamem Gehtempo auf Beckenhöhe und bei rascherem Tempo bis knapp unter Schulterhöhe von einer Seite zur anderen und jeweils bei Dantian vorbei.

Diese Version legt ein besonderes Augenmerk auf Rhythmus und Ordnung. Bewegung, Atmung und Intention richten sich auf den 4er-Rhythmus.

▪ Bemerkung

Diese Version kann weiter abgewandelt werden. Dadurch entstehen Geharten die besonders belebend und harmonisierend für bestimmte Organsysteme wirken: etwa leberstärkendes Gehen oder nierenstärkendes Gehen. Mehr dazu finden Sie im Buch „Organübungen des Qigong" von Armin Fischwenger (siehe Literaturliste).

Guo-Lin-Qigong und die Windatmung

Qigong-Gehen ist in den 1960er-Jahren bekannt geworden. Die Initiatorin dieses Systems war eine Künstlerin aus Peking, Guo Lin, welche selbst so schwer an Uteruskrebs litt, dass sie nach sechs Operationen von den Ärzten aufgegeben worden war. Sie nannte ihre Methode „Neues Qigong".

Nachdem sie mit den Übungen begonnen hatte, lebte sie noch 38 Jahre lang und löste mit ihrem Unterricht in China einen Qigong-Boom aus, welcher nach kurzer Zeit auch nach Europa kam. Sie hat in den 1970er-Jahren, in der Zeit der Kulturrevolution Qigong öffentlich unterrichtet.

In ihrer Art Qigong-Gehen zu praktizieren, kommt die sogenannte Windatmung zum Einsatz. Der Atemrhythmus besteht hierbei aus zwei kurzen Einatmungen und einer langen Ausatmung. Also: Ein, Ein, Aus. Oder auf Chinesisch: Xi, Xi, Hu.

Durch die betonte Einatmung wird der Organismus deutlich aktiviert. Durch das bewusste Ausatmen kann verbrauchtes Qi aus dem Organismus gelenkt werden. Über einen langen Zeitraum aufgebaute Stagnationen lösen sich auf, der ununterbrochene Gedankenfluss wird abgestellt und die Selbstheilungskräfte werden aktiviert.

3.7.4.4 Wirkungen

- Schnellere und größere Bewegungen in Verbindung mit rascher Atmung aktivieren den Sympathikus und damit erhöht sich die nach außen gerichtete Aktionsfähigkeit. Dies fördert eine sinnvolle, gesunde Aktivierung.
- Langsame und kleine Bewegungen mindern die Aktivität des Sympathikus, eine ruhige Atmung fördert zusätzlich die Aktivität des Parasympathikus. Auf diese Art kommen Stoffwechsel, Erholung und der Aufbau körpereigener Reserven in Gang.
- Belebt und erfrischt Körper und Geist, hilft uns, in Schwung zu kommen und weckt unsere Lebensgeister – besonders bei raschem Tempo.
- Beruhigt und zentriert – besonders bei langsamem Tempo.
- Lockert den gesamten Körper und speziell den Schultergürtel und die Hals-Nackenmuskulatur.
- Macht Brustkorb und Brustwirbelsäule beweglicher.
- Der Oberkörper wird frei und die Arme werden durchlässig.
- Verbesserung des „normalen" Gehens und Laufens – weiches Abrollen über die Ferse wird erlernt.
- Die Muskulatur im Beckenbereich und in den Beinen wird gekräftigt.
- Aktiviert die Beine und fördert die Durchblutung.
- Bringt Gleichgewicht und Stabilität – auch auf einem Bein.
- Bringt verschiedene Perspektiven im Raum in unser Bewusstsein.
- Fördert die Links-Rechts-Koordination.

- Fördert die Flankenatmung.
- Befreit und vertieft die Atmung.
- Wirkt rhythmisierend für den gesamten Organismus – wir kommen (wieder) in Takt.
- Harmonisiert und beruhigt Körper, Geist und Emotionen.

3.8 Übungen auf einem Bein stehend

Neben Übungen in unterschiedlichen Schrittstellungen und Übungen im Gehen existieren im Qigong – nicht sehr häufig – auch Übungen, welche auf einem Bein stehend ausgeführt werden. Dabei bleibt das Gewicht einige Sekunden vollständig auf einem Bein, bevor gewechselt wird. Bei guter Ausführung kräftigen derartige Übungen deutlich die Muskulatur und Stabilität der Mitte sowie die Knochen.

Auch jeder Schritt ist letztlich ein kurzes Stehen auf einem Bein und erfordert Stabilität. Regelmäßiges Training auf einem Bein stehend, fördert das Gleichgewicht, die Sicherheit beim Gehen und reduziert das Sturzrisiko. Auch im Taiji Quan steht man sehr viel auf einem Bein.

3.8.1 Der Kranich prüft das Wasser

Der Kranich steht symbolisch für Anmut, Ausdauer und Langlebigkeit.

Der Kranich prüft das Wasser stammt aus dem Liu Shi Gong – Übungen aus Sechs Stilen.

Die kreisenden Armbewegungen in dieser Übung erhöhen die Geschmeidigkeit und die Durchlässigkeit.

Sachte streift ein Fuß knapp über den Boden, um das Herantasten, das Prüfen des Wassers auszudrücken. Im fließenden Wechsel von Anheben und Sinken werden eine gute Erdung und Leichtigkeit gleichermaßen zum Ausdruck gebracht.

In dieser Übung verwenden wir den sogenannten Leeren Schritt, diese Bezeichnung stammt aus dem Taiji Quan.

Leerer Schritt am Ballen (Xübu) – links und rechts.

Beim leeren Schritt ruht das gesamte Körpergewicht auf einem Bein. Beim leeren Schritt links ist der linke Fuß etwas vor dem rechten Fuß. Das Gewicht ruht zur Gänze über dem hinteren Bein, welches gebeugt ist, der Fuß weist in einem Winkel von etwa 45° nach außen. Der vordere Fuß weist gerade nach vorne und hat mit dem Ballen Bodenkontakt, nur das Eigengewicht des Beins ruht darauf.

Beim leeren Schritt rechts ist der rechte Fuß vor dem linken Fuß.

3.8.1.1 Bewegungsablauf

Ausgangsposition: Leerer Schritt links. Die Arme sind ein wenig gebeugt, etwas vor dem Körper. Die Finger weisen schräg nach vorne unten und die Handgelenke sind leicht gestreckt (Yang-Aktivierung) – ◘ Abb. 3.22a.

- **Ausatmung**

Das Standbein wird noch ein wenig mehr gebeugt, das Spielbein etwas gestreckt. Dabei werden die Arme nach vorne gestreckt und der untere Rücken rundet sich. Dabei streift der Ballen des vorderen Fußes mit leichtem Kontakt zum Boden etwas nach vorne.

- **Einatmung**

Das Standbein beginnt zu strecken und das Knie des Spielbeins wird angehoben. Gleichzeitig werden die Arme vor dem Körper gehoben, bis die Handgelenke auf Schulterhöhe sind. Während der Aufwärtsbewegung beugen sich die Handgelenke allmählich (Yin-Aktivierung) – ◘ Abb. 3.22b.

Nun das Standbein gänzlich strecken und das Knie des Spielbeins noch ein wenig höher anheben. Dabei die Ellbogen nach unten sinken lassen, sodass die Hände näher an den Körper kommen. Am Ende der Einatmung ist die Körpervorderseite geweitet – ◘ Abb. 3.22c.

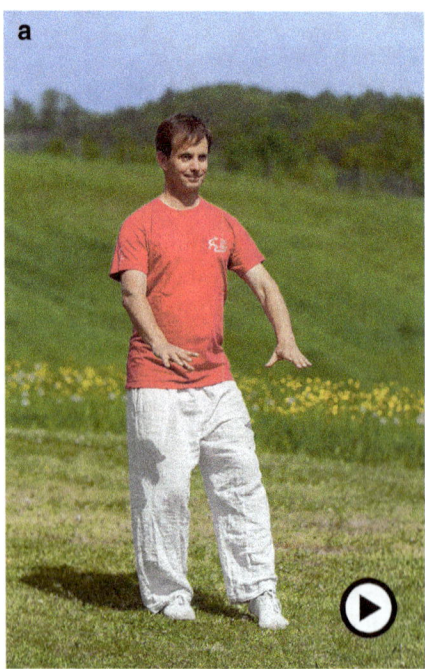 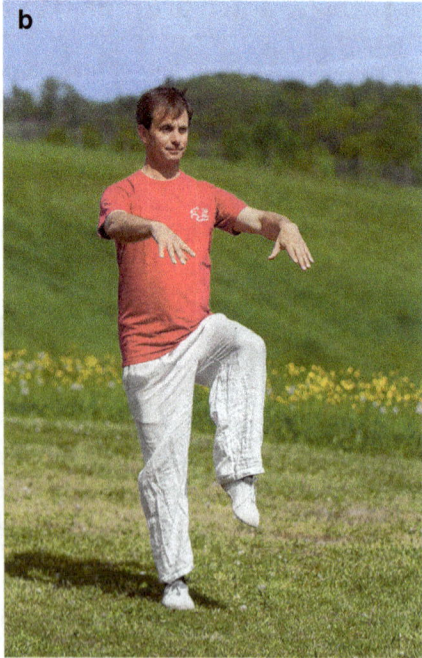

◘ **Abb. 3.22** a Ausgangsposition b Arme und Bein heben
(▸ https://doi.org/10.1007/000-hw7)

3.8 · Übungen auf einem Bein stehend

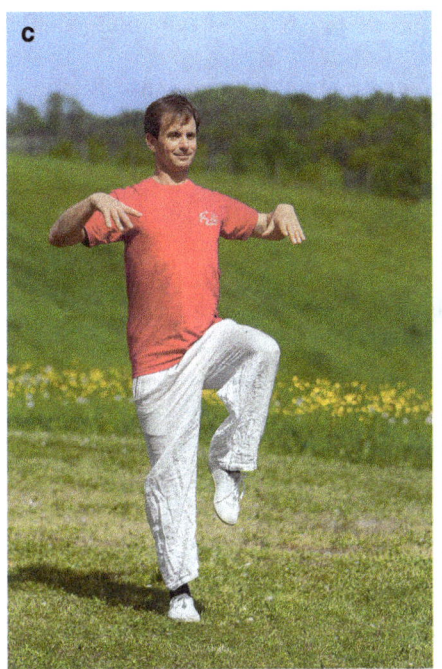 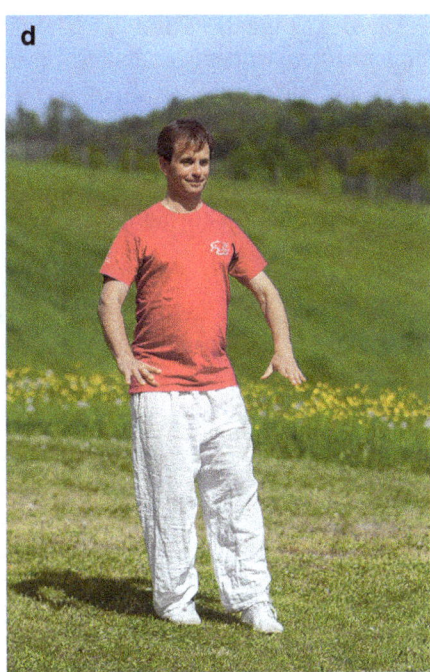

Abb. 3.22 c Standbein strecken d und wieder leicht beugen

- **Ausatmung**

Das Standbein beugen und das Knie des Spielbeins langsam nach unten sinken lassen, bis der Fußballen den Boden berührt. Dabei die Arme sinken lassen. Während der Abwärtsbewegung werden die Handgelenke allmählich gestreckt (Yang-Aktivierung) – Abb. 3.22d. Am Ende der Ausatmung ist der Rücken gerundet und die Handflächen weisen nach unten. Die Ausgangsposition ist erreicht.

Nach etwa drei Wiederholungen am Ende der Ausatmung den vorderen Fuß auswärts gedreht hinstellen, das hintere Bein nach vorne führen und am Ballen platzieren, die Ausgangsposition ist erreicht. Das bisherige Spielbein ist nun das Standbein.

3.8.1.2 Hinweise

Der Oberkörper ist stets aufrecht und der Kopf leicht, während der Blick waagrecht in die Ferne gerichtet bleibt.

Das Becken bleibt während des gesamten Bewegungsablaufs weitestgehend horizontal ausgerichtet – linke und rechte Seite des Beckens sind auf derselben Höhe – siehe „Das Becken stabilisieren" (▶ Abschn. 2.3.8).

Die Gewichtsverteilung in der Fußsohle bleibt weitestgehend gleich.

Das Standbein wird in der Aufwärtsbewegung gestreckt, aber das Kniegelenk wird nicht komplett durchgestreckt.

Die Bewegung des Fußes nach vorne ist eine passive Bewegung und geschieht durch das Beugen des Standbeins.

Mit der Bewegung der Arme nach unten beginnt sich der ganze Rücken zu weiten, mit der Bewegung der Arme nach oben beginnt sich die Vorderseite des Rumpfes zu weiten: Diese Bewegung hilft dabei, die Arme und das Bein anzuheben.

Im letzten Teil der Einatmung entfaltet sich der Brustkorb nach vorne oben: Dies unterstützt die entspannte Bewegung der Arme und öffnet und weitet den oberen Brustraum.

Wenn du dich zu Beginn überfordert fühlst, reduziere die Anforderungen. Beuge das Standbein weniger und hebe das Spielbein nicht zu hoch an.

Lass dich nicht gleich entmutigen, wenn die Position mal etwas wackelig ist.

3.8.1.3 Wirkungen

- Die Beine werden gekräftigt, und es wird die Fähigkeit trainiert, gut auf einem Bein zu stehen, während die anderen Gliedmaßen bewegt werden.
- Die Fußmuskulatur wird trainiert und die Stabilität erhöht sich.
- Die zentrale Körperachse wird stabiler und eine gute Ausrichtung nach unten (Erde) und nach oben (Himmel) stellt sich ein.
- Es entsteht ein Ausgleich zwischen der Vorder- und der Rückseite des Körpers.
- Der Brustkorb wird beweglicher und die Atmung verbessert sich. Im Speziellen wirkt sich die Bewegung positiv auf die Atmung im oberen Brustraum aus.
- Die Atmung reguliert sich und wird voller, im Inneren entsteht eine entspannte Weite.
- Es erfolgt eine Differenzierung von unten stabil und oben leicht. Die Leichtigkeit stellt sich durch das rhythmische Heben und Sinkenlassen des Brustkorbs in der Atmung ein. Kraft und Stabilität zeigen sich in einem stabilen Zentrum und einem sicheren Stand.

3.9 Standübungen (Zhan Zhuang)

Diese Übungen zählen zum Qigong in Ruhe, auch Stilles Qigong genannt. Wir optimieren unsere Körperposition, vertiefen die Atmung und verbinden uns mit der Umgebung.

3.9.1 Ausgangsposition

Für die folgenden Übungen verwenden wir den „Mabu" (▶ Abschn. 3.2.3). Die Beine sind gebeugt, die Arme sind an den Seiten.

Atmung: stetige, ruhige Ein- und Ausatmung durch die Nase ohne Atempausen.

3.9.2 Position Himmel

Wir heben die Arme seitlich hoch, die Hände kommen etwas vor dem Körper auf Kopfhöhe. Die Handflächen zeigen zum Himmel und leicht nach vorne. Die Schultern sind entspannt, die Ellbogen leicht gebeugt – ◘ Abb. 3.23a.

Übergang: Aus der Position Himmel lassen wir die Arme langsam seitlich sinken und gehen ohne Pause in die nächste Position über oder schließen die Übung ab.

3.9.3 Position Erde

Die Arme sind seitlich nach unten ausgebreitet. Die Ellbogen sind ganz leicht gebeugt. Die Handflächen richten sich zur Erde aus. Die Schultern sind entspannt ◘ Abb. 3.23b.

Übergang: Aus der Position Erde heben wir die Arme langsam und gehen ohne Pause in die nächste Position über oder schließen die Übung ab.

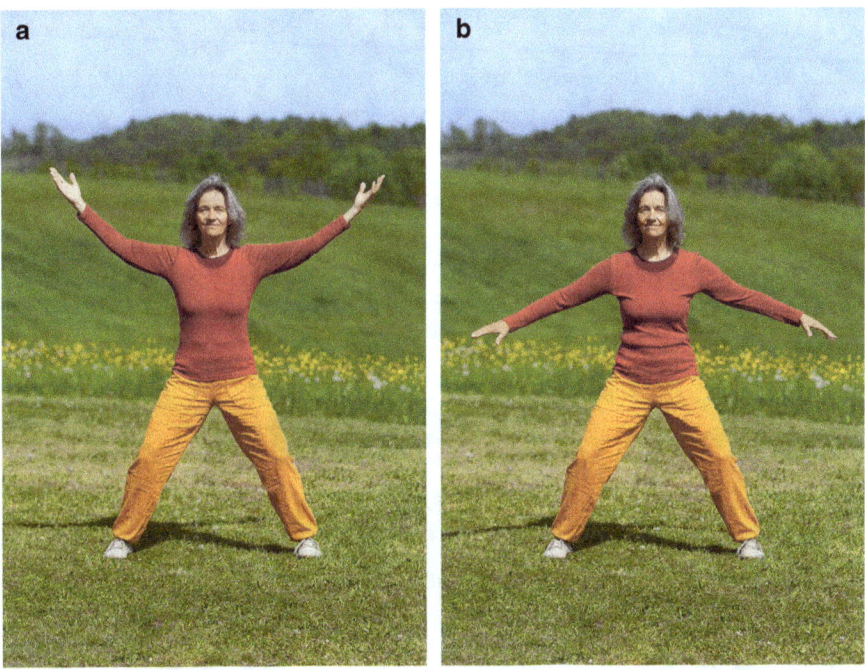

◘ **Abb. 3.23** a Position Himmel b Position Erde
(▶ https://doi.org/10.1007/000-hww)

3.9.4 Position Mensch

Die Arme sind auf Brusthöhe gerundet vor dem Körper, die Handflächen zeigen zum Körper. Die Fingerspitzen zeigen zueinander, die Daumen nach oben – ◘ Abb. 3.23c.

3.9.4.1 Sammlung vor dem Unterbauch

Wir halten die Arme gerundet vor dem Unterbauch. Die Handflächen zeigen dabei zum unteren Dantian – ◘ Abb. 3.23d. Zwischen den oben beschriebenen Positionen und am Ende der Übung können wir immer wieder diese Position einnehmen.

Am Ende lassen wir die Arme sinken und legen die Hände übereinander auf Dantian.

3.9.4.2 Hinweise

Wir können die jeweiligen Positionen unabhängig voneinander üben oder zu einer Abfolge verbinden. Die Positionen können mit zunehmender Übungserfahrung immer länger gehalten werden.

In der Position Himmel bleiben die Handrücken in Verlängerung des Unterarms.

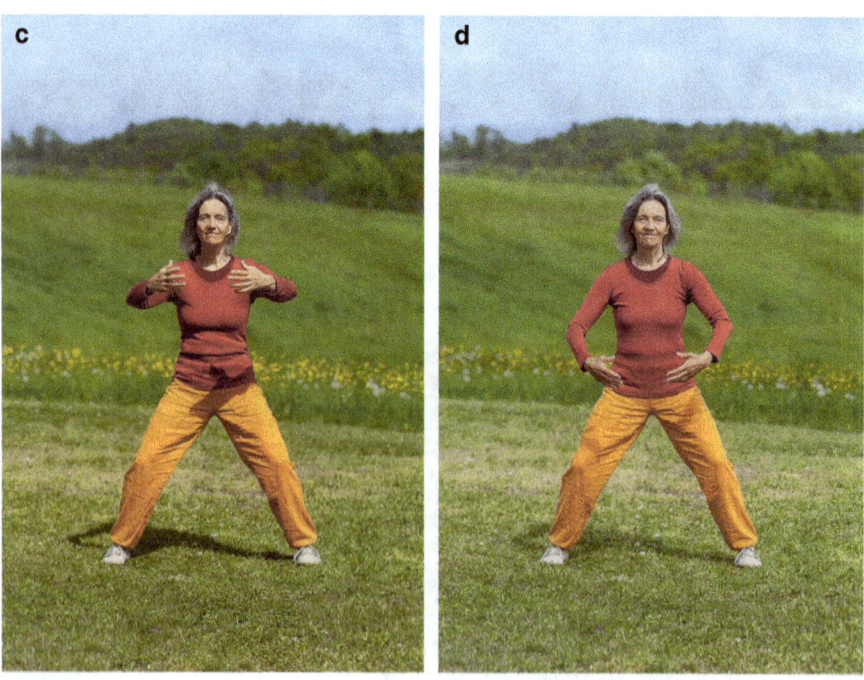

◘ Abb. 3.23 c Position Mensch d Hände vor dem Unterbauch

Die Finger sind immer locker gestreckt. Die Schultern bleiben in allen Positionen entspannt.

Wir verweilen in der jeweiligen Position über einen bestimmten Zeitraum, der mit zunehmender Praxis langsam gesteigert werden kann.

In den verschiedenen Positionen lassen wir die Schultern und Arme so entspannt wie möglich als würden sie aufliegen.

3.9.4.3 Intention und Vorstellung

Wir richten uns vertikal zwischen Himmel und Erde aus, weiten die Gelenke und verbinden uns mit der Umgebung. Je nach Ausrichtung nehmen wir mit der Einatmung verstärkt Qi von oben (Himmel), unten (Erde) oder der Umgebung auf und leiten es mit der Ausatmung zu Dantian.

3.9.4.4 Wirkungen

- Der gesamte Körper wird gut strukturiert, die Position der Gelenke optimiert und damit auch der Qi-Fluss verbessert.
- Aufrichtung und Verwurzelung werden gefördert. Eine gute Erdung wird erzielt.
- Wir lernen mit geringer Spannung gut aufgerichtet zu stehen bzw. verschiedene Armpositionen mit geringem Kraftaufwand zu halten.
- Die Ausrichtung in der vertikalen Achse wird gestärkt.
- Wir stehen in gutem Austausch mit den uns umgebenden Kräften.
- Innere Ruhe und Zentrierung stellen sich ein.

3.10 Selbstmassage

Selbstmassagen sind eine einfache und wirkungsvolle Methode, Stagnationen zu lösen und den Fluss von Qi, Blut und Lymphe anzuregen. Sie können vor dem Qigong oder auch nach dem Qigong im Stehen, Sitzen oder auch teilweise im Liegen ausgeführt werden. Geh intuitiv nach deinem Empfinden vor. Atme ruhig, spür bewusst die einzelnen Körperbereiche. Nach der Massage nimm dir kurz Zeit die Wirkung wahrzunehmen.

3.10.1 Klopfmassage

Die Klopfmassage löst Stagnationen, belebt den gesamten Organismus und macht ihn durchlässiger. Sie aktiviert das Qi, regt die Durchblutung und den Lymphfluss an. Sie stärkt das Immunsystem, indem sie das Wei Qi, unsere körpereigene Abwehrkraft stimuliert.

Klopfe mit einer locker geschlossenen Faust, mit der Handfläche oder den Fingerkuppen den Körper ab. Du gehst dabei von oben nach unten sowie von innen nach außen vor. Beginne am Kopf und klopfe nach unten bis zu den Füßen. Achte darauf, dass dein Handgelenk entspannt und locker bleibt, dein Körper sanft mitschwingt und der Atem ruhig weiterfließt.

Folgende Reihenfolge hat sich bewährt:
- Gesicht: Ober- und Unterkiefer, Wangen, Schläfen, Nasenflügel, Stirn
- Kopf: Stirn über den Kopf bis zum Hinterhaupt
- Hals und Nacken
- Schultern
- Innenseite der Arme inklusive Ellenbeugen
- Außenseite der Arme
- Schlüsselbein entlang
- Brustkorb, v. a. Brustbein
- Oberbauch
- Flanken
- Unterbauch links und rechts vom Nabel
- Seite des Rumpfes von den Achselhöhlen bis zu den Hüften
- Unterer Rücken, Kreuzbein und Steißbein
- Leistenbeugen
- Beine: hinten, vorne, außen, innen
- Fußsohlen

3.10.2 Nierenmassage

Die Nieren speichern unsere Grundkraft. Mit der Nierenmassage kannst du deinen unteren Rücken stärken und beleben. Bei Kältegefühl oder Schmerzen im unteren Rücken hilft diese Massage, Wärme zuzuführen und den Rücken zu entspannen.

Reibe zunächst deine Handflächen ganz warm, lege sie auf die Nierenregion und massiere den gesamten Bereich mit kreisenden Bewegungen und sanftem Druck. Beuge und strecke deine Beine, sodass dein ganzer Körper mitschwingen kann. Anschließend reibe deine Handrücken warm und reibe mit den Handrücken. Du kannst auch gezielt die Lendenwirbelsäule sowie das Kreuzbein und das Steißbein warm reiben. Das ist besonders wohltuend bei chronischen Rückenschmerzen. Abschließend kannst du noch zu den Nieren atmen (siehe „Nierenatmung" 2.4.6).

3.10.3 Kniemassage

Die Knie lieben Wärme und Bewegung. Die Kniemassage sorgt für mehr Geschmeidigkeit und Wohlbefinden.

Reibe deine Handflächen warm und massiere anschließend die Kniescheiben in kleinen Kreisen im und gegen den Uhrzeigersinn. Massiere kräftig auch die Innen- (Milzleitbahn) und Außenseiten (Magenleitbahn) der Knie sowie die Kniekehlen (Blasenleitbahn). Bei gestreckten Beinen kannst du auch durch Bewegen der Kniescheibe das dahinter liegende Gewebe stimulieren.

Diese Massage ist besonders wohltuend bei Kältegefühl, Steifigkeit oder nach langem Sitzen.

3.10.4 Massage der Hände und Füße

Unsere Hände und Füße sind stark beansprucht und profitieren von einer regelmäßigen Massage.

Handmassage: Reibe deine Hände warm. Drücke jeden Finger links und rechts vom Nagelfalzwinkel, um die Anfangs- bzw. Endpunkte der Leitbahnen zu stimulieren. Streiche die Finger einzeln aus und klopfe die Fingerkuppen locker gegeneinander. Massiere die Handflächen von innen nach außen. Massiere zwischen den Mittelhandknochen.

Fußmassage: Beginne bei den Zehen. Reibe kräftig jede Zehe links und rechts vom Nagelfalzwinkel, um die Anfangs- bzw. Endpunkte der Leitbahnen zu stimulieren. Ziehe sanft an den Zehen und streiche sie einzeln aus. Massiere auch zwischen den Zehen. Massiere die Fußinnenkante von der großen Zehe bis zur Ferse. Massiere den Fußrücken und drücke auch tief zwischen die Mittelfußknochen. Reibe die Fußaußenkante von der kleinen Zehe bis zu den Fersen. Mach eine lockere Faust und streiche die Fußsohle mit den Handknöcheln von den Zehen bis zur Ferse aus. Drücke alternativ mit den Daumen. Massiere kreisend um die Innen- und Außenknöchel.

Ein kleiner Ball eignet sich sehr gut zur Massage der Fußsohlen.

3.10.5 Gesichtsmassage

Die Gesichtsmassage erfrischt und entspannt. Beginne mit sanftem Abklopfen des gesamten Gesichts mit den Fingerkuppen, vom Unterkiefer über die Wangen bis zur Stirn und an der Haaransatzlinie wieder nach unten zum Unterkiefer. Achte auf einen wohltuenden Rhythmus. Atme ruhig durch. Streiche dann mit den Fingern sanft über die Nasenflügel bis zur Stirn weiter die Haaransatzlinie entlang nach außen und nach unten zum Kinn.

Massiere mit kleinen kreisenden Bewegungen einzelne Bereiche im Gesicht, z. B. die Kieferpartie, um tiefsitzende Verspannungen zu lösen. Das ist hilfreich, wenn du nachts mit den Zähnen knirschst. Die Massage der Schläfen ist besonders wohltuend bei Kopfschmerzen.

Streiche die Stirn mit sanftem Druck der Fingerkuppen nach außen.

Abschließend kannst du mit beiden Händen das Gesicht von der Nase über Stirn und Wangen zum Kinn hin glatt ausstreichen, so als würdest du dein Gesicht waschen.

Streiche mit den Fingerkuppen einige Male kräftig von der Stirn über den Scheitel bis zum Hinterkopf. Atme ruhig durch und genieße die stärkende Wirkung.

3.10.6 Pflege der Sinnesorgane

Gerade die Sinnesorgane sind in unseren Zeiten der starken Reizüberflutung besonders gefordert. Die Massage entspannt und stärkt.

Augen: Klopfe sanft die Partie um die Augen. Massiere die Augenbrauen mit sanftem Druck von innen nach außen. Reibe deine Handflächen warm und lege sie über die geschlossenen Augen, lass die Wärme tief in die Augenhöhlen strömen.

Nase: Viele Menschen haben eine chronisch verstopfte Nase. Die Nasenmassage lässt dich wieder frei durchatmen. Reibe deine Nase warm. Massiere die Nasenflügel, den Nasenrücken und den Bereich zwischen den Augenbrauen. Unterstützend kannst du den Akupunkturpunkt Dickdarm 20 drücken (siehe 2.4.4).

Ohren: Knete die Ohrmuscheln sanft durch. Nimm den Rand des Ohrs zwischen Daumen und Zeigefinger und drücke vom Ohrläppchen bis nach oben. Reibe deine Handflächen warm und bedecke damit die Ohren. Atme ruhig durch.

Mund: Kreise die Zunge im Mund – im und gegen den Uhrzeigersinn, an der Innen- und Außenseite der Zähne. Massiere dabei das Zahnfleisch. Klappere mit den Zähnen. Schlucke abschließend den entstandenen Speichel, in der Vorstellung zum unteren Dantian.

3.10.7 Bauch- und Dantian-Massage

Die Bauchmassage stärkt die Mitte, unterstützt die Verdauung, wirkt zentrierend und beruhigend.

Arbeite den Bauch durch, beginnend vom Nabel spiralförmig im Uhrzeigersinn mit den übereinander gelegten Fingern. Verweile an verspannten, druckempfindlichen Stellen und massiere kreisend, bis sie sich weicher und entspannter anfühlen. Wähle einen Druck, der sich für dich gut anfühlt.

Zum Abschluss lege beide Hände auf den Unterbauch und verbinde dich mit deinem unteren Dantian. Atme ruhig und genieße das wohlig warme Gefühl im Bauch.

3.10.8 Massage der Qi-Zentren

Massiere mit den Fingerkuppen die Qi-Zentren (siehe „Wichtige Qi-Zentren für die Qigong-Praxis" 1.4.8), kreisend und mit angenehmem Druck, im und gegen den Uhrzeigersinn. Atme dabei ruhig und gleichmäßig.

3.11 Häufige Fragen

- **Welche Übung für welches Symptom?**

Erkrankungen entstehen in der Regel aus einem Zusammenspiel verschiedener Ursachen. Zwei Faktoren, die in den letzten Jahren stark zugenommen haben, sind Stress und Bewegungsmangel. Qigong ist sehr gut geeignet, um Stress abzubauen und die Freude an Bewegung zu wecken. (▶ Abschn. 3.12 „Studien") Damit hat man einen wirkungsvollen Hebel, um bei den Ursachen anzusetzen.

In der alten chinesischen Denkart ist Gesundheit ein Zustand von körperlicher und geistiger Balance. Sind Yin und Yang im Ungleichgewicht, entstehen Krankheiten. Qigong ist allgemein sehr wirksam, um die körperliche und psychische Balance wiederzuerlangen.

In der westlichen Welt gibt es für viele Erkrankungen ein eigenes Medikament oder eine spezielle Behandlungsmethode. Ausgehend von dieser Betrachtungsweise von Krankheit, fragen daher viele: „Ich habe dieses oder jenes gesundheitliche Problem, welche Übung soll ich machen?" Erfahrene Lehrende können sicherlich Empfehlungen geben, aber im Grunde ist die Antwort einfach: Übe regelmäßig mit den dir bekannten Übungen, um deine Selbstheilungskräfte zu unterstützen.

Natürlich gibt es auch Organübungen und Übungen mit speziellen gesundheitlichen Schwerpunkten. Im Sinne der Ganzheitlichkeit wird jedoch in der Regel der ganze Übungssatz geübt. Mit Qigong wollen wir das ganze System wieder ins Gleichgewicht bringen. Qigong ist jedoch kein Ersatz für eine medizinisch notwendige Behandlung. Qigong-Lehrende sind keine Therapeuten, es sei denn, sie verfügen über entsprechende Qualifikationen.

Qigong ist kein Allheilmittel – aber ein segensreicher Weg zu Gesundheit und Wohlbefinden.

- **Was tun bei körperlichen Einschränkungen?**

Auch bei Verletzungen, Bewegungseinschränkungen und in Phasen der Rekonvaleszenz kann man Qigong üben. Dabei kann man durchaus Bewegungen weglassen oder sie nur so groß ausführen, wie es schmerzfrei möglich ist. Die meisten Qigong-Übungen lassen sich auch so anpassen, dass sie im Sitzen ausgeführt werden können.

Das Gute ist: Wer sich nicht überfordert, wird trotz Anpassung der Übung viele positive Wirkungen für sich wahrnehmen können.

Die Fälle, in denen Vorsicht geboten ist, haben wir im Punkt „Kontraindikationen" (▶ Abschn. 3.1.3) ausgeführt.

- **Der Meisterkult im Qigong**

Erfahrene Lehrende mit jahrzehntelanger Praxis und tiefem Verständnis sind eine schätzenswerte Ressource für Lernende und können eine wichtige Inspirationsquelle sein.

Eine Traditionslinie zu vertreten, ist für sich genommen aber noch keine Garantie für einen herausragenden Unterricht.

Entscheidend ist, wie der Unterricht gestaltet ist: Eine wertschätzende Atmosphäre, klare Didaktik, nachvollziehbare Anleitungen und die Bereitschaft, auf Fragen einzugehen, sind hilfreiche Kriterien.

Vereinzelt gibt es Meister, die für sich einen besonderen Status beanspruchen und hervorheben, dass sie über einzigartiges Wissen verfügen. Nicht selten erwarten sie von ihren Schülern ein hohes Maß an Loyalität. Der Austausch mit anderen Lehrenden ist eher verpönt, was zu psychischem Druck und Abhängigkeitsverhältnissen führen kann.

Seriöse Lehrende respektieren die persönliche Freiheit ihrer Schüler und Schülerinnen und schaffen es, mit ihrer Freude am Tun Begeisterung und Interesse für Qigong zu wecken.

- **Welcher Qigong-Stil, welche Schule ist für mich geeignet?**

Das hängt von den eigenen Vorlieben ab. Heutzutage ist es möglich, sich unterschiedliche Übungen anzusehen und einen Stil auszuwählen. Damit Qigong seine positiven Wirkungen entfalten kann, ist es wichtig, dass die Lehrenden die Grundprinzipien beherrschen und sie verständlich vermitteln können. Dies ist wesentlich entscheidender als das „beste Übungssystem".

> *Richtig geübt entspricht jede Übung dem Dao*

- **Wie finde ich geeignete Lehrende?**

In den letzten Jahrzehnten hat sich die Qualität von Qigong-Ausbildungen verbessert. Im deutschsprachigen Raum gibt es mehrere Vereinigungen, die auf Mindeststandards und die laufende Fortbildung ihrer Mitglieder Wert legen. Neben der Qualifikation und der Unterrichtserfahrung, ist auch entscheidend, ob einem der Unterrichtsstil zusagt. Mögliche Auswahlkriterien sind: didaktisch gute Erklärungen, eine angenehme Lernatmosphäre, das Eingehen auf Fragen und Empfehlungen.

Hier eine Auswahl an Organisationen:

Deutschland
Bundesvereinigung für Taijiquan und Qigong e. V. – Das Netzwerk
Deutscher Dachverband für Qigong und Taijiquan (DDQT)
Deutsche Qigong Gesellschaft e. V.

Schweiz
Schweizerische Gesellschaft für Qigong und Taijiquan

Österreich
IQTÖ – Interessenvertretung der Qigong-, Taiji Quan - und Yi Quan-Lehrenden Österreichs
Taiji & Qigong Gesellschaft Österreich

3.12 Studien

Es gibt eine wachsende Anzahl von Studien, die die Wirksamkeit des Qigong bei verschiedenen Beschwerden, wie zum Beispiel Bluthochdruck, Angstzuständen, Depressionen, unzureichende Lungen- und Immunfunktion sowie insgesamt für eine Verbesserung der Lebensqualität belegen. Auch bei Covid-19 wird Qigong in der Prävention, Therapie und Rehabilitation eingesetzt. Qigong wirkt positiv auf körperliche, psychische und geistige Beschwerden und bietet den Praktizierenden eine ganzheitliche Unterstützung für die Gesundheit und das Wohlbefinden.

Bei den angeführten Studien handelt es sich um randomisierte, kontrollierte Studien, bei denen die Teilnehmenden nach dem Zufallsprinzip entweder der Qigong-Interventionsgruppe oder einer Kontrollgruppe zugeteilt wurden. Hier werden nun einige untersuchte Einsatzmöglichkeiten des Qigong sowie relevante Studien dazu angeführt.

Da in den Studien zum Taiji (Taiji Quan) verkürzte oder vereinfachte Bewegungsformen zur Anwendung kommen, sind die erzielten Wirkungen mit Qigong vergleichbar, da beide Methoden auf ähnlichen Prinzipien beruhen. Daher können Studienergebnisse zu Taiji Quan mit Qigong gleichgesetzt werden.

1. **Stressabbau**

Qigong hilft Dauerstress abzubauen. Es fördert die Entspannung, verbessert das psychische Wohlbefinden und bringt so wohltuenden Ausgleich. Eine mögliche Ursache von chronischem Stress ist ein übermäßig hektischer Lebensstil, bei dem man „immer auf dem Sprung" ist, zu viel Druck und zu wenig Erholung hat, von innerer Unruhe, Sorgen und Ängsten geplagt wird oder überzogene Leistungsansprüche hat. Stress aktiviert den Sympathikus und bereitet den Organismus auf Aktivität und Leistung vor: Der Körper schüttet Stresshormone aus. In der Folge steigt der Blutdruck, die Atmung sowie der Herzschlag beschleunigen sich und die Herzratenvariabilität nimmt kurzfristig ab. Chronischer Stress birgt das Risiko eines Ungleichgewichts zwischen dem Sympathikus und dem Parasympathikus und bringt somit den ganzen Organismus aus dem Gleichgewicht.

Eine systematische Überprüfung von zahlreichen Studien ergab, dass Qigong bei Personen mit Stress zu einer signifikanten Verbesserung des psychischen Wohlbefindens führte (Jahnke et al. 2010).

Auch Taiji Quan (Tai Chi) führt zu einer Verbesserung des psychischen Wohlbefindens mit einer Verringerung von Stress, Angstzuständen, Depressionen und Stimmungsstörungen. Außerdem steigert es das Selbstwertgefühl (Wang et al. 2010).

2. **Verbesserung des psychischen Wohlbefindens bei Ängsten, Depression und chronischen Erkrankungen**

Depression und Angststörungen nehmen weltweit zu – auch bei Jugendlichen. Eine tiefe Niedergeschlagenheit, eine große innere Leere in Kombination mit einer andauernden Antriebslosigkeit sind Symptome einer Depression. Das Interesse an sozialen Kontakten, Arbeit und Hobbys erlischt. Positive Erlebnisse bewirken keine positive Stimmung mehr.

Eine aktuelle systematische Übersichtsarbeit und Metaanalyse mit über 1000 Teilnehmenden untersuchte die neurophysiologischen und psychologischen Wirkmechanismen des Qigong bei Depressionen. Die Studie zeigte, dass Qigong depressive Symptome signifikant reduziert (So et al. 2019).

Die Auswirkungen von Taiji Quan (Tai Chi) und Qigong auf den psychischen Status bei Jugendlichen wurden in einer systematischen Überprüfung und Metaanalyse erforscht. Die Studienqualität wurde mithilfe einer Checkliste für nichtpharmakologische Studien (CLEAR-NPT) bewertet. Die Ergebnisse zeigten, dass Taiji Quan und Qigong eine potenziell positive Wirkung auf das psychische Wohlbefinden bei Jugendlichen haben. Eine Verringerung von Angstsymptomen und Depressionen sowie ein herabgesetzter Cortisolspiegel wurden erwähnt (Liu X et al. 2021).

Eine andere Studie untersuchte die Wirkungen des Qigong auf Angst, Depression sowie psychisches Wohlbefinden bei Patienten mit chronischen Erkrankungen. Die Probanden wurden in drei Gruppen eingeteilt. Es gab gesunde Probanden, solche mit Diabetes Typ II und Probanden mit Depression. Die Ergebnisse belegen, dass Qigong positive Auswirkungen auf das psychische Wohlbefinden von Patienten mit chronischen Krankheiten und Depression hat (Wang F et al. 2013).

Die psychosozialen Auswirkungen von Qigong auf ältere Menschen mit Depression wurden in Hongkong von Tsang et al. untersucht. Die Teilnehmer mit einer Depressionsdiagnose wurden nach dem Zufallsprinzip in die Interventions- und Vergleichsgruppe eingeteilt. Die Interventionsgruppe erhielt eine 16-wöchige Qigong-Praxis, während die Vergleichsgruppe mit gleicher Dauer und Häufigkeit die Zeitung las. Das Ergebnis war, dass bereits nach 8 Wochen regelmäßiger Qigong-Praxis Depressionen gelindert, die Selbstwirksamkeit und das persönliche Wohlbefinden älterer Menschen mit chronischen körperlichen Erkrankungen und Depressionen verbessert werden konnte (Tsang et al. 2006).

Qigong erwies sich auch als vorteilhaft bei Personen mit Ängsten und Drogenmissbrauch (Liu F et al., 2020).

Durch eine regelmäßige Qigong-Praxis reduzieren sich auch bei gesunden Erwachsenen Stress und Ängste (Wang CW et al. 2014).

3. Verbesserte Schlafqualität

Der Schlaf ermöglicht es unserem Organismus zu regenerieren und leistungsfähig zu sein. Fehlt erholsamer Schlaf über eine längere Zeit, erhöht sich das Risiko, mittel- oder langfristig Krankheiten zu entwickeln.

Eine systematische Überprüfung von 19 Studien aus dem Jahr 2020 kommt zum Schluss, dass Qigong zur Verbesserung der Schlafqualität bei Erwachsenen mit und ohne Krankheit beiträgt (KO LH et al. 2022).

Eine weitere systematische Überprüfung von 37 randomisierten kontrollierten Studien aus dem Jahr 2020 hat gezeigt, dass Qigong-Übungen dazu beitragen können, die Schlafqualität bei älteren Erwachsenen und Menschen mit Schlafstörungen zu verbessern. Die Forscher kommen zum Ergebnis, dass eine meditative Bewegungsform wie Qigong als vielversprechende Möglichkeit angesehen werden kann, die Lebensqualität, depressive Symptome, Fallangst sowie die Schlafqualität bei älteren Erwachsenen zu verbessern. Als präventive Maßnahme bei psychischen Störungen im Alter ist Qigong geeignet (Weber M et al. 2020).

Eine andere systematische Überprüfung und Metaanalyse kam zum Ergebnis, dass das achtsamkeitsbasierte Baduanjin-Qigong bei Menschen mit chronischen Erkrankungen zur Linderung von Muskel-Skelett-Schmerzen und zur Verbesserung der allgemeinen Schlafqualität wirksam sein kann (Zou L et al. 2018).

4. Verbesserte körperliche Gesundheit und Schmerzlinderung

Qigong kann die Beweglichkeit, das Gleichgewicht, die körperliche Kraft und Ausdauer verbessern. Zu diesem Schluss kam eine Metaanalyse, die die Wirkung des Baduanjin-Qigong bei Menschen mittleren Alters sowie alten Menschen untersuchte (Lin H et al. 2023).

Qigong kann helfen, die Muskeln zu lockern, die Durchblutung zu verbessern und so chronische Schmerzen zu lindern. Chronische Rückenschmerzen nehmen weltweit zu. Eine systematischen Überprüfung einer Gruppe rund um Zou L et al. 2019 legt nahe, dass achtsame Übungen (Taiji und Qigong) für die symptomatische Behandlung von chronischen Rückenschmerzen hilfreich sind. Hervorgehoben wird, dass das Training dieser Achtsamkeitsübungen von zertifizierten Trainern durchgeführt werden soll, um die Bewegungsqualität sicherzustellen und Verletzungen vorzubeugen.

Eine Metaanalyse aus dem Jahr 2019 hat gezeigt, dass das tägliche Praktizieren von Qigong die Schmerzen in Zusammenhang mit einer Fibromyalgie lindern. Die Versuchsgruppe verzeichnete im Vergleich zur Kontrollgruppe größere klinische Verbesserungen hinsichtlich Schmerzen, Schlafqualität, chronischer Müdigkeit, Angstzuständen sowie Depressionen. Die positiven Auswirkungen hinsichtlich der Fibromyalgie waren statistisch signifikant (Bai Z et al. 2015).

Bei Frauen mit Brustkrebs verbessert die Qigong-Praxis die Lebensqualität und hilft, Depressionen und Angstzustände zu lindern (Meng et al. 2021).

Taiji ist wirksam zur Stärkung der Knochengesundheit. Eine Metastudie kam zum Ergebnis, dass bei bestimmten Bevölkerungsgruppen, wie zum Beispiel älteren Erwachsenen, Frauen in den Wechseljahren, Menschen mit Arthrose sowie Krebsüberlebenden die Knochenmineraldichte im Bereich der Lendenwirbelsäule sowie des proximalen Oberschenkelhalses sich langsamer verringert (Zou et al. 2017).

Eine aktuelle Machbarkeitsstudie aus den USA zeigt, dass Qigong-Kurse in der Gemeinschaft für Menschen mit Multipler Sklerose gut umsetzbar sind. Die Teilnehmenden berichteten über Verbesserungen bei Lebensqualität, Fatigue und psychischer Gesundheit. Die Ergebnisse deuten darauf hin, dass Qigong eine sinnvolle und sichere Bewegungsform für MS-Betroffene sein kann. Für eine abschließende Bewertung sind jedoch größere Wirksamkeitsstudien notwendig (Buttolph et al., 2021).

5. Absenken von überhöhtem Blutdruck und verbesserte Herz-Kreislauf-Funktion

Bluthochdruck ist ein großes Gesundheitsproblem, von dem weltweit mehr als 1 Mrd. Menschen betroffen sind. Er ist ein Hauptrisikofaktor für Schlaganfall, chronische Nierenerkrankungen und Herzinfarkt. Qigong sorgt für ein Absinken des hohen Blutdrucks. Es wird angenommen, dass sanfte Bewegung, Entspannung und tiefe Bauchatmung die Blutgefäße weiten und dadurch den Blutdurchfluss erleichtern. Das führt zu einem verminderten Blutdruck und zu einer besseren Durchblutung. Qigong wirkt besonders positiv auf die Verbindung von Herz und Lunge, da es die Zwerchfellatmung verbessert.

Eine Metaanalyse mit 14 Studien aus dem Jahr 2015 untersuchte die Wirkungen des Qigong auf den essenziellen arteriellen Bluthochdruck. Die Ergebnisse zeigten, dass Qigong sowohl den systolischen als auch den diastolischen Blutdruck wirksam senken kann. Wird Qigong regelmäßig und auf längere Zeit praktiziert, wirken sich die Übungen bei Bluthochdruckpatienten noch besser aus (Dong X et al. 2021).

Eine weitere Analyse mit einer großen Anzahl veröffentlichter klinischer randomisierter kontrollierter Studien hat die gesundheitlichen Vorteile nicht nur von Qigong, sondern auch von Taiji-Übungen bei Patienten über 49 Jahren ohne schwerwiegende Erkrankungen und mit essenzieller Hypertonie untersucht. Außerdem handelt es sich um die erste Metaanalyse, die die Wirksamkeit dieser Methoden nicht nur auf den Blutdruck, sondern auch auf den Blutspiegel von Stickoxid (NO) und Endothelin-1 bei Patienten mit essenzieller Hypertonie bewertet. Die Ergebnisse zeigten, dass der Blutdruck durch die Intervention von Qigong und/oder Taiji-Übungen sinkt. Der niedrigere Blutdruck könnte in gewissem Zusammenhang mit belastungsbedingten erhöhten NO-Blutspiegeln und verringerten ET-1-Blutspiegeln stehen. Der genaue Mechanismus der Blutdrucksenkung konnte nicht erklärt werden (Liu D et al. 2020).

Eine Studie aus dem Jahr 2015 untersuchte die Auswirkungen von Qigong auf die Herzfrequenzvariabilität bei Patienten mit koronarer Herzkrankheit. Die Ergebnisse zeigten, dass regelmäßiges Qigong-Training die Herzfrequenzvariabilität verbesserte und somit das Risiko für Herzinfarkte und Schlaganfälle reduzierte (Chang M et al. 2015).

Die Ergebnisse randomisierter kontrollierter Studien von Yeh und Kollegen belegen, dass Taiji bei Patienten mit chronischer Herzinsuffizienz die Lebensqualität, die Stimmung und die Selbstwirksamkeit beim Training verbessert (Yeh et al., 2011). Auch bei Patienten mit Herzinsuffizienz und erhaltener Ejektionsfraktion konnte Taiji positive Effekte erzielen (Yeh et al., 2013).

6. Verbesserte kognitive Funktion

Regelmäßige Qigong-Praxis verbessert die kognitive Funktion einschließlich Gedächtnisleistung und Konzentration.

Die Metaanalyse rund um Zou L et al. 2019 zeigte auf, dass Körper-Geist-Übungen wie Qigong, Taiji und Yoga die Aufmerksamkeit deutlich verbessern. Die Übungen wirken sich außerdem positiv auf das Kurzzeitgedächtnis, die visuell-räumliche/exekutive Funktion und die globale kognitive Funktion aus (Zou L et al. 2019).

Der altersbedingte Rückgang der kognitiven Leistung ist ein allgegenwärtiges Problem der zunehmend alternden Bevölkerung. Eine systematische Überprüfung untersuchte die Wirkungen des Baduanjin-Trainings auf die globalen sowie die spezifischen kognitiven Bereiche bei Erwachsenen mittleren und höheren Alters. Die Ergebnisse dieser Überprüfung zeigten, dass Baduanjin bei der Verbesserung der globalen kognitiven Funktion und des Gedächtnisses bei Erwachsenen mittleren und höheren Alters wirksam ist und keine unerwünschten Auswirkungen zeigt. Möglicherweise werden Teile der anderen spezifischen Bereiche der Kognition, einschließlich der exekutiven Funktion und der Verarbeitungsgeschwindigkeit positiv beeinflusst (Wang X et al. 2021).

7. **Verbesserte Lungen- und Immunfunktion**

Studien deuten darauf hin, dass Taiji und Qigong positive Auswirkungen auf das Immunsystem und seine Reaktion auf Entzündungen haben.

In einer systematischen Überprüfung und Metaanalyse mit insgesamt 1686 Teilnehmern wurde die Auswirkung des Qigong und des Taiji auf Immunantworten untersucht. Insgesamt ergab die Überprüfung, dass Taiji und Qigong einen statistisch messbaren Effekt auf die Erhöhung der Anzahl von Immunzellen haben (Oh B et al. 2020).

Eine Metastudie zeigt, dass Baduanjin bei der Verbesserung der körperlichen Leistungsfähigkeit und der Lebensqualität von Patienten mit COPD (Chronische Obstruktive Lungenerkrankung) wirksam ist. Baduanjin-Übungen als Zusatzbehandlung können möglicherweise die körperliche Leistungsfähigkeit und Lungenfunktion von COPD-Patienten sowie die Lebensqualität verbessern. Die Forscher empfehlen, Baduanjin-Übungen versuchsweise bei COPD in das Rehabilitationsprogramm aufzunehmen, um den Genesungsprozess zu beschleunigen.

Diese Studien können in medizinischen Datenbanken, wie zum Beispiel PubMed gefunden werden. Hier sind die Details und Quellenangaben zu den genannten Studien:

Bai Z, Guan Z, Fan Y, Liu C, Yang K, Ma B, Wu B. The Effects of Qigong for Adults with Chronic Pain: Systematic Review and Meta-Analysis. Am J Chin Med. 2015;43(8):1525–39. ▶ https://doi.org/10.1142/S0192415X15500871. Epub 2015 Nov 30. PMID: 26621441. Zugegriffen am 16.06.2025, 20:15 Uhr

Buttolph L, Corn J, Hanes D, Bradley R, Senders A. Community Qigong for People with Multiple Sclerosis: A Pragmatic Feasibility Study. J Altern Complement Med. 2021 Jun;27(6):506–514. ▶ https://doi.org/10.1089/acm.2020.0481. Epub 2021 Mar 26. PMID: 33769837; PMCID: PMC9030260. zugegriffen am 16.06.2025, 22:44 Uhr

Chang MY. Qigong Effects on Heart Rate Variability and Peripheral Vasomotor Responses. West J Nurs Res. 2015 Nov;37(11):1383–403. ▶ https://doi.org/10.1177/0193945914535669. Epub 2014 May 27. PMID: 24869492. Zugegriffen am 16.06.2025, 20:39 Uhr

Dong X, Shi Z, Ding M, Yi X. The Effects of Qigong for Hypertension: A Meta-Analysis of Randomized Controlled Trials. Evid Based Complement Alternat Med. 2021 Oct 8;2021:5622631. ▶ https://doi.org/10.1155/2021/5622631. PMID: 34659434; PMCID: PMC8519725. Zugegriffen am 16.06.2025, 19:05 Uhr

Jahnke R, Larkey L, Rogers C, Etnier J, Lin F. A comprehensive review of health benefits of qigong and tai chi. Am J Health Promot. 2010 Jul-Aug;24(6):e1-e25. ▶ https://doi.org/10.4278/ajhp.081013-LIT-248. PMID: 20594090; PMCID: PMC3085832. Zugegriffen am 16.06.2025, 19:32 Uhr

Ko LH, Hsieh YJ, Wang MY, Hou WH, Tsai PS. Effects of health qigong on sleep quality: A systematic review and meta-analysis of randomized controlled trials. Complement Ther Med. 2022 Dec;71:102876. ▶ https://doi.org/10.1016/j.ctim.2022.102876. Epub 2022 Aug 23. PMID: 35998756. Zugegriffen am 16.06.2025, 19:42 Uhr

Lin H, Wan M, Ye Y, Zheng G. Effects of Baduanjin exercise on the physical function of middle-aged and elderly people: a systematic review and meta-analysis of randomized controlled trials. BMC Complement Med Ther. 2023 Feb 6;23(1):38. ▶ https://doi.org/10.1186/s12906-023-03866-4. PMID: 36747221; PMCID: PMC9901146. Zugegriffen am 16.06.2025, 20:00 Uhr

Liu D, Yi L, Sheng M, Wang G, Zou Y. The Efficacy of Tai Chi and Qigong Exercises on Blood Pressure and Blood Levels of Nitric Oxide and Endothelin-1 in Patients with Essential Hypertension: A Systematic Review and Meta-Analysis of Randomized Controlled Trials. Evid Based Complement Alternat Med. 2020 Jul 30;2020:3.267.971. ▶ https://doi.org/10.1155/2020/3267971. PMID: 32802122; PMCID: PMC7414352. Zugegriffen am 16.06.2025, 20:05 Uhr

Liu F, Cui J, Liu X, Chen KW, Chen X, Li R. The effect of tai chi and Qigong exercise on depression and anxiety of individuals with substance use disorders: a systematic review and meta-analysis. BMC Complement Med Ther. 2020 May 29;20(1):161. ▶ https://doi.org/10.1186/s12906-020-02967-8. PMID: 32471415; PMCID: PMC7260819. Zugegriffen am 16.06.2025, 23:07 Uhr

Liu X, Li R, Cui J, Liu F, Smith L, Chen X, Zhang D. The Effects of Tai Chi and Qigong Exercise on Psychological Status in Adolescents: A Systematic Review and Meta-Analysis. Front Psychol. 2021 Nov 24;12:746975. ▶ https://doi.org/10.3389/fpsyg.2021.746975. PMID: 34899487; PMCID: PMC8652254. Zugegriffen am 16.06.2025, 23:05 Uhr

Meng T, Hu SF, Cheng YQ, Ye MN, Wang B, Wu JJ, Chen HF. Qigong for women with breast cancer: An updated systematic review and meta-analysis. Complement Ther Med. 2021 Aug;60:102743. ▶ https://doi.org/10.1016/j.ctim.2021.102743. Epub 2021 May 28. PMID: 34058368. Zugegriffen am 16.06.2025, 23:09 Uhr

Oh B, Bae K, Lamoury G, Eade T, Boyle F, Corless B, Clarke S, Yeung A, Rosenthal D, Schapira L, Back M. The Effects of Tai Chi and Qigong on Immune Responses: A Systematic Review and Meta-Analysis. Medicines (Basel). 2020 Jun 30;7(7):39. ▶ https://doi.org/10.3390/medicines7070039. PMID: 32629903; PMCID: PMC7400467. Zugegriffen am 16.06.2025, 20:31 Uhr

Park JE, Hong S, Lee M, Park T, Kang K, Jung H, Shin KM, Liu Y, Shin M, Choi SM. Randomized, controlled trial of qigong for treatment of prehypertension and mild essential hypertension. Altern Ther Health Med. 2014 Jul-Aug;20(4):21–30. PMID: 25141360. Zugegriffen am 16.6.2025, 20:54 Uhr

Sarmento CVM, Moon S, Pfeifer T, Smirnova IV, Colgrove Y, Lai SM, Liu W. The therapeutic efficacy of Qigong exercise on the main symptoms of fibromyalgia: A pilot randomized clinical trial. Integr Med Res. 2020 Dec;9(4):100.416. ▶ https://doi.org/10.1016/j.imr.2020.100416. Epub 2020 Apr 25. PMID: 32455108; PMCID: PMC7235941. Zugegriffen am 15.06.2025, 09:45 Uhr

So WWY, Cai S, Yau SY, Tsang HWH. The Neurophysiological and Psychological Mechanisms of Qigong as a Treatment for Depression: A Systematic Review and Meta-Analysis. Front Psychiatry. 2019 Nov 18;10:820. ▶ https://doi.org/10.3389/fpsyt.2019.00820. PMID: 31824346; PMCID: PMC6880657. Zugegriffen am 16.6.2025 um 23:15 Uhr

Tsang HW, Fung KM, Chan AS, Lee G, Chan F. Effect of a qigong exercise programme on elderly with depression. Int J Geriatr Psychiatry. 2006 Sep;21(9):890–7. ▶ https://doi.org/10.1002/gps1582. PMID: 16955451. Zugegriffen am 15.06.2025, 09:52 Uhr

Wang C, Bannuru R, Ramel J, Kupelnick B, Scott T, Schmid CH. Tai Chi on psychological well-being: systematic review and meta-analysis. BMC Complement Altern Med. 2010 May 21;10:23. ▶ https://doi.org/10.1186/1472-6882-10-23. PMID: 20492638; PMCID: PMC2893078. Zugegriffen am 15.06.2025, 10:10 Uhr

Wang CW, Chan CH, Ho RT, Chan JS, Ng SM, Chan CL. Managing stress and anxiety through qigong exercise in healthy adults: a systematic review and meta-analysis of randomized controlled trials. BMC Complement Altern Med. 2014 Jan 9;14:8. ▶ https://doi.org/10.1186/1472-6882-14-8. PMID: 24400778; PMCID: PMC3893407. Zugegriffen am 15.06.2025. 10:30 Uhr

Wang F, Man JK, Lee EK, Wu T, Benson H, Fricchione GL, Wang W, Yeung A. The effects of qigong on anxiety, depression, and psychological well-being: a sys-tematic review and meta-analysis. Evid Based Complement Alternat Med. 2013;2013:152738. ▶ https://doi.org/10.1155/2013/152.738. Epub 2013 Jan 14. PMID: 23401706; PMCID: PMC3557628. Zugegriffen am 17.06.2025, 09:42 Uhr

Wang X, Wu J, Ye M, Wang L, Zheng G. Effect of Baduanjin exercise on the cognitive function of middle-aged and older adults: A systematic review and meta-analysis. Complement Ther Med. 2021 Jun;59:102727. ▶ https://doi.org/10.1016/j.ctim.2021.102727. Epub 2021 Apr 30. PMID: 33933577. Zugegriffen am 17.06.2025, 09:45 Uhr

Weber M, Schnorr T, Morat M, Morat T, Donath L. Effects of Mind–Body Interventions Involving Meditative Movements on Quality of Life, Depressive Symp-toms, Fear of Falling and Sleep Quality in Older Adults: A Systematic Review with Meta-Analysis. Int J Environ Res Public Health. 2020 Sep 9;17(18):6556. ▶ https://doi.org/10.3390/ijerph17186556. PMID: 32916879; PMCID: PMC7559727. Zugegriffen am 17.06.2025, 09:49 Uhr

Xiong X, Wang P, Li X, Zhang Y. Qigong for hypertension: a systematic review. Medicine (Baltimore). 2015 Jan;94(1):e352. ▶ https://doi.org/10.1097/

MD.0000000000000352. PMID: 25569652; PMCID: PMC4602820. Zugegriffen am 17.06.2025, 09:52 Uhr

Yeh GY, McCarthy EP, Wayne PM, Stevenson LW, Wood MJ, Forman D, Davis RB, Phillips RS. Tai chi exercise in patients with chronic heart failure: a randomized clinical trial. Arch Intern Med. 2011 Apr 25;171(8):750–7. ▶ https://doi.org/10.1001/archinternmed.2011.150. PMID: 21518942; PMCID: PMC3277798. Zugegriffen am 16.06.2025, 15:05 Uhr

Yeh GY, Wood MJ, Wayne PM, Quilty MT, Stevenson LW, Davis RB, Phillips RS, Forman DE. Tai chi in patients with heart failure with preserved ejection fraction. Congest Heart Fail. 2013 Mar-Apr;19(2):77–84. ▶ https://doi.org/10.1111/chf.12005. Epub 2012 Oct 12. PMID: 23057654; PMCID: PMC3546234. Zugegriffen am 16.06.2025, 15:30 Uhr

Zou L, Loprinzi PD, Yeung AS, Zeng N, Huang T. The Beneficial Effects of Mind–Body Exercises for People With Mild Cognitive Impairment: a Systematic Review With Meta-analysis. Arch Phys Med Rehabil. 2019 Aug;100(8):1556–1573. ▶ https://doi.org/10.1016/j.apmr.2019.03.009. Epub 2019 Apr 12. PMID: 30986409. Zugegriffen am 16.06.2025, 16:01 Uhr

Zou L, Wang C, Chen K, Shu Y, Chen X, Luo L, Zhao X. The Effect of Taichi Practice on Attenuating Bone Mineral Density Loss: A Systematic Review and Meta-Analysis of Randomized Controlled Trials. Int J Environ Res Public Health. 2017 Sep 1;14(9):1000. ▶ https://doi.org/10.3390/ijerph14091000. PMID: 28.862.661; PMCID: PMC5615537. Zugegriffen am 16:06.2025, 16:33 Uhr

Zou L, Yeung A, Quan X, Boyden SD, Wang H. A Systematic Review and Meta-Analysis of Mindfulness-Based (Baduanjin) Exercise for Alleviating Musculoskeletal Pain and Improving Sleep Quality in People with Chronic Diseases. Int J Environ Res Public Health. 2018 Jan 25;15(2):206. ▶ https://doi.org/10.3390/ijerph15020206. PMID: 29370149; PMCID: PMC5858275. Zugegriffen am 17.06.2025, 09:55 Uhr

Zou L, Zhang Y, Yang L, Loprinzi PD, Yeung AS, Kong J, Chen KW, Song W, Xiao T, Li H. Are Mindful Exercises Safe and Beneficial for Treating Chronic Lower Back Pain? A Systematic Review and Meta-Analysis of Randomized Con-trolled Trials. J Clin Med. 2019 May 8;8(5):628. ▶ https://doi.org/10.3390/jcm8050628. PMID: 31072005; PMCID: PMC6571780. Zugegriffen am 17.06.2025, 09:59 Uhr

Serviceteil

Danksagung – 186

Über die Autoren – 187

References – 189

Stichwortverzeichnis – 191

© Der/die Herausgeber bzw. der/die Autor(en), exklusiv lizenziert an Springer-Verlag GmbH, DE, ein Teil von Springer Nature 2026
A. Fischwenger et al., *Der Weg des Qigong*, https://doi.org/10.1007/978-3-662-71263-4

Danksagung

Wir möchten uns bei all unseren Lehrerinnen und Lehrern herzlichst bedanken, die uns den Weg in die große Kunst des Qigong bereitet haben. Ebenso bei unseren Schülerinnen und Schülern, die uns immer wieder Denkanstöße geben, uns inspirieren und mit ihren Fragen zum Nachdenken und Nachforschen anregen. Unsere Hochachtung gilt allen Autoren und Autorinnen, die mit ihren Büchern wertvolle Quellen des Wissens bereitstellten und dem Taiji & Qigong Journal, wo wir viele interessante Themen und Artikel fanden und die Möglichkeit, das eine oder andere zu veröffentlichen.

Birgit Auer hat uns mit ihrem fundierten medizinisch-wissenschaftlichen Fachwissen in die Tiefen der Anatomie und Physiologie einsteigen lassen und auch unsere kniffligsten Fragen stets kompetent beantwortet.

Unsere Fotografin Astrid Rampula hat es geschafft, uns auch in stressigen Zeiten vor der Kamera ein entspanntes Lächeln zu entlocken und unser Buch mit schön gestalteten Fotos und Videos wesentlich bereichert. Ute Zeiringer danken wir für die liebevoll gestalteten Grafiken, und dass sie nicht die Geduld verloren hat, wenn wir immer noch mit einem Änderungswunsch kamen. Wang Ning hat die wunderbaren Kalligrafien angefertigt, vielen Dank dafür.

Ein herzliches Dankeschön auch an unsere Familien und Partner*innen, besonders an Günter Fischwenger, Flora Flucher und Harald Eisl fürs Korrekturlesen und an alle anderen, die auf ihre Weise zum Gelingen dieses Buches beigetragen haben.

Unser Dank gilt der Taiji & Qigong Gesellschaft Österreich für ihre Bereitschaft, die Herausgabe dieses Buches zu unterstützen, unseren langjährigen Weggefährten Christian Paar und Emmerich Fromm für viele gemeinsame Übungsstunden und fachliche Diskussionen, unseren engagierten Kolleg*innen der IQTÖ fürs jahrelange gemeinsame Verbreiten unserer Lebenskünste.

Frau Eichhorn vom Springer Verlag hat uns bei der Fertigstellung dieses Buches verlässlich begleitet und ermuntert.

Schließlich möchten wir noch unsere Dankbarkeit dafür ausdrücken, dass wir in der gemeinsamen Arbeit Geduld miteinander hatten, jeweils unsere persönlichen Stärken einbringen durften und aus den vielen Stunden und Tagen teils intensiver Diskussionen und Überlegungen gemeinsam gestärkt und bereichert herausgegangen sind.

Über die Autoren

Armin Fischwenger Mit Freude und sanfter Beharrlichkeit vermittle ich dir die Grundlagen und fortgeschrittenen Aktivierungen von Lebenskraft Qi im Qigong und Taiji Quan. „Der edle Mensch strebt nach Harmonie und nicht nach Gleichheit", betonte bereits Konfuzius. Dementsprechend prägt ein sinnvoller Wechsel von Aktivität und Ruhe, von Spannung und Entspannung, sowie von lustigen und ernsthaften Phasen meinen Unterricht.

Während meines Studiums der technischen Mathematik (1994–2001) entdeckte ich Taiji Quan und Qigong als wesentlichen Bestandteil meines Lebens. Nach Abschluss des Studiums intensivierte ich mein Engagement und begann 2004 schließlich hauptberuflich als Lehrer für Taiji Quan und Qigong zu arbeiten. Eine intensive Auseinandersetzung mit den östlichen und westlichen Wissenschaften bildet weiterhin die Basis meines Unterrichts.

Qigong, Taiji Quan sowie Atemarbeit sind untrennbar mit meinem Leben verbunden und prägen auch meinen privaten Alltag.

Ich begleite dich mit Freude und tiefem Engagement auf deinem Qigong-Weg, um gemeinsam deine persönliche Entwicklung zu fördern. ▶ www.philosofisch.at

Roswitha Flucher Seit ich in den 1980er-Jahren zum ersten Mal in Kontakt mit Qigong und Taiji Quan kam, hat mich die Begeisterung für diese Lebenskünste nicht mehr losgelassen. Ich konnte am eigenen Leib die positiven Auswirkungen auf Körper, Seele und Geist erfahren. Ich bin glücklich, diese Erkenntnisse nunmehr bereits seit Jahrzehnten in Kursen, Workshops, Einzelunterricht und Ausbildungen an andere Menschen weitergeben zu können.

Meine Erfahrungen als Universitätslektorin sowie die intensive Beschäftigung mit verwandten Bereichen wie Meditation, TCM, Alexandertechnik, Massage, Faszienarbeit und östlicher Philosophie bereichern und erweitern meinen Unterricht. Ich freue mich, wenn diese Verbindung von traditionellem Wissen und modernen Erkenntnissen die Menschen anregt, die im Unterricht gemachten Erfahrungen in ihren Alltag und ihr Leben zu integrieren. Mehr über meine Tätigkeit findest du unter ▶ www.flucher.net

Romana Maichin-Puck Qigong begeistert mich, seit ich es 1990 das erste Mal erlebt habe. Die Übungen schenken mir Ruhe und Kraft. Sie sind ein Weg für mich in die eigene Mitte und um Körper, Seele und Geist in Einklang zu bringen. Was einst als Hobby begann, wurde mit der Zeit zu einem wesentlichen Bestandteil meines Lebens und schließlich zu meiner Berufung.

Mit Qigong, integrativer Ernährung und TCM begleite ich heute vor allem Frauen, die sich mehr Energie, innere Ruhe, Balance und Lebensfreude wünschen – besonders in Zeiten der Veränderung und Neuorientierung. Es erfüllt mich mit großer Freude, mein Wissen und meine jahrzehntelange Erfahrung in ganzheitlicher Gesundheits- und Lebenspflege in Kursen und Workshops – online wie in Präsenz – sowie in meiner Naturheilpraxis weiterzugeben. Dass sich dadurch das Leben vieler Frauen nachhaltig verändert und ihre Lebensqualität spürbar verbessert, das ist mein größtes Geschenk. Mehr zu mir und meiner Arbeit findest du unter ▶ www.romanamaichin-puck.at.

Frank Ranz Qigong und Taiji Quan begleiten mich seit 1984 und sind für mich weit mehr als Bewegungskünste: Sie schenken mir Gesundheit, innere Ruhe und Kraft im Alltag. Besonders in herausfordernden Lebensphasen haben sie sich als verlässliche Stütze bewährt.

Von Anfang an haben mich die Einfachheit und Wirksamkeit des Qigong fasziniert. Ich bin ein Lernender geblieben und entdecke im Austausch mit anderen immer wieder neuen Facetten. Das motiviert mich seit 1994, meine Erfahrungen und mein Wissen mit Freude weiterzugeben – in Videokursen, Online- und Präsenzkursen ▶ www.online-qigong.at.

Die Autorinn.en und Autoren sind Mitglieder der Taiji & Qigong Gesellschaft Österreich: ▶ https://www.tqg.at/.

Sie bieten als Taiji & Qigong Akademie Ausbildungen für Kursleiter*innen und Lehrer*innen für Qigong und Taiji Quan nach den Standards der IQTÖ an.

Literaturverzeichnis

Chen J (2017) Medizinisches Qigong – Der Weg zur Gesundheit. Chen Akademie, Luzern
Cohen K (2005) Qigong: Grundlagen, Methoden, Anwendung. Weltbild, Augsburg
Cooper A (2022) Erschöpfung und Burnout vorbeugen – mit Qigong und TCM. Springer, Berlin
Deadman P (2024) Qigong, Cultivating Body. Qigong Works Press, Hove, Breath & Mind
Dekker P (2006) Die Dynamik des Stillen Stehens – Die uralte Kunst seine Batterien wieder aufzuladen. Bacopa, Schiedlberg
Elleberger O (1995) Qi Gong: Grundübungen und Grundlagen für Anfänger und Fortgeschrittene. Kösel, München
Engelhardt U (1997) Die klassische Tradition der Qi-Übungen (Qigong), MLV, Uelzen
Engelhardt U, Hildenbrand G, Zumfelde-Hüneburg C (2014) Leitfaden Qigong. Elsevier, München
Eckert A (2005) Das Tao der Akupressur und Akupunktur – Die Psychosomatik der Punkte. Haug, Stuttgart
Fiedeler F (2003) Yin und Yang: Das kosmische Grundmuster in der Kultur Chinas. Diederichs, München
Fischwenger A (2015) Organübungen des Qigong. BoD, Norderstedt
Fischwenger A (2023) Qigong für Pädagogen. BoD, Norderstedt
Fischwenger A (2011) Wildgans-Qigong. Organübungen des Qigong. BoD, Norderstedt
Fischwenger A, Flucher R, Maichin-Puck R, Ranz F (2024) Ba Duan Jin – Die Acht Brokatübungen: Qigong für Gesundheit, Kraft und Wohlbefinden. Buchschmiede, Wien
Jiao G (2018) Die 8 Brokatübungen. MLV, Kulmbach
Huang J, Wurmbrand M (Ed) Primordial Breath: An Ancient Chinese Way of Prolonging Life Through Breath Control, Vol. 1: Seven Treaties from the Taoist Canon, the Tao Tsang, Cirencester 1990
Kaptchuk T (1993) Das große Buch der chinesischen Medizin. O.W. Barth, Wien
Korahais A (2022) Flowing Zen. Amazon Distribution, Leipzig
Kubny M (2002) Qi – Lebenskraftkonzepte in China: Definition, Theorie und Grundlagen, Haug
Lorenzen U, Noll A (1998) Die Wandlungsphasen der traditionellen chinesischen Medizin – Band 4: Die Wandlungsphase Feuer. Müller & Steinicke, München
Lorenzen U, Noll A (2002) Die Wandlungsphasen der traditionellen chinesischen Medizin – Band 5: Die Wandlungsphase Wasser. Müller & Steinicke, München
Lorenzen U, Noll A (2010) Die Wandlungsphasen der traditionellen chinesischen Medizin – Band 1: Die Wandlungsphase Holz. Müller & Steinicke, München
Lorenzen U, Noll A (2012) Die Wandlungsphasen der traditionellen chinesischen Medizin – Band 3: Die Wandlungsphase Erde. Müller & Steinicke, München
Lorenzen U, Noll A, Rochat de la Vallée E (2010) Die Wandlungsphasen der traditionellen chinesischen Medizin – Band 2: Die Wandlungsphase Metall. Müller & Steinicke, München
Maciocia G (2012) Die Grundlagen der Chinesischen Medizin. Elsevier, München
Mair V (HG) (2008) Zhuangzi Das Buch der Spontanität: Über den Nutzen der Nutzlosigkeit und die Kultur der Langsamkeit. Windpferd, Aitrang
Middendorf I (1995) Der Erfahrbare Atem: Eine Atemlehre. Junfermann, Paderborn
Montaigue E (1995) Internal Gung-Fu Volume One: Qi. Mootagu Books, Murwillumbah
Nestor J (2020) Breath, Atem: Neues Wissen über die vergessene Kunst des Atems. Piper, München
Nichterl C (2021) Integrative Ernährung: Ein ganzheitliches Konzept zur Prävention und Ernährungstherapie. Springer, Berlin
Olson S (2003) The Jade Emperor's Mind Seal Classic: the Taoist guide to health, longevity and imortality. Inner Traditions, Rochester
Olvedi U (1997) Das stille Qigong. Knaur, München
Panhofer P (2024) Prävention und Therapie viraler Epidemien: Immunsystem stärken mit der evidenzbasierten Integrativen Medizin. Springer, Berlin
Platsch K (2014) Die fünf Wandlungsphasen – Das Tor zur chinesischen Medizin. Elsevier, München
Pregadio F (Hrsg) (2008) The Encyclopedia of Taoism. Routledge, Abingdon

Oberlack H, (HG), (2017) Qigong für Einsteiger – Ein Special des Taijiquan & Qigong Journals. TQJ-Verlag, Steinbergkirche
Oberlack H, (HG), (2016) Qigong im Überblick – Ein Special des Taijiquan & Qigong Journals. TQJ-Verlag, Steinbergkirche
Ruppert M (2018) Grundlagen des Qigong – Ein Wegbegleiter durch die ersten Jahre der Praxis, MLV, Kulmbach
Salvesen C (2020) Leben wie Musik. Band 2: Melodie – Herz – Himmel, BoD, Norderstedt
Schwind P (2014) Faszien: Gewebe des Lebens. Irisiana, München
Simon R (2009) Daodejing: Das Buch vom Weg und seiner Wirkung. Reclam Bibliothek, Dietzingen
Skuban R (2020) Die Buteyko-Methode: Wie wir unsere Atmung verbessern für mehr Gesundheit und Leistungsfähigkeit im Alltag, Beruf, Yoga und Sport. Crotona, Amerang
Unverzagt C (2019) Klassische Schriften des Taijiquan, BoD, Nordstedt
Ullenbrook J (1995) Tao-te-king: das Buch vom rechten Weg und von der rechten Gesinnung. Ullstein, Frankfurt
Weidinger G (2024) Atemtherapie. Kneipp, Wien
Wilhelm R (2000) I Ging: Das Buch der Wandlungen. Diederichs, München
Wilhelm R (1987) Liä Dsi: Das wahre Buch vom quellenden Urgrund. Diederichs, München
Wilhelm R (1998) Tao-te-king: Das Buch vom Sinn und Leben. Diederichs, München
Yang JM (1997a) Essence of Shaolin White Crane: Martial Power and Qigong. YMAA Publication Center, Boston
Yang JM (1997b) The Root of Chinese Qigong: Secrets for Health, Longevity, & Enlightenment. YMAA Publication Center, Roslindale
Yang JM (2005) Qigong-Massage: Fundamental Techniques for Health and Relaxation. YMAA, Boston
Yang JM (2006) Qigong Meditation: Small Circulation. YMAA Publication Center, Boston
Yang JM (2013) Tai Chi Qigong: The Internal Foundation of Tai Chi Chuan. YMAA Publication Center, Wolfeboro
Watts A (2003) Der Lauf des Wassers: Eine Einführung in den Taoismus. Insel Verlag, Frankfurt
Zöller J (2009) Das Tao der Selbstheilung. Bacopa, Schiedlberg

Stichwortverzeichnis

A

Abwehr-Qi 14
Acht außerordentliche Leitbahnen 12
Achtsamkeit 50, 93
Aktivierung 3, 9, 48, 75, 81–84, 111, 114, 125, 129, 160, 164, 166, 167
Akupressur 22, 30
Akupunkturpunkte 22, 31
Angst 41, 52, 153, 178
Angststörungen 107, 177
Arbeit mit Qi 6, 95
Ärger 52
Arten des Qi 13
Arthrose 179
Atem s. Atmung
Atembewegung 9, 77, 78, 85, 104
Atemfrequenz 77, 78, 84
Atemmethoden 48, 52, 79, 87
Atemrhythmus 90, 94, 111, 140, 164
Atmung 3, 9, 12, 13, 19, 28, 47, 48, 50, 52, 53, 64, 66–68, 76–79, 81, 83, 85, 86, 88–92, 96, 104, 119, 125, 130, 133, 134, 140, 141, 145, 152, 162–165, 168, 177
Aufnahme von Qi 98
aufnehmen 20, 23, 58, 76, 79, 92, 98, 130, 136, 140, 142
Aufrichtung 24, 27, 51, 53–55, 69, 86, 104, 130, 171
Augen 16, 41, 75, 76, 99, 174
Ausgeglichenheit 4, 10, 21, 57, 58, 144, 157

B

Baduanjin s. Brokatübungen 179, 181–184
Baihui 23
Balance 10, 35, 50, 51, 55–57, 94, 144, 153, 175, 187
Basisübungen 103
Bauch 21, 23, 26, 32, 63, 76, 77, 79–81, 83–85, 87–90, 110, 113, 136, 137, 143, 145, 174
Bauchatmung 81
Bauchdecke 26, 76, 80–83, 88, 89, 110, 138, 144
Bauch-Flanken-Brust-Atmung 79, 80, 87, 88, 90
Beckenboden 24, 82, 88, 89, 137, 138, 144
Becken stabilisieren 71, 167
Begierde 41, 52
Begriff Qigong 11, 32

Beine 23, 32, 50, 51, 54, 56, 62, 63, 68, 71–73, 83, 103, 104, 107, 108, 110, 111, 113, 114, 121, 123, 126–128, 130, 131, 134–137, 141–146, 148, 151, 152, 157, 161, 164, 168, 172
Beruhigung 7
Bewegtes Qigong 8, 9
Bewegungsimpuls 64
Bewusstsein 17, 19, 73, 75, 89, 93, 103, 164
Bikarbonat 78
Blut 13, 18, 29, 30, 36, 59, 78, 79, 91, 171
Blutdruck 76, 79, 84, 107, 177, 179, 180
Bluthochdruck 10, 27, 91, 107, 176, 179, 180
Bogenschritt 109
Brokatübungen 9
Brustatmung 81, 86, 87
Brustbein 63, 81, 85, 86, 115, 119, 124, 138, 144, 172
Brustkorb 23, 24, 38, 75–77, 81, 85, 86, 89, 91, 94, 106, 122, 137, 141, 145, 154, 164, 168, 172
Brustwirbelsäule 80, 85, 106, 115, 117, 119, 124–126, 128, 152, 158–160, 162, 164

C

Chinesische Ernährungslehre 39
Chronische Müdigkeit 179

D

Dantian 13, 19–22, 25, 26, 38, 49, 58–60, 80, 82, 84, 85, 89, 94, 96–98, 105, 110, 126, 132, 138, 143, 144, 160, 163, 170, 171, 174
Dantian-Atmung 89
Daoismus 11, 15, 18, 20, 33, 34, 58
Daoistische Atmung 88
Daoyin 4
Das Becken kreisend kippen 72, 114
Dazhui 25
Depression 177, 178, 183
Die Füße im Qigong 23, 69
Di Qi 12
Dong Gong 8
Dreifacher Erwärmer 13, 14, 38
Drei Schätze 17, 38
Du Mai 8, 18, 23, 25, 75
Durchblutung 68, 84, 111, 149, 157, 164, 171, 179, 180

E

Emotionen 29, 42, 49, 52, 59, 76, 77, 133, 165
Empfehlungen 103, 175, 176
Entspannte Aufmerksamkeit 52, 94, 103
Entspannung 4, 6, 9, 10, 22, 28, 36, 50–57, 61, 73, 77–79, 81, 85, 97, 105, 106, 117, 119, 152, 161, 177, 180, 187
Entstehungszyklus 42
Erde 7, 12, 17, 19, 23, 27, 32, 33, 36–42, 47, 48, 51, 54, 55, 58, 59, 61, 70, 71, 97, 100, 104, 125, 126, 132, 148, 152, 160, 168, 169, 171
Erdung 54, 58, 165, 171
Ernährung 5, 29, 30, 39, 58, 59, 187
Essenz 14, 16–18, 40, 41, 80, 145

F

Fang Song 57
Faszien 54, 65, 68, 69, 93
Feng Shui 11, 39
Feuer 17, 32, 36, 38–42
Flankenatmung 80, 85, 86, 165
Fokus 57, 99, 135, 136
Fülle 36, 54, 58, 61, 67, 79, 98, 139, 140, 144, 147, 148, 152
Fülle und Leere 140, 152
Fünf Elemente 39
Fünf Wandlungsphasen 17, 19, 33, 39–42, 47, 48, 52, 59, 89
Funktionskreis 12, 14, 19, 25, 31, 59, 98, 145
Fußgewölbe 23, 104
Fußmuskulatur 168

G

Ganzheitlichkeit 47–49, 175
Ganzkörperbewegung 48, 64, 66, 68, 96
Gedanken 7, 21, 47, 52, 53, 59, 93, 94, 96, 106
Gefäße 8, 12, 18, 30, 75, 79, 97, 98
Gehen 54, 68, 77, 103, 104, 157, 158, 163, 165
Geistige Ausrichtung 92
Gelenke 10, 27, 49, 51, 54, 55, 57, 64–66, 72, 73, 75, 93, 103, 104, 111, 115, 171
Gelenksschmiere 65, 92, 111
Geschichte des Qigong VI, 4
Gesichtsmassage 173
Gesundheit 3, 5, 10, 12, 18, 27, 29, 52, 53, 103, 175, 177, 179, 188
Gleichgewicht 30, 35, 39, 40, 42, 50, 51, 54, 56, 58, 59, 103, 126, 133, 157, 164, 165, 175, 177, 179
Gongbu 109
Gongfu VIII, 3
Grübeln 41, 52
Grundprinzipien VI, 27, 28, 176
Grundstellung 51, 58, 63, 69, 73, 85, 94, 104, 105, 108–115, 117, 121–124, 132, 135, 136, 142, 145, 149, 158, 160
Guo Lin 145, 164
Gu Qi 12, 13

H

Hände 7, 21, 54, 60, 73–75, 83, 85, 86, 89, 94–96, 99, 104, 105, 112, 117, 122, 126–129, 131–134, 136, 137, 142, 143, 145, 146, 148–152, 154, 156, 159, 160, 162, 166, 169, 173, 174
Handhaltungen 73, 74
Harmonie 12, 29, 30, 34, 35, 41, 55, 57, 66, 67
harmonisieren 48, 77, 97, 103, 145, 149, 153
Harmonisierende Übungen im Gehen 72, 97, 144
Harmonisierung 97, 126, 148, 157
Hauptleitbahnen 12, 30, 31
Herz 7, 10, 13, 14, 24, 27, 32, 40, 41, 49, 50, 52, 53, 78, 85, 87, 91, 107, 149, 179, 180
Herz-Geist 7, 49, 50, 53
Herz-Kreislauf 10, 27, 78, 107, 149, 179
Himmel 7, 12, 14, 23, 27, 33, 36–38, 47, 48, 51, 54, 55, 81, 100, 104, 109, 125–128, 130, 140, 141, 168, 169, 171
Himmel-Erd-Achse 38, 130
Himmel – Erde – Mensch 12
Himmel mit beiden Händen stützen 14, 109, 126, 140
Holz 17, 32, 38–41, 68
Hüftgelenke 49, 57, 59, 72, 112, 115, 123, 151, 152, 157
Huiyin 24

I

Immunsystem 76, 171, 181
Innere Ruhe 10, 52, 149, 188
Intention VI, 7, 8, 28, 49, 53, 88, 96, 98, 125, 130, 132, 135, 138, 144, 147, 152, 156, 163, 171

J

Jing (Essenz) 3, 7, 14, 18, 20, 29, 40, 47, 80
Jing 7, 14–17, 30, 145, 157
Jing Gong s. Stilles Qigong 7
Jing Luo 30
Jin Ye 92

K

Kampfkunst 3, 4, 6, 26–28, 61
Kampfkunst Qigong 6
Klarheit 16, 41, 51, 149
Kleiner Himmlischer Kreislauf 7, 18
Klopfmassage 171
Kniemassage 172
Kontraindikationen 107, 175
Kontrollzyklus 43
Konzentration 53, 76, 89, 94, 97, 98, 106, 180
Koordination 19, 50, 55, 145, 157, 164
Körperhaltung 47, 53, 56, 58, 66, 94, 125
Körpermitte 27, 30, 47, 57, 67, 110, 124, 125
Körpersäfte 59, 92
Körperspannung 7, 9, 56, 57, 125, 126
Kranich prüft das Wasser 165
Kua 72

L

Laogong - Qi-Zentrum in der Hand 22
Laozi V, VIII, 33, 34, 61, 69
Lebensenergie 11
Lebenspflege 3, 4, 6
Lebensqualität 10, 176, 178–181, 188
Leber 14, 17, 32, 41, 52, 59, 70, 92, 163
Leere 18, 54, 58, 61, 147, 148, 152, 177
Leitbahnen 9, 12, 30–32, 70, 73, 97, 98, 173
Lendenwirbelsäule 59, 81, 83, 113, 115, 125, 172, 179
Li Dong Yuan 40
Liu Shi Gong 165
Lockerungsübungen 103, 111
Loslassen 7, 57, 89, 129, 141
Lunge 10, 13, 14, 17, 29, 32, 41, 48, 52, 76, 78, 80, 81, 84–87, 89, 91, 92, 126, 176, 180, 181
Lymphe 92

M

Mabu 73, 110, 130, 149, 168
Magen 13, 14, 21, 32, 40, 41, 59, 91, 92
Massage 24, 80, 81, 103, 110, 171–174, 187
Medizinisch-therapeutisches Qigong 6
Mensch 7, 12, 35, 37, 38, 41, 47–49, 54, 57, 59, 60, 100
Meridiane 12, 31
Metall 17, 38–42, 89
Metall - Yang 32
Metall - Yin 32
Milz 13, 14, 17, 32, 40, 41, 52, 59, 91
Mingmen 13, 22, 24, 25, 89, 98, 126, 137, 143
Ming Shen 16

Mitte 19, 21, 24, 38, 40, 41, 48, 54, 56, 58–60, 103, 107, 110, 114, 117, 129, 130, 146, 148, 150, 151, 162, 165, 174, 187
Muskeln 41, 57, 61, 65, 67, 68, 93, 111, 179
Muskeltonus 57, 61, 73

N

Nachgeburtliches Qi 12
Nähr-Qi 13, 14, 91
Nährstoffmangel 79
Nasenatmung 79
Neidan 4, 5, 15, 18
Nervensystem 21
Niere 14, 19, 25, 32, 91, 98, 145
Nierenatmung 89, 172
Nierenmassage 90, 172

O

Öffnen 48, 54, 61–64, 107, 119, 130, 137, 140, 141
Öffnen und Schließen 48, 61–64, 119, 140
Organübungen 163, 175

P

Parasympathikus 84, 164, 177
Philosophie 3–5, 10, 11, 29, 33, 34, 37, 58, 187
pH-Wert 76, 78
Pinyin VIII, 26
Position Erde 169
Position Himmel 169, 170
Position Mensch 170
Prävention 5, 6, 10, 176
Propriozeption 93

Q

Qi VIII, 3, 4, 6–9, 11–15, 17–26, 28–32, 34, 36, 38, 40, 41, 47–50, 52, 53, 56–59, 64, 66, 67, 70, 73, 75, 77–83, 85, 87–89, 91, 92, 94–100, 103, 111, 123, 125, 126, 130, 136–145, 147, 148, 152, 153, 156, 157, 164, 171, 174, 187
Qi abgeben 6, 97
Qi aufbauen und verfeinern 6, 98
Qi aufnehmen 6, 70, 77, 98, 142
Qi bewegen 6, 96
Qi der Erde 12, 56, 70, 99
Qi des Himmels 12, 13, 23
Qigong-Gehen 90, 145, 157, 158, 160–162, 164
Qi harmonisieren 6

Qi im Menschen 12, 91
Qi in den Übungen 6, 95
Qi leiten 6, 96, 156
Qing Qi 12, 13
Qi sammeln 6, 91, 98, 137
Qi spontan fließen lassen 6, 99
Qi wahrnehmen 95
Qi-Zentren 3, 13, 20, 22, 97, 174

R

Regulationen 3, 17, 47, 49, 50, 53, 77, 95, 96
Reinigen 130
Reinigende Atmung 88
Reinigende Übungen 130
Reiterstand 110
Ren Mai 8, 18, 75
Ren Qi 12
Resilienz 6, 21
Rippen 77, 81, 85, 88, 89, 111, 137, 138, 144
Rücken 24, 26, 27, 32, 50, 56, 57, 62–64, 73, 77, 83, 87–89, 99, 104, 111, 113, 115, 117, 119, 137, 142, 143, 146, 155, 156, 161, 166–168, 172
Rumpf 24, 62–64, 71, 72, 104, 119, 126, 127, 131, 140

S

Sammel-Qi 13, 91
San Bao 17, 47
San Cai 37, 38, 47
San Jiao 13
Schlaf 178
Schlafstörungen 27, 178
Schließen 54, 61–64, 107, 119, 141
Schmerzlinderung 10, 179
Schrittstellungen 69, 108, 110, 165
Schule zur Stärkung der Mitte 40
Schultern 7, 27, 50, 54, 64, 74, 75, 85–87, 103, 104, 110, 119, 121, 122, 127–129, 131, 132, 137, 138, 141, 142, 144, 146, 154, 156, 169, 171, 172
Schüttelübung 108, 123
Schwerkraft 38, 51, 54, 55, 58, 59, 69, 104
Schwungübung 124
Sechs Harmonien 49
Seidenfadenübungen 97
Selbstheilung 6, 76, 100
Selbstheilungskräfte 10, 78, 149, 157, 164, 175
Selbstmassage 90, 171
Selbstwahrnehmung 9, 50, 65, 75, 92, 93
Selbstwirksamkeit 6, 105, 178, 180
Shen (Geist) 16

Shen 3, 15–20, 40, 41, 47, 50, 104
Sinnesorgane 42, 174
Si Xiang 37, 38
Spannung 28, 50, 51, 53, 54, 57, 61, 62, 69, 73, 77, 106, 115, 117, 119, 146, 152, 171, 187
Spiritualität 6
Spirituell-religiöses Qigong 6
Spontanes Qigong 7, 9
Stabilität 10, 16, 56, 59, 61, 69, 71, 73, 106, 145, 157, 164, 165, 168
Standübungen 7, 38, 168
Stehen auf einem Bein 145, 146, 165
Stilles Qigong 7
Stress 59, 76, 78, 84, 85, 87, 89, 98, 132, 133, 175, 177, 178
Stressabbau 6, 10, 77, 177
Struktur 30, 51, 54, 56, 57, 66, 68, 73, 125, 126
Studien 3, 4, 10, 175–178, 180, 181
Sympathikus 84, 125, 164, 177

T

Taiji Quan VIII, 26–30, 33, 60, 61, 72, 165, 176–178, 187, 188
Tanzhong 13, 21, 24
TCM 3, 11, 12, 15, 17, 18, 29, 30, 48, 58, 59, 61, 89, 91, 98, 187
Tiao Xi 52
Tiao Xin 52
Tonus 56, 57
Traditionelle Chinesische Medizin 29
Trauer 13, 41, 52

U

Übungen auf einem Bein 165
Übungspraxis 21, 37, 49, 52, 58, 92, 99, 103, 106, 107
Umgekehrte Atmung 88
Ursprungs-Qi 13

V

Verdauungsorgane 14
Vertrauen 60, 71, 130, 153, 157
Vielfalt des Qigong 6
vier Bilder 37, 38
Vier Tore 23
Viszerozeption 93
Vorgeburtliche Atmung 88
Vorgeburtliches Qi 12
Vorstellungskraft 3, 8, 9, 19, 58

W

Wahres Qi 13
Wasser 17, 32, 34, 36, 38–41, 67, 89, 145
Weg der Natur 33
Weiches Qigong 9
Wei Qi s. Abwehr-Qi 91, 98
Windatmung 90, 163, 164
Wirbelsäule 10, 24, 27, 38, 48, 49, 54–56, 62, 63, 65, 74, 76, 78, 80–83, 86, 95, 103, 104, 108, 117, 124, 130, 137, 140, 143, 160
Wirkungen des Qigong 10, 178, 180
Wohlbefinden VII, 3, 10, 12, 27, 103, 172, 175, 177, 178
Wu Wei 33

X

Xingqi 4
Xübu 165

Y

Yang-Qi 12, 32
Yangsheng 4, 5
Yi 7–9, 17–19, 28, 41, 49, 53, 55, 69, 96, 97, 99, 110, 147, 152, 156, 176, 182
Yi - Intention 18
Ying Qi 14, 91
Yin-Qi 12, 32
Yintang 22
Yin und Yang 3, 12, 26, 29, 30, 33–40, 48, 57, 58, 75, 77, 106, 107, 139–141, 175
Yoga 180
Yongquan-Qi-Zentrum am Fuß 23
Yuan Qi s. Ursprungs-Qi

Z

Zhan Zhuang 168
Zhen Qi s. Wahres Qi
Zhuangzi 12, 34
Zifa Gong 7, 9
Zong Qi s. Sammel-Qi 13, 91
Zungenspitze 75
Zwerchfell 77, 80–82, 89

GPSR Compliance

The European Union's (EU) General Product Safety Regulation (GPSR) is a set of rules that requires consumer products to be safe and our obligations to ensure this.

If you have any concerns about our products, you can contact us on

ProductSafety@springernature.com

In case Publisher is established outside the EU, the EU authorized representative is:

Springer Nature Customer Service Center GmbH
Europaplatz 3
69115 Heidelberg, Germany

www.ingramcontent.com/pod-product-compliance
Lightning Source LLC
LaVergne TN
LVHW020137080526
838202LV00048B/3963